U0270536

医养结合

老年照护技术

主　审　李小妹　陈张琴

主　编　冯　瑞　邓宝凤

副主编　谢　娟　郑军玲

编　者　（按姓氏笔画排序）

王　元（陕西省第二人民医院）　　　　张晓芳（陕西省第二人民医院）

王彩虹（陕西省第二人民医院）　　　　庞　咪（西安市第九医院）

邓宝凤（北京老年医院）　　　　　　　郑军玲（陕西省第二人民医院）

叶慧琴（陕西省第二人民医院）　　　　梅克文（南京医科大学第一附属医院）

冯　瑞（陕西省第二人民医院）　　　　龚兵艳（苏州大学苏州医学院护理学院）

成　毅（陕西省第二人民医院）　　　　程　苗（陕西省第二人民医院）

刘　云（山东医学高等专科学校）　　　曾　娟（西安医学院第二附属医院）

刘艳梅（陕西省中医医院）　　　　　　谢　娟（陕西省肿瘤医院）

何　敏（陕西省第二人民医院）　　　　谢宝缘（福建医科大学附属第二医院）

张玉玺（南京医科大学第一附属医院）　臧　爽（中国医科大学护理学院）

秘　书　谭诗韵（陕西省第二人民医院）

人民卫生出版社

·北　京·

图书在版编目（CIP）数据

医养结合老年照护技术 / 冯瑞，邓宝凤主编. —北京：人民卫生出版社，2024.5

ISBN 978-7-117-35850-7

Ⅰ. ①医…　Ⅱ. ①冯…②邓…　Ⅲ. ①老年人－护理　Ⅳ. ①R473.59

中国国家版本馆 CIP 数据核字（2024）第 021424 号

人卫智网	www.ipmph.com	医学教育、学术、考试、健康，购书智慧智能综合服务平台
人卫官网	www.pmph.com	人卫官方资讯发布平台

医养结合老年照护技术

Yiyang Jiehe Laonian Zhaohu Jishu

主　　编：冯　瑞　邓宝凤

出版发行：人民卫生出版社（中继线 010-59780011）

地　　址：北京市朝阳区潘家园南里 19 号

邮　　编：100021

E - mail：pmph @ pmph.com

购书热线：010-59787592　010-59787584　010-65264830

印　　刷：北京瑞禾彩色印刷有限公司

经　　销：新华书店

开　　本：850×1168　1/16　印张：16

字　　数：440 千字

版　　次：2024 年 5 月第 1 版

印　　次：2024 年 5 月第 1 次印刷

标准书号：ISBN 978-7-117-35850-7

定　　价：98.00 元

主编简介

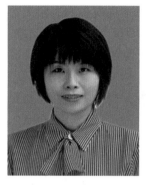

冯 瑞

主任护师,陕西省第二人民医院护理部主任,国际老年专科护士。主要研究方向为老年护理、护理教育、医养结合。

现任全国老龄健康专家库成员,中华护理学会老年护理专业委员会委员,陕西省养老服务专家,陕西省"互联网＋护理"工作委员会主任委员,陕西省保健协会社区护理专业委员会副主任委员,西安交通大学城市学院首席外聘教授。

核心期刊发表论文 10 余篇,主编教材 3 部、参编教材 3 部。主持并参与省部级课题 6 项,参与制定省级地方标准 4 项。

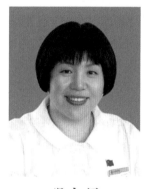

邓宝凤

主任护师,北京老年医院护理部主任。

曾在奥地利维也纳市从事注册护士工作 2 年,在护理行业辛勤耕耘了近 40 年,从事老年护理工作 20 多年,在老年护理、护理教学以及护理管理方面有着丰富的经验。一直致力于提高医疗护理质量管理,推动老年护理事业发展,以及优化护理管理流程等工作。

现任中华护理学会、中国老年学和老年医学学会、北京护理学会等 20 多个学术专委会主任委员、委员等职务。担任《护理管理杂志》《实用老年医学》杂志编委。

曾获中华护理学会科技奖二等奖、北京护理学会第四届护理成果奖三等奖及北京医学会北京医学科技奖卫生管理奖等奖项。主持参与课题 10 余项,核心期刊发表论文近 40 篇,主编、副主编著作 9 部,参编著作 15 部,参与制定专家共识及标准 3 项。

带领的护理团队在中国医学院校／中国医院科技量值(STEM)护理学连续六年入榜,暨五年总科技量值(ASTEM)位列全国第 45 名。

前　　言

在我国人口老龄化、高龄化不断加剧的今天，失能、失智和同时患多种疾病的老年人数量逐渐增加，也产生了更多的医疗照护需求。党中央、国务院高度重视我国人口老龄化问题，将积极应对人口老龄化作为国家战略进行部署。《"健康中国2030"规划纲要》提出：推动医养结合，为老人提供治疗期住院、康复期护理、稳定期照料、临终期安宁疗护等一体化的健康和养老服务。提升医养结合服务质量，最重要的就是人才培养，而教材是保障人才教育质量的基石。在陕西省卫健委的大力支持下，陕西省第二人民医院（陕西省老年病医院）组织全国多位从事老年照护及护理教育工作的专家、学者、实践者共同编写了《医养结合老年照护技术》一书。

本书以老年人健康需求为导向，在前期调研二十余所医养结合机构以了解老年照护需求的基础上，筛选出常用的老年照护技术。本书借鉴目前国内外先进的护理理念和经验，按照从基础到专科照护共分两篇14章内容。第一篇为老年人日常生活照护技能，主要包括绪论、进食照护、排泄照护、沐浴与更衣、移动照护、预防与控制感染等内容。第二篇为老年人医疗照护技能，主要包括皮肤照护、呼吸道照护、导管照护、用药照护技术、常见老年综合征照护、身体约束技术、中医护理适宜技术、老年人常用急救方法等内容。每项操作配以操作流程及图解，在部分章节中提供操作视频二维码，可以边看边学边用。内容通俗易懂、丰富实用。

本书既可作为医养结合机构护士培训教材及其他从业人员参考用书，也可供高校学生学习使用。读者通过阅读本书，可以深入了解老年照护技术的最新进展，掌握如何为老年人提供更加全面、细致的照护，让老年人享受到专业的照护服务。

该书在编写过程中，得到了陕西省卫生健康委员会及各参编单位的大力支持，西安交通大学医学部护理学系主任李小妹教授及陕西省第二人民医院副院长陈张琴主任医师对书稿的编写给予了悉心指导，在此一并表示衷心的感谢。由于初次编写适合医养结合机构从业人员的培训教材，加之时间有限，内容上若有不妥之处，敬请批评指正。

冯　瑞　邓宝凤
2023年10月

目　录

第一篇　老年人日常生活照护技能

第二篇　老年人医疗照护技能

第一篇　老年人日常生活照护技能

第一章　绪　论

学习目标

随着我国人口老龄化程度不断加剧，失能及半失能老年人数量居高不下，社会和家庭养老面临巨大挑战。老年照护服务需求日益增加，医疗和养老问题很难区分，特别是养老院、敬老院等公共养老机构已经很难满足高龄、失能、空巢及患病老年人的医疗和养老双重需求。面对医养分离的困境，我国积极推进医疗卫生与养老服务相融合的医养结合创新模式的发展。医养结合养老模式可以视为医疗与养护相结合的老年人长期照护模式。

第一节　照　护　概　述

老年照护是涵盖老年人日常生活服务和医疗服务的全面照料。老年人由于生理、心理或社会问题，在一段时间内或终身需要他人在日常生活中给予帮助，包括日常生活照护、医疗护理照护和社会支持照护。

一、照护的相关概念

（一）照护

《现代汉语词典》将照护解释为照料、护理，照护是一个综合概念。狭义的照护是指对因高龄、患病导致生活不能自理或只能半自理以及生活不便的老年人的生活照顾和医疗护理；广义的照护不仅指因生理疾病所需要的照护，还包括因健康问题所引起的心理和社会适应性需求的照护。

（二）老年照护

中国老年医学学会2018年发布的《老年照护师规范》将老年照护定义为：为部分或全部功能障碍的老年人提供系列健康护理、个人照料和服务。

二、老年照护的需求

随着全球老龄化加剧，老年照护需求日益增加，调查数据显示，一方面，受老化和慢性疾病的影响，老年人身体功能逐渐衰退，部分老年人逐渐丧失独立生活能力。超过四成老年人自述完成某项或多项日常活动存在困难，需要他人协助完成。另一方面，老年人日常照顾需求有衣、食、住、行等各个方面多样化的特征，同时受到自然衰老和社会环境变化的影响，老年人较易出现心态失衡或精神紧张，近四成老年人自评存在不同程度的精神抑郁状况。老年照护需求主要包括三个方面，分别是医疗照护需求、日常照护需求及精神慰藉和社会支持需求。

（一）老年人日常照护需求

老年人的日常照护需求主要包括协助进食、进水、整理房间，协助室内外活动，帮助购物和协助沐浴更衣等。根据老年人日常照护需求，照护人员一是为老年人提供生活照料，满足老年人的基本生活需求，包括饮食照料、起居照料、排泄照料、体位转移照料等。例如，鼓励老年人自行完成或协助老年人进食、饮水和如厕活动，协助翻身或下床平移及上下楼梯等。二是为老年人提供生活服务，如购物、洗衣、备餐、使用交通工具等方面的服务，包括整理、清洁、维护各类护理仪器设备和用品，参与老年人居住环境的管理，维护生活环境清洁，对环境及常用物品进行消毒，进行垃圾分类和处理，保持老年人房间的整洁、干净、通风，做好接听电话、会诊、复查等的联系工作，协助老年人办理入住养老机构或者出院手续等。三是为老年人提供清洁卫生照料，包括口腔清洁照护、头发清洁照护、皮肤清洁照护。例如：洗头、洗脸、洗手、刷牙、漱口、口腔擦拭、梳头、剃须、床上洗脚、洗澡、床上擦浴、修剪指（趾）甲、更换衣服和寝具等。

（二）老年人医疗照护需求

老年人的医疗照护需求主要包括定期健康检查、康复保健、安全用药指导、上门门诊及陪同看病等。根据老年人医疗照护需求，《"健康中国2030"规划纲要》指出，要推动医养结合，为老年人提供治疗期住院、康复期护理、稳定期生活照料、安宁疗护一体化的健康和养老服务，促进慢性病全程防治管理服务与居家、社区、机构养老紧密结合。

老年医疗照护工作包括两大类：一是基础照护，包括整理或更换床单位，保持老年人的清洁卫生，测量和记录老年人的生命体征，协助老年人更换体位，协助老年人留取尿、粪等排泄物或呕吐物标本，送老年人检查和专科治疗等。二是专业照护，包括指导用药、各种慢性疾病照护、常见留置导管（如静脉输液通道、引流管、胃管、导尿管、造瘘管等）照护、常见老年综合征照护等。

（三）老年人精神慰藉和社会支持需求

老年人由于生理因素、社会角色转变，易产生孤独、沮丧、愤怒、抑郁等情绪，因此老年人有精神慰藉和社会支持需求，主要包括与老年人聊天解闷、陪伴、娱乐活动、心理健康维护、心理咨询与指导、临终关怀等。根据老年人精神慰藉和社会支持需求，应掌握与老年人及其家属沟通的技巧，给老年人及其家属提供心理照护与心理支持，经常与老年人及其家属谈心，及时沟通，促进良好的互动，为老年人创造健康融洽的生活氛围。在老年人生命的最后时刻给予其最温情的照护：一是维护临终老年人身体舒适，给予生活照顾和心理支持，控制或减轻疼痛；二是维护临终老年人尊严，维护和支持老年人权利，保护其隐私，让老年人参与照护方案制订，并尊重其选择死亡的方式等；三是提高临终老年人生活质量，对待老年人态度要积极、语言要温婉、操作要轻巧；四是让临终老年人勇敢面对死亡，告知死亡是一种自然的生命现象，指导老年人树立正确死亡观，坦然面对死亡，维护生命最后的价值。

三、老年照护的原则

老年照护工作，有其特殊的专业要求。为了实现照护目标，在照护实践中应遵循相关的照护原则。

（一）整体照护原则

随着社会文明进步，老年人的照护需求日益多样化，不再仅仅局限于生活照料，而是渴望获得身体、心理、精神和社会参与的"全人"照护，即整体照护。整体照护需要照护人员共同协作，从"全人"的角度全面思考老年人的健康问题，协调与整合各方专业力量，共同为老年人制订全面的长期健康照护计划，解决老年人身心健康的各种照护问题，从而使老年人达到较高水平的生活状态。同时，由于老年人在生理、心理、精神、文化和社会适应能力等方面与其他人群有所不同，多种需求并存，因此，照护人员必须树立整体照护的理念，用系统论指导工作，分析多种因素对老年人健康的影响，提供多层次、全方位的照护服务。整体照护原则要求照护人员要以老年人为中心，用精湛的技术为老年人提供舒适的身体照料，还要用人文关怀呵护、理解和尊重老年人，为他们提供有温度的精神心理照护。

（二）持续照护原则

多数老年人身患一种或多种疾病，疾病的康复疗程长、并发症多、后遗症多，导致其日常生活自理能力下降，对照护有较大的依赖性，需要提供持续照护。因此对各年龄段老年人的照护均应做到细致、耐心、持续以减轻老年人因疾病和残障所遭受的痛苦。对生命末期老年人的照护更要注重照护支持的连续性、完整性，在他们生命的最后阶段提供更系统的照护和社会支持。

把握老年照护的持续性原则，还体现在不同机构间的转换中，要做好老年人医院照护、家庭照护、社区照护等不同机构和场所照护形式与内容的无缝衔接。

（三）重视自我管理原则

绝大多数老年人由自我照顾而满足自身生活需求；以满足其生理、心理及社交的需求。老年人自我管理并不意味着让老年人独自完成不合理或过分的需求，而是承认其具有自主能力并能在医务人员、家属和其他照护人员的建议和参与下主导自己的卫生保健服务。传统观念一直把老年人看成衰弱、无价值的社会边缘人群，是家庭和社会的负担。但现代老年照护强调以老年人为主体，从老年人身心、社会和文化需求出发。因此，老年照护应重视强化老年人个体的自我照顾能力，在尽可能保持个人独立及自尊的情况下提供协助，适时给予高质量、个性化的老年照护，真正提高老年人的生活质量。世界卫生组织在《关于老龄化与健康的全球报告》中指出，慢性病自我管理项目已被证明能够大范围提升老年人的健康状况，具体体现在身体活动、自我护理、慢性疼痛和自信力等方面。

（四）重视安宁疗护原则

安宁疗护是老年人健康照护的重要组成部分。当老年人的生命走向终结时，其心理需求较健康人更为强烈。安宁疗护强调，临终老年人的个人尊严不应因生命活力的降低而递减，个人的权利也不可因身体衰竭而被剥夺。照护人员应注意维护和保持临终老年人的价值和尊严，在老年人的生命将要到达终点时，应密切关注其心理和生理反应，提供身心、社会、精神全方位照护，尊重老年人的意愿，尽量满足其合理要求，使其能安详、舒适、有尊严地度过人生的最后阶段，提高其生命质量。同时，应对临终老年人的亲属提供哀伤辅导，使他们早日从悲伤中解脱出来。

（五）重视健康教育原则

全民健康素养水平监测数据显示，我国老年人群体健康素养偏低，与平均受教育程度偏低、预防保健意识差、科学防病知识缺乏、生活观念传统陈旧、不良生活方式和行为习惯等相关。《"健康中国2030"规划纲要》提出要推进全民健康生活方式行动，强化家庭和高危个体健康生活方式指导及干预。因此老年照护工作应重视健康教育，给老年人普及健康的基本知识和理念，促进其形成健康的生活方式和行为，指导其学会一些健康的基本技能，包括老年人常见疾病知识、老年人安全用药知识、老年人生活卫生习惯、心理卫生习惯、营养膳食等，引导老年人重视养生保健、家庭自我照顾和体育锻炼，力争达到无病早防、有病早治的目的。

四、老年照护模式

老年照护模式是当今社会老年人实现健康生活的必要保障，且随着全球老龄化问题的日益严重，显示出越来越独特的作用。为了适应不断增长的老年健康服务需求，构建具有中国特色的老年照护服务模式也是人心所向，大势所趋。

（一）按提供老年照护的场所划分

根据为老年人提供照护服务的场所可分为居家式照护、社区式照护及机构式照护三类。

1. 居家式照护　包括为老年人提供生活照料、助餐服务、助浴服务、医疗保健服务、精神慰藉服务、文化体育服务、安全守护服务、法律援助服务和慈善救助服务等居家养老服务。

2. 社区式照护　包括日间照护、关怀访视、送餐服务、中低收入补助、健康促进活动、老年人文体活动、社区关怀站点服务、独居老年人关怀、社区职能治疗、心理指导、家庭托管、社区安宁疗护等。

3．机构式照护 是指医养结合病房、养护机构、长期照护机构、护理之家、康复机构、重残养护机构、福利院、临时收容所、庇护所等机构提供照护服务。

（二）按提供老年照护服务的时期划分

根据为老年人提供照护服务的时期,老年照护可分为急性期照护、中期照护和长期照护三类。

1．急性期照护 指老年人在疾病急性治疗期间所得到的照顾与护理。急性期照护的主要目的是帮助老年人在疾病治疗期间处理现存或潜在的健康问题,促进康复,促使老年人早日出院。提供急性期照护的照护人员主要为在临床工作的专业照护人员,即提供传统的医疗护理服务。

2．中期照护 指在老年人疾病急性期与恢复期之间,入住机构后协助达到最佳舒适状态的照护。中期照护的发展建立在国家老年健康服务架构的基础之上,通过扩大和发展社区健康和社会公共服务,以贴近家庭照护为目标。中期照护采用多学科、跨专业管理的工作模式,中期照护模式既可以在老年人家里进行,也可以在疗养院、医院和社区进行。

3．长期照护 在较长的时期内持续为患有慢性疾病或是处于伤残状态下（即功能性损伤）的老年人提供照顾和护理服务,主要内容为失能人群提供生活照料、康复护理、精神慰藉、社会交往和临终关怀等综合性、专业性的服务,使其尽可能独立自主,具有自尊,享受有品质的生活。基本目标是满足那些患有各种疾病或是身体残疾的老年人对于保健和日常生活的需求。服务的方式包括家庭、社区和机构提供的从饮食起居照料到急诊或康复治疗等一系列长期服务。欧洲经济合作与发展组织指出,长期照护的服务内容应包括医疗监测、缓解疼痛、药物管理和康复护理、疾病预防、基本日常生活等。长期照护不同于通常意义上的家庭照料,是在特定的政治、经济、文化和社会背景下,由多个部门构成的一种制度性安排。

长期照护是医疗护理和生活照料相结合,长期照护需要照料、康复和保健相结合。长期照护提供的服务是传统医疗护理和生活照料范畴有序的结合和应用。在护理院和养老院服务中,这个特点比较明显,社区服务中的上门服务和对长期住院患者的照护也属于长期照护的范围。单一的医疗保健服务不能完全满足他们的需求,他们需要的是以医疗和生活照护为一体的综合性服务。

老年长期照护是介于医疗卫生服务和养老服务之间的一种老年照护服务模式,是涵盖老年人日常生活服务和医疗服务的一种照料服务,具体是指老年人由于生理和心理受损,生活不能完全自理,因而在一定时间内甚至终身都需要他人在日常生活中给予广泛帮助,包括日常生活照料、医疗护理和社会服务。老年患者长期照护服务内容包括健康照顾、个人照顾、精神慰藉预防、康复、社会支持、临终关怀等。

第二节 适老居室环境布置

随着年龄的增长和疾病的发展,老年人的听力、视力、自理能力均处于下降趋势。如何根据老年人的身体特点和疾病需求,设计适合老年人的居住环境,显得尤其重要。老年人居住环境需要落实无障碍设计理念,创造条件鼓励老年人生活自由、活动自由,维护老年人尊严,实现积极老龄化和健康老龄化目标。

一、适老环境的概念

适老环境亦称居养适老功能环境,是指为老年机构或个人而设计适合居养的环境,分为养老机构适老环境与居家适老环境。养老机构适老环境是养老机构为提高老年人生活自理能力设置的生活环境。为预防老年人跌倒、坠床伤害,需床间距适宜;为方便老年人出行,需道路平整并提供轮椅。居家适老环境由老年人居家生活空间构成,包括各种家具及客厅、卧室、卫生间等内部布置。

二、适宜老年人居住的家庭环境

（一）老年人居室设计的总体要求

1. 宽敞明亮　老年人居室要有足够的空间,行动无须绕行。例如,应留有轮椅回转空间,轮椅可自主活动,可供独立通行的门宽度建议在 80cm 以上,户外走廊宽度则建议在 85cm 以上,所有的通道都不要堆放报纸、书籍、衣服和鞋子等杂物。视野开阔,能让老年人及时发现任何可能的危险,增加其安全感。例如,老年人坐在客厅的沙发上即能看到大门口,可以观察到入户门是否关好,进门的人是谁等。

2. 无安全隐患　尽可能保证老年人在居室内不因为居室设施而受到伤害。地面平整,门槛台阶要低,尽可能消除地面高度差;地板使用防滑材料,避免使用小地毯,如必须使用则用双面胶把地毯粘住,在浴缸周围和淋浴处使用防滑垫;屋内整洁,尽量避免东西随处摆放;电线要收好或固定在角落;不要将杂物放在经常行走的通道上;尽量不使用有轮子的家具,家具棱角避免突出、尖锐;楼梯严禁采用弧形楼梯和螺旋楼梯,应安装扶手;所有踏步上的防滑条、警示条等附着物不应突出踏面,台阶上可安装小灯或荧光条,以起到提示功能;若家中养有宠物,建议给宠物系上铃铛,以防宠物无声无息吓倒或绊倒老年人。

3. 便利舒适　屋内设施方便使用,色彩平和,舒适优雅,如墙壁有油漆或窗帘,建议使用米黄或橘色等较明亮的颜色。噪声不应超过 50dB,门窗易开关,扶手高度合适;床及椅子高矮合适,软硬适中,椅子应有靠背和扶手。卫生间最好使用坐厕而非蹲厕,浴室应有防滑区;浴室可安装木质、不锈钢、塑胶等材质的扶手,以保证手感舒适,一般采用水平或垂直方向安置,便于助力。入户门应设更衣换鞋空间,并设置坐凳,以便老年人坐着穿脱鞋。

4. 便于应急处置　居室设计需要考虑意外发生时的黄金抢救时机,方便快速施救转运。为防止老年人突发疾病或意外倒地时身体可能堵住门口,老年人卧室以及卫生间不宜采用内开门,建议采用无轨推拉门或外开门,卫生间内最好设有紧急求助设施。

5. 个性化　居室设计和改造时应该尊重老年人的习惯和喜好,在保证安全、便利、舒适的前提下,提倡个性化设计。

（二）不同自理程度老年人的居家环境特殊要求

随着年龄增长和疾病发展,老年人的自理能力呈下降趋势,为适应不同自理程度老年人的要求,居家环境也需要做相应的改造。

1. 自理期　此期老年人能完成基础性日常生活活动和工具性日常生活活动。针对此类老年人家庭,可以适当调整各种设施的高度,将平滑的地板改为防滑地板。随着年龄的增长,可逐步增加扶手提高居家设备的便利性。

2. 半自理期　此期老年人无法完成工具性日常生活活动,但基础性的日常生活活动可以通过器具或人工协助完成。他们的居家环境要全面进行适老化改造,重点是在浴室的沐浴处、马桶、水盆处增加扶手,调整水盆、马桶的高度,以方便老年人安全使用。

3. 照护期　此期老年人的基础日常生活活动都需要依靠他人帮助完成。建议将不动床改为可升降床,增加床栏和床旁扶手,增加呼叫设施。

（三）家庭适老环境要求

1. 空气新鲜　老年人居室要经常通风换气,以保持室内空气新鲜,特别是当老年人不能去厕所,而在室内排便或大小便失禁时,应及时清理排泄物及被污染的衣物,打开门窗通风或应用空气清新剂,去除异味,维护老年人自尊。

2. 湿度适中　居室的湿度对人体健康是有影响的。室内保持一定的湿度,有助于维持呼吸道的正常功能。空气湿度低于 30% 时,上呼吸道黏膜的水分会大量散失,使人感到咽喉干燥,并导致呼吸道的防御功能降低。空气湿度达到 80% 以上时,又会使人感到沉闷。一般老年人的居室湿度以 50%～60% 为宜。

3. 温度适宜　室温对人体的生理平衡有重要影响。室温过高,人体会因散热不良而引起体温升高,血管扩张,脉搏加快,情绪烦躁,出汗,血容量减少,甚至发生循环障碍;室温过低,血液会从皮肤流向内脏,周身寒战,以及必须用力收缩才能保持身体温暖,增加心脏负担,对老年人尤为不利。因此,老年人的居室要特别注意室温恒定,避免忽高忽低。在湿度、气流都正常的情况下,夏季居室的适宜温度在 21～32℃,以 24～26℃ 为最理想的温度。冬季适宜室温为 16～24℃,以 18～22℃ 为最理想的温度。有条件的情况下,室内应有冷暖设备。冬天有暖气的房间较舒适,但容易造成室内空气干燥,可应用加湿器或放置水培植物以保持一定的湿度,并注意经常通风换气。夏天则应保持室内通风,使用空调时应避免冷风直吹在身上,温度不宜过低。

4. 布局合理

(1) 卧室:老年人居室内的设备和陈设不要太多,一般有床、柜、桌、椅即可。因老年人行动不便,如果屋内家具杂乱,容易被磕碰、绊倒。室内家具摆放应简单整洁,美观大方,以使用方便为原则。家具的转角处应尽量用弧形,以免碰伤老年人。床铺要平坦,硬度适中,以木板铺 5cm 左右的棉褥为好,不宜使用弹簧床、席梦思软床。被褥以棉布包裹最为适宜,不宜用化纤、混纺材质的被套和被单,因为化纤容易刺激皮肤,引起瘙痒或过敏。对于能离床活动的老年人来说,床的高度应便于老年人上下床及活动,其高度应使老年人膝关节成直角,坐在床沿时两足底全部着地,一般从床褥至地面 50cm 为宜,这也是老年人的座椅应选择的高度。若有能调节高度的床或座椅则更好。床上方应设有床头灯,对于不能离床活动的老年人,床上方应设有呼唤铃,床的两边均应有活动的护栏。

(2) 厕所:为方便老年人生活,厕所应尽量设在卧室附近,从卧室至厕所之间的通道不要有台阶。夜间应有灯光以看清便器的位置,并设扶手以防跌倒。对于使用轮椅的老年人,应将厕所改造成适合其需要的样式。

(3) 浴室:是老年人使用频率较高而又容易发生意外的地方,其设计一定要注意安全,并考虑到不同老年人的需要。老年人身体的平衡感下降,因此浴室周围应设有扶手,地面铺防滑砖。如使用浴盆,应带有扶手或放置浴板,浴盆底部应放置防滑橡胶垫。对于不能长时间站立的老年人,可建议其使用淋浴椅,坐着洗浴。沐浴时,浴室温度应保持在 24～26℃,并设有排气扇以便将蒸汽排出,以免湿度过高影响老年人呼吸。洗脸池的设置应方便老年人自己洗漱。

(4) 美化绿化:在阳台或室内摆放几盆花卉、盆景、绿草等,不但能点缀环境,给人以浓厚的生活气息,还会使居室内外充满生机和活力,对老年人的身心健康起到良好的促进作用。

(5) 色彩协调:老年人对色彩感觉的残留较强,故可将门涂上不同的颜色以帮助其识别不同的房间。居室内的色彩对人的心理活动有一定影响。老年人的房间应使用暖色调,因为暖色调可以使人心情开朗,精神振奋,有助于延缓衰老,保持青春活力。

(6) 清洁卫生:老年人免疫力降低,抗病能力减弱,更应注意居室的清洁卫生,除了要经常开窗通风外,还要经常打扫,定期消毒。

(四) 老年人适老环境评估清单

(1) 评估居住空间所有墙面是否适合安装扶手以及安装扶手的位置是否合适。

(2) 评估居室地面是否平整、是否防滑。

(3) 评估居室是否有报警器,能够让老年人遇到危险时第一时间做出应对。

(4) 评估家具是否安全舒适,没有棱角。

(5) 评估轮椅、拐杖等辅助行走用具是否适合通行。

(6) 评估卫生间是否干湿分离,方便如厕。

第三节　医养结合病区环境与适老化设施

　　医养结合是医疗资源与养老资源相结合，是养老服务的充实和提高，医养结合服务模式是指集医疗、护理、康复、保健、临终关怀和养老等多种功能于一体，是一种有病治病、无病疗养、医疗和养老相结合，全程托护式的新型养老模式。它包括传统的生活护理服务、精神心理服务、老年文化服务。更重要的是还包括医疗康复保健服务，为老年人提供治疗期住院、康复期护理、稳定期生活照料、临终期安宁疗护等一体化的健康与养老服务。医养结合的病区环境及基础设施参照医疗机构要求设置。

一、医养结合病区环境

（一）区域设置

　　设有病区、治疗与处置室、医护办公区、康复与娱乐活动区、支持辅助区等。

（二）床位设置

　　病区床位应根据需求设置，建议设单人间、双人间、四人间、五人间、家庭化病房，以满足不同人群的需求。

（三）医养结合病区适老化物理环境

　　1. 家具　家具放置要稳定，桌椅的四条腿不能带轮子。桌子应为圆形边，与周围环境颜色对比明显。座椅有软垫，防滑，易清洁，植物图案适宜，色彩与环境对比明显；有扶手、缓冲垫和腰部支撑；座位宜向后倾斜，尺寸宜为 460～485mm 高，475～508mm 深，坐上可使双脚放在前缘。床头柜不能有轮子，抽屉便于拉开。

　　2. 采光　老年人视力对光线要求比一般人高 30%，在阅读和工作的区域需要自然光强度 5 倍的光线；使用自然荧光灯，全光谱灯确保没有眩光，垂直照射，装修材料不反光；避免混合照明和不均匀照明，相邻区域的亮度要一致，从室外进入室内，设置逐渐变化的光线。

　　3. 噪声　对于老年人来说，高分贝噪声可能导致焦虑、混乱，过度刺激会引起疲劳，从而引发听觉障碍。降低环境设备噪声（如通风系统，空调等电器设备）；使用优质的吸音天花板和墙壁隔声材料；门框设有隔音衬垫。

　　4. 地板　地板材料噪声最小化，可以对其进行哑光、防滑处理，表面可进行蜡质化处理，或选择低绒地毯等，尽量使用单一颜色，避免艳丽图案造成视觉冲击。

　　5. 门　所有门要有足够宽度以便适应轮椅和病床通过（包括电梯门），同时使用易于操作的杆式门件。

　　6. 病房　病房内要明显区分过道和床位，从床到洗手间保持直行路径，并便于轮椅进出；床和家具之间要有足够的空间容纳一个轮椅的转弯半径，设备和器具便于到达每一位患者的床边；床的高度可调，并有护栏防止患者坠床；窗帘色调柔和，能遮挡窗外的阳光；床边设有清晰易于使用的床灯开关，病房设有时钟和日历、患者通知板，并定期更新信息。

　　7. 通道　装饰材料避免有眩光；长的走道、坡道间隔、长楼梯拐角要设有休息区或休息椅；地面要防滑，通道宽度足以让两个轮椅平行通过，地板连接处要平滑，避免轮椅、拐杖和助行器卡住；坡道和楼梯在两端要有不同对比色，可以清楚地用黄条或对比色来识别；通道两侧均安装扶手，高度要适当，并在扶手结束前 10cm 处要有触觉信号；台阶使用常规 15cm 踢面和 30cm 踏面，路面若有 5%～8% 斜率，每隔 10m 设置缓冲区，用黄色条标记起点和终点。

　　8. 卫生间　公共卫生间宽敞明亮，安装无障碍设施，设有 D 型和水平安装的扶手，让老年人或照护人员用的椅子或轮椅可以接近洗手盆。患者卫生间均应安装坐便器，坐便器侧面安装输液挂钩，手纸架安装在坐便器的侧面稍微前方位置，不可安装在坐便器的后面。洗手间内有足够的空间,保证轮椅转弯。住院病房每护理单元应设置集中浴室,浴室设置应满足自理、半自理、不能自理老年人的需求。卫生间门宽度需满足轮椅进出尺寸要求,遇紧急情况可从外面开门。

9. 标识 主要道路岔口处、建筑主出入口处、建筑内各楼层显眼处,均应设有简单易懂的标识,以利于老年人、照护人员和其他服务人员准确定位和辨识。标识应尽可能大,最好使用简单易懂的非专业语言,配合简单的图形。导引图上要标明当前位置,其颜色、字体和材质要统一,方便寻找;同时,通过颜色、标志、物理布局及其他识别特征(如大的特色图片、标识)清晰地划分不同的功能区域。标识要在一个适当的高度,使坐轮椅者和行走者都能看到。

二、医养结合病区基础设施

(一)病房设施

(1)病房内每床单元基本准备按医院要求配备。整体设计满足消防安全和无障碍设计要求,设备、设施要做好防跌倒、防撞伤、防电击伤和防跳窗处理,病房房门和卫生间的门需要方便轮椅、平车等医疗转运设备进出。

(2)病房中每床净使用面积不少于 $5m^2$,两人或多人房间每床间距不小于 1m,床间设有隔帘。病床设有床栏,床头和床尾设有调节高度的装置。

(3)病房内设置衣物储物柜及单独卫生间,并且卫生间安装安全扶手、呼叫装置、面盆池、镜子、毛巾杆、沐浴装置等。

(4)每个床位配备中心给氧、吸痰装置,床头灯,应急插座,床头柜及椅子。

(5)室内、外活动区域和康复活动区域应当符合无障碍设计要求。老年人活动区域和走廊两侧设扶手。

(二)常用护理仪器设备、护理用具

1. 基本设备 呼叫装置、中心给氧装置(备少量氧气筒)、中心吸痰装置(备少量电动吸痰器)、末梢血糖监测仪、输液泵、微量泵、肠内营养泵、排痰仪、空气压力泵、气垫床或具有防治压力性损伤功能的床垫、治疗车、护理车、病历车、货车、平车、床位消毒器、移动紫外线灯、药品柜、货柜、电脑、打印机等。

2. 急救设备 抢救车、除颤仪、心电监护仪、心电图机、无创和有创呼吸机、气管插管装置、简易呼吸气囊、氧气枕、气管切开包、静脉切开包、各种穿刺包、电动吸痰装置、氧饱和度监测仪等。

3. 护理用具 轮椅、洗澡椅、洗澡车、洗头槽、约束用具、翻身垫、移位机、过床板、护理防滑手套等。

(三)康复仪器

训练用阶梯(双向)、平衡杠、减重步态训练器、直立床、镶嵌训练器、手功能训练器、分指板(弧形)、中低频治疗仪、中药熏蒸机、超短波治疗仪、红外线治疗仪、关节康复器、肢体训练仪器等。

(四)安全设施

走廊两侧设置扶手、呼叫装置(卫生间)、设置护栏的病床、防滑设施、门禁系统、临床报警系统。各种安全标识(如防跌倒、防坠床、防误吸、防脱管、防自杀、防压力性损伤、防烫伤等),护理警示标识(如各种导管粘贴标识:鼻胃管、鼻肠管、导尿管、深静脉置管等),职业防护用具(如防护服、防护面罩、防护镜等)。

(五)适老设备

适老设备包括智慧医疗、智慧护理、智慧化病房、智能可穿戴设备等。具备智能化的医护工作管理系统,精准化的中央护理监测系统,人性化的病房设备语音控制系统,适老化的智能人文关怀系统。

(冯 瑞)

第二章 进食照护

情景模拟 　　住在某医养结合机构的王爷爷,75岁,出现进食困难、吞咽障碍,表现为进食呛咳、食欲下降、进食进水量减少、口腔异味明显。如果你是王爷爷的照护人员,你是否知晓对存在吞咽障碍的王爷爷如何进行康复训练及进食照护的方法?本章将针对进食照护和吞咽障碍康复训练相关知识进行讲解。

随着年龄的增长,老年人身体各个器官发生一系列解剖学和生理学改变,进食能力下降,机体抵抗力降低,患病率增高。照护人员正确应用进食照护技术,对维持老年人机体基础营养摄入和保证营养供应,预防老年人营养不良及进食障碍引起的误吸、呛咳、窒息等至关重要。本章将详细介绍进食照护技术,包括口腔清洁护理技术、安全进食方法、进食障碍评估方法、进食障碍护理技术及进食障碍康复护理方法。

第一节　进食照护概述

老年人进食能力常伴随机体的老化发生一系列变化,表现为咀嚼功能降低、吞咽动作失调、胃肠道蠕动减慢和消化功能减退等。保持老年人口腔清洁、湿润,对预防口腔感染、改善味觉、增进食欲和提高机体抵抗力有着重要影响。照护人员应了解老年人进食过程及其影响因素,掌握保持老年人口腔清洁卫生的方法,为老年人提供规范、安全的进食照护。

一、进食过程

正常的进食过程由以下6个步骤组成:①保持进食姿势;②用眼看准食物;③用餐具取食物;④将食物送入口中;⑤咀嚼;⑥吞咽。老年人在进食过程中,若有一项不能独立完成,就需要帮助。

二、老年人进食的影响因素

1. 生理因素

(1)运动反应迟缓:味觉、视觉、听觉等感觉器官反应迟钝;骨关节退行性改变,表现为握持能力下降。

(2)口腔的变化:在老化过程中出现牙菌斑、牙结石和牙黏膜变薄等,造成牙齿及牙周组织损坏;牙齿缺失、咀嚼肌群肌力减退影响咀嚼功能;嗅觉与味觉功能退化,黏膜萎缩与味蕾数目减少;唾液腺细胞减少,导致淀粉酶分泌减少,影响糖类的消化,进一步造成口腔干燥和牙周疾病。这些都直接影响老年人对食物的选择和摄取情况。

（3）胃肠的变化：胃肠器官的退化导致各种消化酶减少，影响各种营养元素的吸收；肠道肌肉收缩力降低易造成便秘，便秘会造成腹部饱胀感、食欲降低等。

2. 病理因素　如谵妄、老年认知障碍、内分泌紊乱和胃肠道失调等导致部分老年人食欲减退而出现厌食；虚弱、心血管疾病、骨与关节疾病、肢体麻痹和震颤等都会影响老年人的进食。

3. 心理因素　孤独、不适应环境、精神异常及排泄异常等会影响老年人进食。排泄异常又不能自理的老年人，往往会顾虑照护人员的照护感受而自行通过控制进食量来减少排便，导致进食减少。

4. 社会因素　社会地位、经济实力、生活环境以及价值观等会影响老年人进食选择和进食习惯。部分老年人可能由于丧失劳动能力产生"不劳不获"的思想，导致限制自身进食需求。

三、老年人口腔清洁护理

1. 评估口腔　检查口腔内是否清洁，是否有痰痂、痰液黏附和食物残留；是否有溃疡、结痂、炎症和出血；牙齿是否缺损、有牙垢、牙结石及活动义齿；口腔是否有异味等。

2. 口腔清洁护理方法

（1）含漱法：晨起、饭后 30min 和睡前，嘱老年人进行含漱，将漱口水保留在口腔内，用舌头在口腔内反复搅拌 3～5min 吐出。常见的漱口液及作用见表 2-1。

表 2-1　常见漱口液及作用

漱口液名称	漱口液的作用
生理盐水	清洁口腔，预防感染
复方硼酸溶液	去除口腔异味，抑制细菌
1%～3% 过氧化氢溶液	抗菌除臭，用于口腔感染、出血
2%～3% 硼酸溶液	抑制细菌
1%～4% 碳酸氢钠溶液	用于真菌感染
0.02% 呋喃西林溶液	清洁口腔，有广谱抗菌作用
0.08% 甲硝唑溶液	用于厌氧菌感染
0.1% 醋酸溶液	用于铜绿假单胞菌感染

（2）机械性擦洗：湿棉球擦洗或止血钳缠绕纱布擦洗。

（3）冲洗法：一手用注射器缓慢注射漱口液，另一手持负压吸引管抽吸，一边注射一边抽吸，直到口腔内全部冲洗干净。

（4）负压冲洗刷牙法：采用负压吸引式牙刷（图 2-1）。将吸引管与负压吸引连接，抬高床头 30°～45°，用注射器或输液装置与牙刷冲洗管连接，左手缓慢推注生理盐水，右手刷牙。右手拇指调节负压吸引，在适量给水的同时，将口腔内液体吸出，避免发生误吸。负压冲洗刷牙法操作流程见表 2-2。

（5）刷牙法：宜选用刷头较小、刷毛质地柔软且疏密适宜的牙刷。避免使用已磨损的牙刷或硬毛牙刷，而影响清洁效果，且容易导致牙龈损伤和牙齿损坏。牙刷应至少每隔 3 个月更换 1 次。

刷牙通常于晨起和睡前进行。目前较科学的刷牙方法为颤动法和竖刷法。颤动法是将牙刷毛面与牙齿呈 45° 角，刷头朝向牙龈方向，使刷毛嵌入龈沟和相邻牙缝内，做短距离的轻柔环形

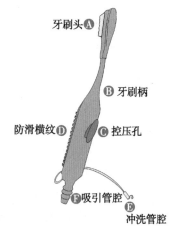

图 2-1　负压吸引式牙刷

颤动（图 2-2A）。每次刷 2～3 颗牙齿，刷完一个部位再刷相邻部位。刷前排牙齿内面时，用刷毛顶部以环形颤动方式刷洗（图 2-2B）；刷咬合面时，将刷毛压在咬合面上，使毛端深入裂沟区做短距离的前后来回颤动（图 2-2C）。竖刷法是将牙刷刷毛末端置于牙龈和牙冠交界处，沿牙齿方向轻微加压，沿牙缝纵向刷洗。刷牙时应避免采用横刷法，即刷牙时做左右方向拉锯式动作，此法易损害牙体与牙周组织。每次刷牙时间不应少于 3min。刷完牙齿后，再由内向外刷洗舌面（图 2-2D）。协助老年人刷牙时，可嘱其伸出舌头，牙刷与舌面呈直角，轻柔刷向舌面尖端，再刷舌的两侧面。而后嘱其彻底漱口。必要时可重复刷洗和漱口，直至口腔完全清洁。最后用清水洗净牙刷，甩去多余水分后控干，待用。

表 2-2　负压冲洗刷牙法操作流程

流程	操作步骤	要点及说明
沟通与评估	1. 核对老年人信息（床号、姓名等），评估老年人的意识、病情、生命体征、口腔情况（口腔黏膜、舌头、舌苔、口唇、气味、有无义齿等）、体格检查、查看有无操作禁忌证、心理状态和合作程度 2. 向老年人解释采取负压冲洗刷牙法清洁口腔的必要性和配合方法，以取得配合 3. 环境评估：环境整洁，光线充足，室温适宜，适合操作	1. 适应证：意识障碍者、吞咽障碍者、口腔黏膜附着痰痂、清洁困难者 2. 禁忌证：①严重口腔溃疡；②凝血功能障碍导致牙龈出血；③烦躁及不合作的老年人
准备	1. 照护人员准备：衣着整齐，清洁双手，戴口罩 2. 检查所需物品：负压吸引式牙刷、一次性吸引管、一次性输液器、冲洗液、电动吸引器、治疗巾、液状石蜡或润唇膏、棉签、20ml 注射器、水杯，必要时准备吸痰管	
实施	1. 备齐用物携至床旁，核实老年人床号、姓名、腕带 2. 抬高床头 30°～45°，头偏向一侧，面向照护人员 3. 铺治疗巾于颈下，置弯盘于老年人口角旁 4. 检查口腔，摘下活动性义齿 5. 连接好负压装置及冲洗装置（注射器） 6. 将负压调在 40～53.3kPa 范围内，拇指放在控压孔上以调节压力，试吸引确保导管通畅 7. 检查口腔是否有溃疡，黏膜是否干燥，太干燥可打开冲洗液适当湿润口腔 8. 负压吸引式牙刷刷头涂上牙膏，稍带负压对暴露的牙齿内、外及咬合面，进行上、下、前、后刷洗，每个刷牙位置至少刷 5 次，控制牙刷倾斜度在牙龈线上 45°轻柔刷牙。遵循的原则：上牙由上往下刷，下牙由下往上刷，咬合面来回刷，用牙刷轻刷舌面 9. 刷牙后，打开输液装置或用左手推注注射器，用生理盐水或者其他口腔护理液冲洗口腔，利用负压一边冲洗一边刷，同时吸引口腔内液体 10. 口腔清洁完毕后，先停止注射口腔护理液，再关闭负压 11. 取下并清洗干净牙刷，必要时丢弃牙刷，垃圾按医疗废物处理 12. 再次检查口腔清洁情况，有口腔溃疡者涂抹相关药物 13. 用润唇膏等口唇润滑剂滋润口唇 14. 协助老年人清洁面部，清除鼻部分泌物，取舒适卧位，整理床单位	1. 对于体弱或病情重不配合操作的老年人，必要时使用口咽通气管或牙垫来协助打开口腔 2. 老年人口腔分泌物或痰液较多且无法自行排出时，可先进行吸痰护理 3. 保持各装置连接口连接紧密 4. 保持冲水腔、吸水腔通畅 5. 当冲洗装置打开时，拇指需按在控压口上保持负压吸引，以防止呛咳、误吸和窒息等 6. 输液装置控制口腔护理液滴速宜在 80 滴 /min 左右，滴速过快，易引起呛咳、窒息；滴速过慢，则影响口腔的清洁度 7. 待操作结束后，需先关输液开关，然后再关负压 8. 整个操作过程需密切观察老年人反应，如有不适，立即停止操作
操作后处理	1. 整理用物 2. 洗手，记录操作时间、老年人的反应及口腔清洁效果	

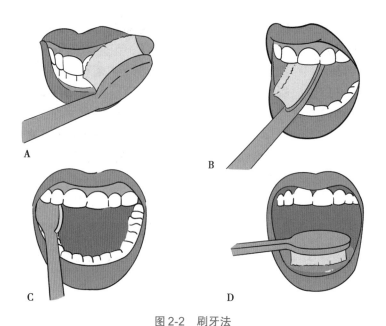

图 2-2 刷牙法

A. 刷牙齿外侧面　B. 刷牙齿内侧面　C. 刷牙齿咬合面　D. 轻刷舌表面

3. 活动义齿护理

（1）佩戴义齿前应用软毛牙刷清洁口腔，尤其是牙龈，口腔上壁与舌苔处。

（2）佩戴义齿时动作要轻柔，避免损伤牙周组织。

（3）夜间休息时，应将义齿摘下，用牙刷认真刷洗干净，必要时使用清洁剂或牙粉辅助清洁；清洁完毕后浸没于冷水杯中，每日换水一次，但不宜用热水或乙醇，以免加速义齿变形或老化。

（4）尽量不吃生硬食物，少吃软糖等黏性食物，防止损坏义齿。

（5）每年定期复查一次，如果是全口义齿，佩戴时间超过 3～5 年后应进行全面的检查和修理。

第二节　安全进食方法

进食是维持老年人生命基础的重要途径，安全的进食方式与老年人身体健康密切相关。照护人员应对老年人进行指导和照护，帮助老年人选择适当的进食方式、进食餐具、进食体位与进食方法等，促进安全、有效进食。重视吞咽障碍引起的进食改变，帮助老年人降低吞咽障碍不良后果发生率，提高生活品质。

一、自主进食照护

自主进食是指包括但不限于老年人能独立按照进食过程的 6 个步骤完成进食。

1. 护理评估

（1）评估老年人能否独立完成进食。包括但不限于：保持进食姿势能力；视力状况，是否能看准看清食物；手的握力，能否用餐具取食物；手眼协调能力，能否将食物送入口中；口腔情况、咀嚼能力；吞咽功能。

（2）评估有无餐前、餐时用药，以及饮食种类。

（3）评估既往饮食习惯和营养状况。

（4）评估有无自卑、焦虑、孤独、预感性悲哀等负性情绪。

2. 护理措施

（1）进食准备

1）时间调整：制订饮食时间安排表，让老年人养成规律进食习惯，进食前 30min 暂停或停止比较剧烈的运动或活动。

2）环境准备：尽可能安排接近日常生活的用餐环境，如到食堂或餐厅共同围桌进餐。餐桌摆放鲜花，提供合适的话题讨论，营造温馨愉快的进餐氛围。在房间内进食者，整理房间，播放老年人喜欢的音乐，创造良好的进食环境。

3）食物准备：应核对好治疗饮食种类，如低盐、低热量、低胆固醇等，确保给予正确的膳食；选择老年人喜爱的食物，喜爱的烹制方法制作食品；烹调时建议把食物切成一口大小，便于老年人自己进食；食品还应保持温度适宜，避免因太热引起烫伤，太凉引起胃肠不适。

4）餐具准备：包括碗、碟、筷子、勺、叉、吸管和杯子等。对于上肢运动无障碍或肌力良好的老年人，应建议其使用自己专用的餐具，力量弱的老年人可选用塑料餐具。而对于上肢运动有障碍或肌力差的老年人，建议选择专门为老年人设计的餐具。①碗碟需选择专门设计的底部倾斜一边的，便于舀出食物的碗（图2-3）。此外，可利用与碗碟底部形状相同的凹槽固定或放一块垫布在碗碟底下等，将食具固定，防止滑动。②筷子、勺、叉需根据老年人手部活动程度、张口大小选择。可用弹性绳子将两根筷子连在一起维持老年人用筷子的习惯和手指的运动。肌肉麻痹、握力低下或上肢肌力低下的老年人可以使用勺或叉，比使用筷子更容易获取食物。选择专门设计的把手是弯曲的，放在碗边不会滑跑的勺子（图2-4）。且勺子的边缘贴合碗边缘的曲度，这样舀到的饭菜不会掉落。选择缠绕式或穿戴式辅助勺和叉，其柄很粗便于老年人握持。如在家中可缠绕纱布或布条在手柄上。正常情况下，老年人可选择勺底为3cm×5cm大小的勺子，如果老年人不能张大口，可选用小一号的勺子。③吸水或吃流质食物时，应根据老年人的吞咽功能选用粗细合适的一次性塑料吸管。老年人使用饮水壶或吸管式饮水杯可防误吸。④根据老年人张口大小、吞咽力量、手部握力来选择合适的杯子，在使用中减少呛咳。对于偏瘫、握力低下的老年人，选择杯体轻、有较大杯柄的塑料杯子（图2-5），利于抓握。手部动作受限的老年人，选择杯内侧倾斜一边或者杯口有缺口的杯子，可使喝水时不受鼻部阻挡，颈部不需后仰，能顺利喝到杯内的水。

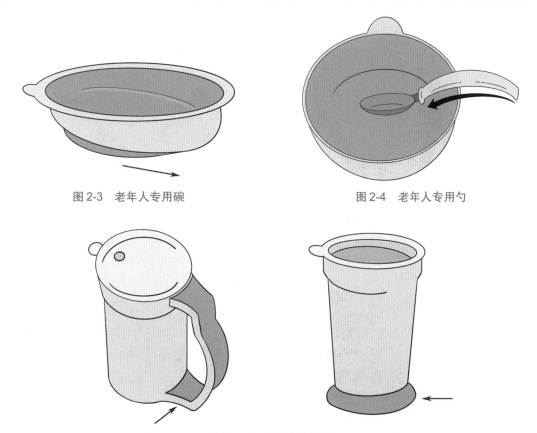

图2-3 老年人专用碗　　　　　　　　　　图2-4 老年人专用勺

图2-5 老年人专用杯子

5）老年人准备：①衣着整理。饭前的衣着整理可以使老年人精神矍铄。头发整齐，脸部清洁，衣服合身，方便进食。②餐前洗手及使用餐巾。能步行或可使用轮椅的老年人让其去卫生间洗手，不能离床的老年人准备脸盆洗手或用热毛巾擦手。戴上用餐围裙或胸前放餐巾／毛巾。③姿势的准备。进食的姿势应与身体功能相适应，体位不当有发生误咽（误吸）的危险。坐位姿势是比较好的一种进餐姿势，应嘱老年人坐直，头颈部、背部和腰下放置枕头可减轻背肌、腹肌的负担，脚不可悬空，可放小矮凳垫脚（图 2-6）。在卧室进食者，可坐在椅子上以床头柜代替饭桌，或在床旁进食或坐在床边进食。座位的调节及餐桌的高低以达到老年人能看见食物及上肢容易取到食物为准。如坐位进食有困难者，可摇高床头坐在床上，头颈部、背部、腰下和足底放垫枕，将食物放在床上桌（图 2-7）进食。照护人员应掌握老年人坐位能保持的时间，必要时给予帮助，防止疲劳。卧位进食时，头部稍抬高，面向侧面，使其利手（便利一侧的手）能自由活动，用三角垫支持背部使其舒适。

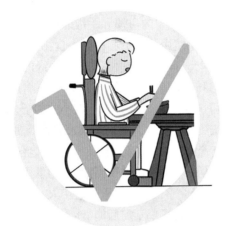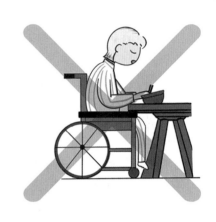

图 2-6　坐位进食姿势

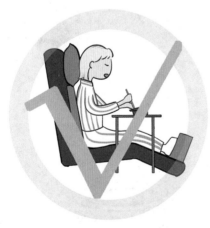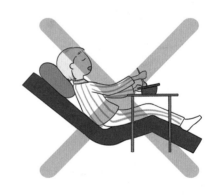

图 2-7　卧位进食姿势

（2）进食观察：观察老年人进食行为，如进食的量、喜好、时间和姿势等，以了解食物的种类、食物和水的摄入量。观察是否有偏食行为，饭后是否有饱腹感，哪种姿势安全、舒适、疲劳少。进食过程如有呛咳、误吸、噎食等情况发生，应及时处理。

二、喂养进食照护

1. 定义　喂养进食照护是指老年人咀嚼和吞咽功能正常，但因各种原因无法独立将食物送入口中需要别人协助的进食方法。

2. 喂养进食操作流程(表2-3)

表2-3 喂养进食操作流程

流程	操作步骤	要点及说明
沟通与评估	1. 核对老年人信息:床号、姓名、治疗饮食种类等 2. 评估老年人意识、生命体征、病情、营养状况、既往饮食习惯、有无餐前、餐时用药、心理状态和配合程度 3. 评估老年人不能独立完成进食的原因,包括但不限于:①保持进食姿势能力;②视力,是否能看准看清食物;③手的握力,能否用餐具取食物;④手眼协调能力,能否将食物送入口中;⑤口腔情况、咀嚼能力;⑥吞咽功能	照护人员应有爱心、热心、耐心、责任心,态度和蔼、动作轻柔,使老年人心情愉悦,食欲增加
准备	1. 老年人准备:进食前30min暂停或停止比较剧烈的运动或活动 2. 环境准备:环境整洁、光线柔和、温湿度适宜(22~26℃) 3. 物品准备:检查膳食、治疗饮食种类、温度适宜	1. 制订饮食时间安排表,让老年人养成定时进食习惯 2. 尽可能创造良好的进食环境,营造温馨愉快的进餐氛围
实施	1. 洗手,将膳食携至床旁,核对床号、姓名,交流、解释,以取得配合 2. 协助排空膀胱,整理头发和衣服 3. 取合适的体位和姿势,摇高床头30°~45°或抬高头部,用垫子垫在身体悬空部位 4. 协助餐前洗手、漱口及垫上餐巾 5. 喂少量温开水 6. 测试饭菜温度,不宜过烫过凉,35~40℃ 7. 先用勺子舀起半勺食物,喂入老年人口中,询问温度是否适宜 8. 继续缓慢喂完食物 9. 喂少量温开水 10. 餐后漱口和洗脸 11. 右侧半坐卧位30min	1. 饭前的衣着整理可以使老年人精神矍铄 2. 进食的姿势应与身体功能相适合,体位不当有发生误咽(误吸)的危险,也可取半侧卧位卧在床上。照护人员应掌握老年人体位维持的时长,及时改变体位防止疲劳 3. 如果过烫,可适当放置几分钟,如果过凉,可用微波炉加热30s 4. 进食过程中若出现恶心、呕吐现象,应立即停止喂食,将老年人头偏向一侧,尽快清除呕吐物并漱口,及时汇报医生配合处理并记录 5. 进食过程中老年人避免边进食边说话 6. 保持右侧半卧位可使食物易从胃向十二指肠通过,利于消化
操作后处理	1. 整理用物和床单位 2. 洗手,记录 3. 评价进食情况是否达到营养需求	

3. 注意事项

(1) 照护人员坐在老年人床旁喂养,注意使用节力原则。

(2) 使用吸管时,从口角放入口腔不易发生误吸。

(3) 筷子、叉和勺尽量不与牙齿接触,大小应合适。喂食时将食物放在舌的中央,若有一侧肌肉稍弱时应将食物放在肌肉较强的一侧,还应注意食物是否黏在上腭。喂时注意食物不要放在口腔深处,以防引起误吸。

（4）摄入量不足的老年人，应先给予有营养的食物，如富含蛋白质、维生素的食物。

（5）喂食速度要适当。喂时要考虑对老年人的呼吸、吞咽状态、肌力等负担最小，而且不易导致误咽的姿势，并根据老年人咀嚼和吞咽的规律喂食，否则会使其食欲降低。

（6）喂食过程中注意食物种类变换、少量给予。对于不喜进食汤水的老年人也应在喂食固体食物3～4次后给予汤或饮料，以便食团通过食管。

（7）卧位进食的老年人比坐位或自主进食的老年人一口的进食量要少，进食速度和吞咽速度更慢，所以喂食时间必须有适当的间隔，不可催促，并且一次喂入的量到咽下是因人而异的。喂食过程中应注意观察不同老年人的吞咽差异。

三、管饲进食照护

详见第九章第一节。

第三节　吞咽障碍评估

吞咽是进食过程中的关键环节，许多老年人由于各种原因出现吞咽障碍，对日常生活影响极大。吞咽障碍易出现哽噎、呛咳，严重者会发生误吸甚至导致死亡。照护人员应了解吞咽障碍的临床表现和并发症，掌握吞咽障碍筛查和评估的方法，识别老年人是否存在吞咽障碍，协助老年人安全进食，防止意外发生。

一、吞咽障碍定义

吞咽是指从外部摄取的食物和水分通过口腔、咽和食管进入到胃的过程。年龄因素、衰弱、疾病等一定程度上影响老年人吞咽功能，表现为下颌、双唇、舌、软腭、咽喉、食管等器官结构和／或功能受损，不能安全有效地把食物输送到胃内的过程，即为吞咽障碍（dysphagia）。

二、吞咽障碍临床表现及并发症

1. 临床表现　喂食时常有食物从口角溢出、张口困难、咀嚼困难、流口水、吞咽启动延迟、呛咳、哽噎、食物反流、食物滞留在口腔内或咽部、喉结上下抬动幅度不够等。

2. 并发症　营养不良、肺部感染、体重减轻、误吸，严重者可造成窒息，危及生命。

三、吞咽障碍筛查与评估

1. 目的　吞咽障碍筛查能尽早发现老年人是否存在吞咽障碍及发生吞咽障碍的症状和体征。

2. 筛查与评估对象　所有老年人进食或饮水之前应进行吞咽功能障碍筛选，特别是高龄认知障碍或罹患神经系统疾病者，糖尿病、干燥综合征等慢性病者，有自觉进食困难以及生活自理能力下降的老年人。

3. 吞咽障碍筛查方法

（1）基本筛选：观察老年人意识状态，躯体控制能力，能否坐位保持15min；观察口腔卫生和口腔分泌物控制能力。另外，可以通过老年人或主要家庭照顾者填写的进食评估问卷调查工具（eating assessment tool，EAT-10）（表2-4）进行初步筛查。EAT-10有10项吞咽障碍相关的问题，每项评分又分为4个等级，0分表示该项目无障碍，4分表示严重障碍，总分在3分以上需进一步评估。

表2-4　进食评估问卷调查工具（EAT-10）

说明：根据您所经历的下列问题处于何种程度，请直接在数字上面打"√"。

	0 没有	1 轻度	2 中度	3 重度	4 严重
1. 我的吞咽问题已经使我的体重减轻	0	1	2	3	4
2. 我的吞咽问题影响到我在外就餐	0	1	2	3	4
3. 吞咽液体费力	0	1	2	3	4
4. 吞咽固体食物费力	0	1	2	3	4
5. 吞咽药片（丸）费力	0	1	2	3	4
6. 吞咽时感疼痛	0	1	2	3	4
7. 我的吞咽问题影响到我享用食物时的快感	0	1	2	3	4
8. 我吞咽时有食物卡在咽部的感觉	0	1	2	3	4
9. 我吃东西时会咳嗽	0	1	2	3	4
10. 我吞咽时感到紧张	0	1	2	3	4

得分：将各题的分数相加，将结果写在下面的空格。

总分（最高40分）

结果与建议：

如果EAT-10的总评分≥3分，您可能存在吞咽的效率和安全方面的问题，建议做进一步吞咽功能评估和/或治疗。

评估时间：

评估人：

（2）反复唾液吞咽试验：老年人取半卧位，照护人员将手指放在老年人的喉结及舌骨处，让其快速反复吞咽唾液，感受舌骨随吞咽的运动。计算30s内老年人吞咽的次数和观察喉上提的幅度。喉上提幅度1~2cm，一上一下为一次吞咽反射，老年人完成3次即可。若口腔内干燥，可在老年人口腔内注入约1ml水或用湿棉签在舌面上滑动3~5次，以利于吞咽。老年人30s内吞咽少于3次认为吞咽功能异常。

（3）洼田饮水试验（表2-5）：协助老年人保持直立或端坐位，喝下30ml温开水，观察所需时间及呛咳情况。气管切开的老年人进行洼田饮水试验时，可在水里面加入食用染料，若有染料从气管套管中咳出或吸出，提示有误吸，可安排做吞咽造影。

表2-5　洼田饮水试验

评价标准	诊断标准
Ⅰ级，可一次喝完，无呛咳，小于5s	正常
Ⅱ级，分两次以上喝完，无呛咳，小于5s	可疑
Ⅲ级，能一次喝完，但有呛咳，小于5s	可疑
Ⅳ级，分两次以上喝完，有呛咳，5~10s	异常
Ⅴ级，频繁呛咳，难以喝完，大于10s	异常

（4）容积-黏度吞咽测试：容积-黏度吞咽测试（volume-viscosity swallow test，V-VST）是20世纪90年代西班牙Pere Clave教授设计的一种吞咽困难筛查方法，用于鉴别吞咽的安全性和有效性。由于V-VST使用的淀粉酶增稠剂，易被唾液分解，且20ml一口量不符合国内饮食文化。故国内设计出改良容积黏度吞咽测试（volume viscosity swallowing test-Chinese version，VVST-CV）。

1）测试前准备：①老年人准备：神志清楚，取坐位，可借助靠垫尽可能坐直，向老年人讲解测试的方法和步骤，取得配合，请老年人说出自己名字或发"a"的音，作为观察音质的参考；②物品准备：温水300ml、增稠剂、20ml注射器、指脉氧检测仪、盛装三种不同稠度液体的杯子、手电筒、纸巾、记录表格、治疗巾等。

　　2）VVST-CV 安全有效性测试流程（图 2-8）和测试表（表 2-6）。

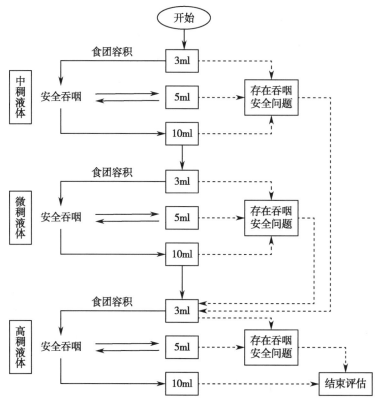

图 2-8　VVST-CV 安全有效性测试流程

表 2-6　VVST-CV 安全有效性测试表

相关指标		稠度、一口量								
		微稠（1%）			中稠（2%）			高稠（3%）		
		3ml	5ml	10ml	3ml	5ml	10ml	3ml	5ml	10ml
安全性指标	咳嗽									
	音质改变									
	血氧饱和度下降									
有效性指标	食物外溢									
	口腔残留									
	分次吞咽									
	启动延迟									
受试者主观指标	顺滑性									
	喜食性									
	适口性									

说明：伴有相应指标表现，则标"+"；不伴相应指标表现，则标"-"；未进行该项检测，则标"/"

检测结果评估：该老年人（　）无（　）有　吞咽障碍，（　）伴（　）不伴随吞咽安全性受损

老年人饮食建议：（　）稠液体，一口量为（　）毫升

评估人：

评估时间：　　年　月　日

VVST-CV 测试简单、安全、所需准备材料较少,敏感性 94%,特异性 88%,不易漏诊。基于老年人进食障碍情况,可以重复多次检测。但是,VVST-CV 测试不能直观地观察到吞咽结构受损的确切位置及存在的问题,需借助更详尽的仪器检查,如吞咽造影检查、吞咽纤维内镜检查等。

4. 吞咽造影检查(video fluoroscopic swallowing study,VFSS) 被认为是吞咽障碍检查和诊断的"金标准",可对吞咽整个过程进行详细的评估和分析。在 X 线造影检查中,通过观察侧方位及正位成像对口腔准备期、口腔推送期、咽期、食管期的情况下进行评估,也可以对舌、软腭、咽部和喉部的生理解剖结构和食团运送能力进行观察。意识清楚,有吞咽动作,可经口进食,但可疑有吞咽障碍的老年人可做此项检查。

第四节　吞咽障碍康复训练

老年人在进食过程中,常常因为吞咽障碍导致无法摄入足够的水分和营养,进而发生机体缺水和营养不良等并发症。照护人员应掌握吞咽障碍护理技术,帮助老年人改善吞咽功能,改变或恢复经口进食的方式,预防和减少并发症,以改善营养状态、增强老年人康复的信心,有利于整体功能的恢复。

一、吞咽障碍护理技术

吞咽障碍护理技术主要应用于脑卒中、颅脑外伤、帕金森病等神经系统疾病导致的神经源性吞咽障碍的老年人。照护人员应掌握吞咽障碍护理技术包括管饲饮食和吞咽训练。

(一)管饲饮食

管饲饮食能为意识不清和不能经口进食的老年人提供营养和水分供给。2 周内的管饲饮食可以采用置鼻胃管和置鼻肠管方法;2 周以上的管饲饮食建议采用经皮内镜下胃造瘘术和经皮内镜下空肠造瘘术。对于管饲饮食的老年人需同时进行吞咽功能的动态评估和康复训练。

(二)吞咽训练

吞咽困难的老年人进行经口进食康复方法有:间接训练、直接训练、代偿性训练、电刺激治疗、环咽肌痉挛(失弛缓症)球囊导管扩张术。

1. 间接训练

(1)口唇运动:利用单音单字进行康复训练指导,如嘱老年人张口发"a"音,再向两侧运动发"yi"音,后再发"wu"音,也可嘱老年人缩唇,然后发"f"音。还可以练习如吹蜡烛、吹口哨等动作加强口唇的力量。

(2)颊肌、喉部运动:嘱老年人轻张口后闭上,使双颊部充满气体、鼓起腮,然后呼气轻轻吐出,也可将手洗净后,做吮指动作,或教会老年人模仿吸吮动作,体验吸吮的感觉,借以收缩口轮匝肌肉。进行喉上提训练时,嘱老年人头前伸,使颌下肌伸展 2～3s,然后在颌下施压,嘱低头。抬高舌背,即舌向上用力抵硬腭进行发音训练。

(3)舌部运动:指导老年人将舌头向前伸出,然后摆向口角左右运动,再用舌尖舔下唇再舔上唇,按压硬腭部,来回重复动作 20 次。

(4)屏气 - 发声运动:坐在椅子上,双手支撑椅面做推压运动和屏气动作。首先胸廓固定,声门紧闭;然后,突然松手,声门打开、呼气发声。此运动可以训练声门的闭锁功能、强化软腭的肌力,有助于除去残留在咽部的食物。

(5)冰刺激:用不锈钢棒蘸冰水或用冰棉签棒刺激以腭咽弓为中心的部位,交替刺激左右相同部位,然后嘱老年人做空吞咽动作。冷刺激不但可以提高软腭和咽部的敏感度,还可改善吞咽过程中神经肌肉活动,增强吞咽反射,减少其唾液腺的分泌。

（6）门德尔松手法：指导老年人先进食少量食物，然后咀嚼、准备吞咽，在吞咽的瞬间，治疗师或康复师用拇指和示指顺势将喉结上推并处于最高位置，保持这种吞咽状态 2～3s，然后完成吞咽，最后放松呼气。此手法通过辅助喉结上抬的动作，增加食管上段括约肌打开的时间和幅度。门德尔松手法每天治疗 2 次，每次 10min。

吞咽障碍老年人吞咽训练

2. 直接训练　进食时采取的措施包括进食体位，食物入口位置，食物大小、结构、温度、味道和进食环境等。

（1）进食体位：因人因病情而异。取端坐位或半坐卧位或 30° 仰卧位，头部前屈，偏瘫侧肩部应用软枕垫起，喂食者位于老年人健侧。食物不易从口中漏出、利于食团向舌根运送，减少向鼻腔逆流及误咽的危险。颈部前屈可预防误咽的发生。

（2）食物入口位置：食物放在健侧舌后部或健侧颊部，利于食物的吞咽。

（3）食物的形态：先易后难的原则。容易吞咽的食物特点为密度均匀、不易松散、黏性适当、通过咽部和食管时易变形且不易在黏膜上残留。稠的食物比稀的食物安全，因为它能刺激触觉和促进唾液分泌，使吞咽变得容易。要兼顾食物的色、香、味及温度等。

根据食物的性状将食物分为五类，即稀流质、浓流质、糊状、半固体和固体。半固体如软饭，固体如饼干、坚果等。临床中应首选糊状食物。

（4）一口量：一般先从 1～3ml 开始，然后酌情增加到 3ml、5ml、10ml。为防止在吞咽食物时被误吸入气管，可结合声门上吞咽训练方法。在吞咽时使声带闭合封闭喉部后再吞咽及吞咽后咳嗽，可去除残留在咽喉部的食物残渣。进食速度以前一口吞咽完成后再进食下一口为宜，以免食物重叠入口。

（5）良好的进食习惯：定时、定量，尽量坐起、在餐桌上进食。

3. 代偿性训练　是指进行吞咽时采用的姿势与方法，可通过改变食物通过的路径和指导采用特定的吞咽方法使吞咽变安全。

4. 电刺激治疗　可利用物理治疗方法，如肌电反馈技术和神经肌肉低频电刺激。

5. 环咽肌痉挛（失弛缓症）球囊导管扩张术　是使用普通双腔导尿管中的球囊进行环咽肌痉挛（失弛缓症）扩张治疗可分级多次进行。此方法操作简单，安全可靠，神经内科和康复医学科均可进行。

二、吞咽障碍摄食指导

1. 食物形状　柔软，密度及性质均匀；黏度适当不易松散；不易粘在黏膜上，通过口腔和咽部时容易变形。

2. 餐具选择　汤勺柄长、勺面小、表面光滑；水杯口不接触鼻子；碗和盘子选择有边缘倾斜的，可在底盘放防滑垫或使用带吸盘的餐具。

3. 摄食姿势和体位

（1）最佳体位：协助取端坐位或半卧位。不能维持坐位的老年人协助 30° 仰卧位，颈部前屈，偏瘫侧肩背部垫软枕，喂食者站于老年人健侧，若老年人支撑功能有所改善，确认能安全吞咽可抬高床头高度。

（2）一口量：对于存在感觉、运动障碍的老年人，一口量过多，食团会引起咽部残留，增加误吸的风险，一口量过少无法刺激吞咽反射。可根据 V-VST 结果选择合适的食物性状和一口量。

（3）空吞咽和交替吞咽：适用于咽肌无力、残留物分布于咽部的老年人。空吞咽即每次吞咽一口食物后，反复做几次空吞咽，使咽部的食团全部咽下，再进食下一口，可防止食物过多聚集在咽部，超过梨状窝的承受能力而发生误吸。交替吞咽每次进食后，饮用 1～2ml 少量水。

交替吞咽有利于刺激诱发吞咽反射，又能除去咽部残留物。

（4）转头吞咽：适用于一侧舌肌和咽肌麻痹（同侧口腔和咽部有残留物）者。采取将头转向一侧的方法进行吞咽。当头转向患侧时，患侧梨状窝受到挤压，而健侧的喉部空间相对增大，利于食物经健侧进入食管，充分利用健侧的咽肌对食团的推动力；同时，将头转向患侧可促进患侧受损的声带也受到压力，向中线移动，增加声带关闭机会，从而减少误吸。

（5）侧方吞咽：适用于单侧舌部或单侧咽部功能障碍的老年人。主要是将头部向健侧倾斜进行吞咽，有利于食团在重力作用下进入口腔和咽部的健侧，利用健侧的吞咽肌群完成吞咽。

（6）低头吞咽：适用于吞咽启动延迟、舌根部后缩不足、呼吸道入口关闭不足的老年人。采用颈前屈，将下颌贴近胸部的姿势吞咽，低头吞咽能扩大会厌谷的空间，使食物先尽量多的聚集在会厌谷内，避免食物提前进入下咽部引起误吸；低头吞咽能使会厌谷向后移位，处于保护气道的位置。

（7）仰头吞咽：适用于口或舌功能障碍的老年人。食团较容易进入口腔咽部，当颈部后屈仰头时，会厌谷变得狭小，残留物可被挤出，紧接着尽量点头前屈，同时做用力吞咽动作，可帮助舌运动能力不足以及会厌谷残留的老年人清除咽部残留物。

4. 误吸的处置

（1）取俯卧位，头低足高，叩拍背部，尽可能使吸入物排出，密切观察老年人面色、呼吸、神志等情况。

（2）异物仍不能排出者，行吸引器负压吸引，快速吸出口鼻及呼吸道内异物。

（3）老年人出现神志不清、呼吸心跳停止时，应立即行胸外心脏按压、气管插管、人工呼吸、加压给氧、心电监护等抢救措施。

三、老年人吞咽障碍照护注意事项

（1）应重视吞咽障碍初筛及动态观察和评估，防止误吸特别是隐性误吸的发生。

（2）对于吞咽障碍的老年人，要尽早、科学地进行吞咽功能训练，促进吞咽和进食功能的恢复，保证安全进食，避免窒息和误吸，若发生误吸应停止进食，立即进行处理。

（3）在进食或摄食训练前后应认真清洁老年人口腔，保持口腔卫生。

（4）进食时周围环境要安静整洁、光线明亮、温湿度适宜，进食时勿看电视或与人交谈，避免分散注意力引起呛咳。

0203

知识拓展

（5）主要家庭照护人员的教育与配合对老年人的康复效果非常重要。

（6）康复团队协作能够给予老年人最好的照护，从而保证老年人安全进食和整体功能恢复。

（谢宝缘　王　元）

第三章 排泄照护

0301

学习目标

情景模拟　　王奶奶，76岁，既往有高血压、2型糖尿病、腔隙性脑梗死病史。近日因跌倒后导致股骨颈骨折，经治疗后遗留双下肢肢体活动不灵，现卧床且生活不能自理，大小便失禁，如果你是王奶奶的照护人员，是否知晓如何为王奶奶正确选择排泄用具，更好地协助排便？

排泄是机体将新陈代谢所产生的终产物排出体外的生理过程，是人体的基本生理需求之一，也是维持生命活动的必要条件之一。护理人员要掌握与排泄有关的照护知识及技术。

第一节　排泄用具的选择与使用

照护人员应通过全面评估老年人身体状况，根据老年人的个人习惯选择合适的排泄用具和排泻姿势。

一、按照护理程度选择排泄用具（表3-1）

表3-1　按照护理程度选择排泄用具

护理程度	困扰及问题	可以借助的护理用品
能够自立排泄	1. 站坐不稳 2. 维持排便姿势困扰	洗手间加用扶手
需要部分辅助	1. 到洗手间移动困难 2. 有时或者夜间失禁	1. 便携式马桶 2. 纸尿裤
需要全部辅助	1. 无法离床 2. 自主排泄控制困难	1. 纸尿裤 2. 必要时留置导尿管

二、协助老年人到洗手间排泄的照护

协助老年人前往洗手间排泄的主要任务是让老年人的正常排泄都能去洗手间完成，故这一照护的根本目的是"即使存在老化或障碍，也要想方设法不借助他人的帮助自己去洗手间排泄"。

1. **适用对象**　有尿意、便意，可站立、可保持坐位、可从床上起身但不能独立走到洗手间的老年人。

2. 操作流程（表3-2）

表3-2 协助老年人到洗手间排泄的操作流程

流程	操作步骤
沟通与评估	1. 评估老年人的意识、病情、生命体征、心理状态和合作程度，是否有排泄意愿 2. 向老年人解释配合方法，取得配合 3. 环境评估：评估厕所的环境与房间的温差、地面有无湿滑、有无扶手及紧急呼叫器；环境整洁、光线充足、温度适宜
准备	1. 照护人员准备：衣着整齐，修剪指甲，清洁双手，必要时戴口罩 2. 物品准备：纸巾
实施	1. 确认老年人需要排便，协助进入洗手间，指导老年人扶好扶手，协助老年人脱裤并坐于马桶上，协助老年人擦净肛门，穿好裤子 2. 协助老年人整理裤子、洗手，协助老年人安全返回房间，教会老年人使用呼叫器或在紧急情况下的呼救方法
操作后处理	1. 整理用物 2. 洗手，记录操作时间、老年人的反应及辅助效果 3. 操作后照护人员要陪伴老年人，随时接受呼叫并及时给予援助

3. 注意事项

（1）照护人员应随时陪伴在老年人身边，及时给予有排泄需求的老年人一定的帮助。

（2）协助老年人脱裤子时，要指导老年人双手扶住扶手或搭在照护人员的双肩上，以防跌倒。

（3）老年人排泄时要注意保护其隐私，对能安全排泄者，照护人员可以离开洗手间并关闭洗手间门，但不能上锁，以便及时提供帮助。

（4）排泄时不要催促老年人，应耐心陪伴或鼓励老年人完成力所能及的部分，即使会花费较长时间，也要建议其自己完成。

（5）对有便秘的老年人，要指导其无论有无便意均要定时尝试排便，排便时可以踮起双脚、双脚微张开、身体向前倾，深呼吸，往下腹部用力，做排便动作。有严重便秘的老年人，可以采用腹部呼吸法，即利用鼻子吸气，给腹部施加压力，让腹部像皮球一样鼓起来，然后突然收缩腹部，呼气，有助于排便的顺利进行。

（6）协助患有阿尔茨海默病老年人上洗手间时，应尽量给予充足的时间，鼓励其独立完成，在必要的情况下给予简要的言语提示或示范。同时注意尊重老年人的生活习惯，不可过多指责而伤害老年人的自尊心。

三、协助老年人使用便携式马桶

对虽能够起床，但难以移动到洗手间排泄的老年人大多使用便携式马桶，选择便携式马桶的基本标准为：①稳定性良好；②坐下后双脚底可以踩实地面；③便盆的大小应适合老年人的臀部；④装有扶手或靠背；⑤维护简单、方便等。使用时应该在便携式马桶的周围使用窗帘或屏风等进行遮挡，以保护老年人的个人隐私。每次排便完毕后，应立刻清理马桶，给房间通风换气。

1. 适用对象　有尿意、便意、可站立、可保持坐位、可从床上起身但不能独立走到洗手间的老年人。

2. 操作流程（表3-3）

表3-3　协助老年人使用便携式马桶排泄操作流程

流程	操作步骤	要点及说明
沟通与评估	1. 评估老年人的意识、病情、生命体征、心理状态和合作程度，确认老年人的入厕意愿与需求 2. 向老年人解释配合方法，取得配合 3. 环境评估：环境整洁、光线充足、地面干燥无湿滑、温度适宜	
准备	1. 照护人员准备：衣着整齐，修剪指甲，清洁双手，必要时戴口罩 2. 物品准备：便携式马桶、毛巾毯、纸巾等	确认辅助器具摆放的位置及其高度，整理阻碍老年人更换位置区域内的物品，确认是否有能提供协助的其他人员，照护人员需做好自身身体及各种物品的准备
实施	1. 协助老年人使用便携式马桶排泄，将便器摆放在靠近老年人健侧的床边 2. 协助坐起、站立、协助老年人移动到便携式坐便器上，指导老年人用健侧手抓住扶手站稳，协助老年人将裤子脱至膝关节以下部位并稳坐在便器上，照护人员站在坐便器前面支撑老年人 3. 用毛巾毯盖住老年人下半身遮挡、保暖，备好纸巾 4. 再次确认环境情况，确保老年人安心排泄	注意观察老年人的健康状态、情绪等，提供必要的引导和帮助
操作后处理	1. 整理用物 2. 洗手，记录操作时间、老年人的反应及辅助效果 3. 操作后照护人员要陪伴老年人，随时接受呼救并及时给予援助	

3. 注意事项

（1）便携式马桶周围不能有障碍物，便携式马桶一般放置于床和墙壁之间，以便让老年人从床边移动到便携式马桶时能依靠床沿或床栏以及墙壁作为支撑，并留有足够的站立空间便于站起。同时，应在摆放便携式马桶的地面上铺有防滑用的橡胶垫，或在其下面铺上毯子，以稳定便携式马桶。拖鞋摆放的位置要固定，方便老年人穿脱，避免老年人在找拖鞋时摔倒。

（2）为避免老年人长时间站立，在为老年人脱裤子时，可以先让老年人在马桶上坐下，先解开裤带，再站立起来脱下裤子。

（3）使用无扶手便携式马桶时，照护人员在协助老年人从坐位到站位后，应将自己的腿插入老年人两脚之间，再推动老年人的膝部靠近便携式马桶，使老年人转身后可稳妥地坐在马桶上。

（4）对偏瘫的老年人，一定要将便携式马桶放在老年人健康侧肢体的床边，最好与床形成30°～45°夹角，有利于偏瘫老年人起床和下地时，用健侧手扶住床栏杆，从健侧下床。

（5）老年人排泄时要注意遮挡，保护隐私，减轻老年人的羞耻感。如遇便秘的老年人，要嘱其耐心排便，避免过度用力。

（6）即使老年人能自行完成，照护人员也要陪伴在旁边提供必要的指导。

四、协助老年人使用接尿器或便盆排泄

对于因机体功能低下、相关疾病影响或治疗需要而不能离床的老年人，协助老年人在病床上进行排泄。在床上排泄，由于改变了正常的排泄姿势，以及常被老年人认为是一种不洁的行为，会增加排泄的难度。因此在协助老年人床上排泄时要充分尊重老年人，给予更多的

鼓励与耐心,促使老年人成功排泄。

1. 适用对象　可以表达尿意、便意,卧床无法下床排泄的老年人。

2. 操作流程(表3-4)

表3-4　协助老年人使用接尿器或便盆排泄操作流程

流程	操作步骤	要点及说明
沟通与评估	1. 评估老年人的意识、病情、生命体征、心理状态和合作程度,确认老年人的入厕意愿与需求 2. 向老年人解释配合方法,取得配合 3. 环境评估:环境整洁、光线充足、温度适宜	照护人员要随时获取老年人的排泄信号确认老年人有排泄的意愿与需求
准备	1. 照护人员准备:衣着整齐,修剪指甲,清洁双手,必要时戴口罩 2. 物品准备:接尿器或便盆、毛巾毯、纸巾等	根据老年人有臀部能否抬高、稳定程度、老年人的希望和身体状况等因素选择不同的便器,排泄时间尽量避免与进餐时间重叠
实施	1. 掀开盖被折向对侧,协助老年人脱下裤子至膝部 2. 嘱老年人屈膝并抬高臀部,照护人员左手托起老年人臀部,右手将一次性护理垫垫于臀下,然后将便盆置于臀下 3. 便盆的使用方法:仰卧位放置便盆法——协助老年人取仰卧位,嘱其屈膝抬高臀部,照护人员一只手托起老年人的臀部,另一只手将便盆放置于老年人的臀下。侧卧位放置便盆法——照护人员双手分别扶住老年人的肩部及髋部,将老年人翻转呈侧卧位,暴露臀部,将便盆紧贴于老年人臀部,协助老年人恢复平卧位 4. 为防止排尿溅湿盖被,可在会阴上部盖一张一次性护理垫 5. 为老年人盖好盖被 6. 排便后,照护人员右手扶稳接尿器或便盆,左手抬高老年人臀部,取出接尿器或便盆放于地上,注意托起臀部,避免取便盆时擦伤皮肤 7. 取卫生纸擦净肛门,必要时用温水清洗肛门及会阴部并擦干 8. 撤去一次性护理垫,协助老年人取舒适卧位,穿好裤子,整理床单元。开窗通风	1. 男性使用接尿器时要确认阴茎塞进接尿器 2. 女性使用接尿器时要确认接尿器的边缘紧贴会阴部 3. 放置便盆时一定要用手确认尾骨的位置后再放便盆,便盆的上缘在距肛门上方3~4cm处
操作后处理	1. 整理用物 2. 洗手,记录操作时间、老年人的反应及辅助效果 3. 操作后照护人员要陪伴老年人,随时接受呼救并及时给予援助	

3. 注意事项

(1)在不影响操作的情况下,最好不要拆卸床侧护栏,可以让老年人利用床侧护栏借力,更容易抬起臀部和身体,同时也能防止老年人坠床。

(2)协助老年人脱裤子时,要根据老年人的具体情况分别对待,不可直接脱掉一侧裤腿,这会增加老年人的羞耻感。

(3)护理垫最好从臀部一直延伸到背部,这样能防止排泄物外泄或流到背部。

(4)将接尿器开口边缘贴紧会阴部(男性需将阴茎插入接尿器内),固定接尿器,盖好被子。男性老年人使用接尿器时取侧卧位比仰卧位更方便排泄。

(5)放置便盆时一定要用手确认尾骨的位置后再放便盆,便盆的上缘在距肛门上方3~4cm处。

（6）如果老年人已经大、小便失禁，且能将臀部抬起足够的时间，可以在铺护理垫的同时放入便盆。为防止尿液飞溅，可用手纸折叠成细长条状挡在耻骨上，让尿液通过手纸流入便盆内。

（7）接尿器、便盆使用后要及时倾倒并清洗消毒，减少异味及排泄物、尿渍附着。

（8）观察排泄物的颜色、性状、量。

五、帮助老年人更换尿垫或纸尿裤

尿垫、纸尿裤的使用可以让大、小便失禁的老年人，随时随地进行排泄，并且不会污染衣物。但老年人排泄后，就需要照护人员及时给予彻底的清洗，更换尿垫或纸尿裤，以保持会阴部和肛门周围皮肤的清洁干爽，防止出现失禁性皮炎。

1. 适用对象　无法表达尿意、便意的老年人，此外，夜间为省事不得不使用纸尿裤的老年人。

2. 操作流程（表3-5）

表 3-5　帮助老年人更换尿垫或纸尿裤操作流程

流程	操作步骤	要点及说明
沟通与评估	1. 评估老年人的意识、病情、生命体征、心理状态和合作程度，了解老年人的身体状况（功能障碍的部位、状态等），确认老年人的如厕意愿与需求；选择大小合适的尿垫或纸尿裤 2. 向老年人解释配合方法，取得配合 3. 环境评估：环境整洁、光线充足、温度适宜	确认尿垫是否污染，纸尿裤是否需要更换
准备	1. 照护人员准备：衣着整齐，修剪指甲，清洁双手，必要时戴口罩、手套、穿上防护衣或围裙 2. 物品准备：尿垫或纸尿裤、水盆（内盛温水）、毛巾、护理垫；必要时用屏风遮挡	
实施	1. 准备清洁用具：将毛巾放入盆中，热水倒入盆内，测试水温（用手腕掌面测试水温适宜），将盆置于床旁椅备用，将纸尿裤摊开后对折拉松，让纸尿裤成凹槽弧形放床尾备用 2. 打开纸尿裤暴露会阴并清洁 3. 协助老年人取侧卧位，折叠用过的纸尿裤于臀下，用湿毛巾轻轻擦拭暴露的皮肤，将新换纸尿裤一半折叠于臀下，另一半摊开平整 4. 将老年人转至另一侧，撤下用过的纸尿裤打开另一边折叠的纸尿裤，用湿毛巾擦净皮肤 5. 将老年人转至仰卧位，将纸尿裤经前腹部轻柔拉起，覆盖老年人腹部 6. 粘扣顺序由下往上，依次粘好，整理平整，确保弹性褶边朝外	注意观察老年人的情绪，询问老年人有无不适感
操作后处理	1. 整理用物 2. 洗手，记录操作时间、老年人的反应及辅助效果 3. 操作后照护人员要陪伴老年人，随时接受呼叫并及时给予援助	1. 观察排泄物的颜色、量、性状 2. 房间通风换气

3. 注意事项

（1）照护人员要尽可能掌握老年人的排泄规律，定时查看尿垫或纸尿裤是否浸湿，根据尿垫或纸尿裤吸水能力进行更换，防止发生失禁性皮炎及压力性损伤。同时，选择与老年人身体情况相适宜尺寸的尿垫或纸尿裤。操作时照护人员可以戴口罩和手套，必要时穿上防护衣或围裙，做好个人防护。

（2）用物准备要充分，避免在更换时来回取用物品，更换前要先确认其正反面，更换后再将尿垫边缘或纸尿裤大腿内、外侧边缘展平，防止侧漏。

（3）撤下污染的尿垫或纸尿裤应放入专用污物桶，若老年人患有传染性疾病，尿垫或纸尿裤应放入医用黄色垃圾袋，作为医疗垃圾集中回收处理。

（4）有的老年人不能自主控制排泄，有时会在正更换尿垫或纸尿裤时出现排泄，因此，在除去脏尿垫或纸尿裤后，要及时换上新的尿垫或纸尿裤。

（5）更换尿垫时，应将尿垫大面积地贴在臀部上，防止尿液流至背部。男性老年人使用尿垫时应该将尿垫卷为漏斗状，以包住阴茎。

六、为留置导尿管的老年人更换引流袋

1. 操作目的　为老年人更换一次性集尿袋，避免泌尿系统感染。

2. 更换引流袋操作流程（表3-6）

表3-6　为留置导尿管的老年人更换引流袋操作流程

流程	操作步骤	要点及说明
沟通与评估	1. 核对老年人信息（床号、姓名、腕带等），评估老年人的意识、病情、生命体征、心理状态和合作程度，评估老年人的身体状况（功能障碍的部位、状态、意识状态等），评估老年人会阴部皮肤情况 2. 向老年人解释配合方法，取得配合 3. 环境评估：环境整洁、光线充足、温度适宜	引流袋使用期满、破损均需更换
准备	1. 照护人员准备：衣着整齐，修剪指甲，清洁双手，必要时戴口罩、手套、穿上防护衣或围裙 2. 物品准备：引流袋、碘伏、棉签、弯盘、止血钳、护理垫，必要时用屏风遮挡	1. 确认老年人或其家属对更换引流袋的护理方法和知识的掌握情况 2. 评估引流袋的类型及其情况
实施	1. 向老年人解释更换引流袋过程中的注意事项，取得配合 2. 老年人取舒适卧位，暴露导尿管与引流袋连接处，在连接处下面铺上护理垫，置弯盘，打开尿袋放尿端口，放空尿袋排空袋内余尿，关闭放尿端口 3. 夹闭引流管上的开关，用止血钳夹住留置尿管开口上端3～5cm处，分离引流袋与尿管，消毒尿管端口及外周后，连接尿管与引流袋端口，松开止血钳 4. 观察尿管与引流袋端口固定牢固以及尿液引流情况，检查放尿端口是否关闭，固定引流袋于床旁，撤除弯盘、护理垫、污尿袋，整理	1. 观察尿道口有无发红及分泌物，观察尿液的颜色、性质，观察导尿管插入深度，有无滑脱，是否通畅 2. 随时询问老年人有无不适感 3. 更换引流袋时注意避免导尿管和引流管扭曲、受压
操作后处理	1. 整理用物 2. 洗手，记录操作时间、老年人的反应及辅助效果	

3. 注意事项

（1）导尿管与引流管连接处的消毒应遵循"由内向外消毒"的原则。

（2）固定引流袋时，引流袋与引流管的高度不得超过耻骨联合高度，避免尿液逆流造成感染。同时，应注意留有足够的长度，方便老年人翻身活动，避免引流管受压、扭曲、反折、脱落。

（3）做好尿道口护理，发现尿道口有分泌物时要做好尿道口的消毒。

（4）鼓励老年人多饮水。

（5）尿袋要定期更换，更换的周期参考不同类型尿袋的使用说明，一般每周更换1～2次。

第二节 排泄异常的识别与照护

正常排泄是维持健康生命的必要条件。排泄异常给老年人的身心健康、生活质量造成极大的影响。护理人员应正确运用所学知识和照护技术，帮助或指导老年人维持正常的排泄功能，使老年人获得最佳的健康和舒适状态。

一、影响老年人正常排尿的因素

泌尿系统产生的尿液可将人体新陈代谢的最终产物、过剩盐类、有毒物质等排出体外，同时调节水、电解质及酸碱平衡，维持人体内环境的相对稳定。正常情况下，排尿受意识控制，无痛苦，无障碍。但诸多因素可以影响排尿的进行。当排尿功能受到损害时，个体的身心健康将会受到影响。

1. 生理因素　老年男性常因前列腺增生的问题而出现尿频，老年女性常因尿道括约肌松弛而出现尿失禁。

2. 心理因素　心理因素对正常排尿有很大的影响，压力会影响会阴部肌肉和膀胱括约肌的放松或收缩，如当个体处于过度焦虑和紧张的情形下，有时会出现尿频、尿急，有时也会抑制排尿出现尿潴留。排尿还受暗示的影响，任何听觉、视觉或其他身体感觉的刺激均可诱发排尿，如有的人听见流水声便产生尿意。当老年人过度焦虑或紧张时，有时会出现尿频、尿急，有时也会抑制排尿而出现尿失禁。

3. 个人习惯　大多数人在潜意识里会形成一些排尿时间的习惯，如早晨起床第一件事是排尿，晚上就寝前也要排空膀胱。排尿的姿势、时间是否充裕及环境是否合适也会影响老年人排尿的完成。

4. 环境问题　排泄应该在隐蔽的场所进行。当缺乏隐蔽的环境时，个体就会产生压力，影响正常的排尿。

5. 液体和饮食的摄入　液体的摄入量将直接影响尿量和排尿的频率。排尿量和排尿次数与液体的摄入量成正比，液体摄入多，排尿量和排尿次数均增加，反之亦然。摄入液体的种类也影响排尿，如咖啡、茶、酒类饮料，有利尿作用；有些食物的摄入也会影响排尿，如含水量多的水果、蔬菜等可增加液体摄入量，使尿量增多。摄入含盐较高的饮料或食物则会造成水钠潴留，使尿量减少。

6. 气候变化　夏季炎热，身体大量出汗，体内水分减少，血浆晶体渗透压升高，可引起抗利尿激素分泌增多，促进肾脏重吸收，导致尿液浓缩和尿量减少；冬季寒冷，身体外周血管收缩，循环血量增加，体内水分相对增加，反射性地抑制抗利尿激素的分泌，而使尿量增加。

7. 疾病因素　神经系统疾病常可引起尿失禁，肾脏疾病常会引起少尿或无尿，泌尿系统肿瘤结石或狭窄可导致排尿障碍而出现尿潴留，泌尿系统感染常引起尿频、尿急。

二、影响老年人正常排便的因素

当食物由口进入胃和小肠消化吸收后，残渣贮存于大肠内，除一部分水分被大肠吸收外，其余经细菌发酵和腐败作用后形成粪便。通常情况下，粪便的性质可以反映整个消化系统的功能状况。因此照护人员在工作中要密切观察老年人的排便状况，提供适宜的护理措施，解决老年人存在的排便问题，促进其身心健康。

1. 生理因素　老年人随着机体的衰老，腹壁肌肉张力下降，胃肠蠕动减慢，易发生便秘。而老年人肛门括约肌松弛会导致肠道控制能力下降，容易出现大便失禁。

2. 心理因素　精神抑郁，身体活动减少，肠蠕动减少，易造成便秘。情绪紧张、焦虑，可导致迷走神经兴奋,可增加肠蠕动而导致营养吸收不良、腹泻的发生。

3. 食物与液体的摄入 富含纤维的食物可提供必要的粪便容积,加速食糜通过肠道,减少水分在大肠内的再吸收,使大便柔软而能顺利排出。反之,若摄入的食物中纤维成分少或水分不足,可导致粪便变硬,引起排便困难。

4. 活动 老年人由于主客观原因常导致活动力下降、活动减少,会发生肠蠕动减慢,出现排便困难,特别是长期卧床的老年人。

5. 个人排便习惯 在日常生活中,许多老年人已养成固定时间和固定模式(如蹲位)排便的习惯,使用某种固定的便具,排便时从事某些活动如阅读等。当这些生活习惯由于某些原因而无法维持时,会影响到正常排便。

6. 社会文化因素 社会文化教育影响个人的排便观念和习惯。在现代社会,排便是个人隐私的观念已被大多数个体所接受。当个体因排便问题需要他人帮助而丧失隐私时,个体就可能压抑排便的需要而造成排便功能异常。

7. 疾病 肠道本身的疾病或身体其他系统的病变均可影响正常排便。如大肠癌、结肠炎可使排便次数增加;脊髓损伤、脑卒中等可致排便失禁。

8. 药物 有些药物能治疗或预防便秘和腹泻,如缓泻药可刺激肠蠕动,减少肠道水分吸收,促使排便。但是如果药物剂量掌握不正确,可能会导致相反的结果。有些药物则可能干扰排便的正常形态,如长时间服用抗生素,可抑制肠道正常菌群生长而导致腹泻;又如帕金森病老年人服用的多巴丝肼片,易导致便秘。

三、老年人常见排泄异常的类型、表现与原因

排泄异常是指无法正常、顺利地排便、排尿。

(一)老年人排泄异常的类型

1. 排尿异常 包括多尿、少尿、膀胱刺激征、尿潴留、尿失禁等。

2. 排便异常 包括便秘、粪便嵌塞、腹泻、排便失禁、肠胀气等。

(二)老年人排泄异常的表现及原因(表 3-7)

表 3-7 老年人常见排泄异常的表现及原因

排泄异常	表现	常见原因
多尿	一天内尿量超过 2 500ml	饮水过多,糖尿病,尿崩症,肾衰竭
少尿	一天内尿量少于 400ml	发热,摄入水分过少,休克,脏器衰竭
膀胱刺激征	尿频、尿急、尿痛,或有血尿	膀胱、尿道感染、泌尿系统肿瘤
尿潴留	大量尿液存留在膀胱内而不能排出	前列腺肥大、泌尿系统肿瘤、排尿功能障碍
尿失禁	尿液不自主流出	尿道/膀胱括约肌松弛、疾病(脊髓损伤等)
便秘	排便次数减少,粪便干硬,排便不畅、困难	活动减少、摄入水量不足、摄入膳食纤维较少、药物不良反应(抗帕金森药、钙质补充品、利尿剂、镇静剂等)
粪便嵌塞	老年人有排便的冲动,腹部胀痛,直肠肛门疼痛,肛门处有少量液化的粪便渗出,但不能排出粪便	便秘未及时治疗
腹泻	排便次数增多,粪便松散或呈液体样,腹痛,有急于排便的需要和难以控制的感觉	受凉、饮食不当、使用药物不当、情绪紧张焦虑、胃肠道疾患
排便失禁	不自主排出粪便	老年人肛门括约肌松弛、精神障碍、情绪失调、神经肌肉系统病变或损伤(如瘫痪等)
肠胀气	腹部膨隆,腹胀,痉挛性疼痛,呃逆	食入产气性食物过多、肠蠕动减少、肠道梗阻

四、老年人排泄异常的识别

1. 既往病史　了解老年人的身体状况及活动能力,既往是否患有肠道系统疾病,是否受凉。老年人秋冬季节易出现腹泻。老年人如果活动量少,腹肌无力,胃肠蠕动缓慢,容易发生便秘。

2. 进水、饮食情况　老年人口渴感觉功能下降,在体内缺水时也不感到口渴,使得老年人肠道中水分减少,导致大便干燥。若饮食中缺少纤维素含量高的食物,尤其是缺少粗粮和水果,容易导致大肠内水分减少和菌群失调,引起便秘。

3. 用药情况　对患有心脑血管疾病或精神疾病的老年人,需要长期服药治疗。一些抗高血压药物、利尿药、镇静剂等药物都可引起便秘。

4. 心理、精神情况　精神抑郁的老年人易发生便秘。某些慢性病,如甲状腺功能减退、心理障碍等均可导致神经调节功能紊乱而出现便秘。

5. 卫生习惯　饮食不洁容易造成老年人感染性腹泻。

五、老年人排泄异常的照护

（一）尿潴留老年人的照护

1. 心理抚慰　安慰老年人,以缓解其焦虑和紧张的情绪。

2. 提供隐蔽的排尿环境　关闭门窗,屏风遮挡,请无关人员回避。适当调整治疗和护理时间,使老年人安心排尿。

3. 调整体位和姿势　酌情协助卧床老年人取适当体位,如扶老年人略抬高上身或坐起,尽可能使老年人以习惯姿势排尿。对需绝对卧床休息或某些手术后的老年人,应事先有计划地训练床上排尿,以免因排尿姿势改变而导致尿潴留。

4. 诱导排尿　利用条件反射如听流水声或用温水冲洗会阴,轻敲下腹耻骨上方。刺激肛门、大腿内侧等措施诱导排尿;亦可采用针刺中极、曲骨、三阴交或艾灸关元、中极等穴位,刺激排尿。

5. 物理治疗　采取热毛巾(或热水袋)热敷或按摩老年人腹部。热敷、按摩可放松肌肉,促进排尿。如果老年人病情允许,可用手按压膀胱协助排尿。切记不可强力按压,以防膀胱破裂。

6. 健康教育　指导老年人养成定时排尿的习惯即在排尿后,2～5min 再次排尿。这样可以增加膀胱的排尿效应,减少残余尿。

7. 必要时根据医嘱肌内注射卡巴可等。

8. 在采取多种措施均不能解除尿潴留时,可采用导尿术。

（二）尿失禁老年人的照护

1. 心理护理　关注老年人的心理感受,给予安慰和鼓励。无论什么原因引起的尿失禁,都会给老年人造成很大的心理压力,如精神紧张、忧郁、丧失自尊等。他们期望得到他人的理解和帮助。同时尿失禁也给老年人的生活带来许多不便。医务人员应尊重和理解老年人,给予鼓励,使其树立恢复健康的信心,积极配合治疗和护理。

2. 皮肤护理　注意保持皮肤清洁、干燥。床上铺橡胶单和中单,也可使用尿垫或一次性纸尿裤。更换纸尿裤后用温水清洗会阴部皮肤,勤换衣裤、床单、尿垫。根据皮肤情况,定时翻身,防止压疮的发生。

3. 外部引流　必要时使用接尿装置引流尿液。女性可用女式尿壶紧贴外阴部接取尿液;男性可用尿壶接尿,也可用阴茎套连接集尿袋,接取尿液。但此方法不宜长时间使用,每天要定时取下阴茎套和尿壶,清洗会阴部和阴茎,保持局部清洁干燥。

4. 重建正常的排尿功能

（1）若病情允许，可指导老年人每日白天摄入液体 2 000～3 000ml。因多饮水可以促进排尿反射，还可预防泌尿系统感染。睡前限制饮水，减少夜间尿量，以免影响休息。

（2）观察排尿反应，定时使用便器，建立规则的排尿习惯。刚开始时每 1～2h 使用便器一次，以后间隔时间可以逐渐延长，以促进排尿功能的恢复。使用便器时，用手按压膀胱，协助排尿，注意用力要适度。

（3）指导老年人进行骨盆底部肌肉的锻炼，促进排尿功能的恢复。具体方法是老年人取立、坐或卧位，试做排尿（排便）动作，先慢慢收紧盆底肌肉，再缓缓放松，每次 10s 左右，连续10次，每日进行数次。以不觉疲乏为宜。

5. 留置导尿 对长期尿失禁的老年人，可行导尿术留置导尿，避免尿液浸渍皮肤，发生皮肤破溃。根据老年人的情况定时夹闭和引流尿液，锻炼膀胱壁肌肉张力，重建膀胱储存尿液的功能。

（三）腹泻老年人的照护

1. 识别可能导致或诱发腹泻的因素 如是否进食不洁食物或服用药物。

2. 膳食调理 鼓励少食多餐，酌情给予清淡的流质或半流质食物，避免摄入油腻、辛辣、高纤维食物。暂时不吃含乳糖类食物，以排除因乳糖不耐受导致的腹泻。严重腹泻时可暂时禁食。

3. 遵医嘱用药，注意补充水分 可以遵医嘱给予止泻剂、口服补液盐或静脉输液。

4. 保持皮肤清洁干燥 排便后用温水洗净肛门周围皮肤，必要时肛门周围涂抹软膏加以保护。

5. 预防压疮 卧床老年人发生腹泻时，要注意观察骶尾部皮肤变化。

6. 密切观察病情 注意老年人的神志、血压、脉搏，记录排便的性质、次数等，必要时留取标本送检。

（四）使用开塞露辅助老年人排便

开塞露是治疗功能性便秘的常用药物，其原理是利用甘油或山梨醇的高浓度，即高渗作用，软化粪便，刺激肠壁，反射性地引起排便反应，加上其具有润滑作用，使粪便易于排出。

1. 适用对象 常用于体弱久病的便秘老年人。

2. 操作流程（表 3-8）

表 3-8 使用开塞露辅助老年人排便操作流程

流程	操作步骤	要点及说明
沟通与评估	1. 核对老年人信息（床号、姓名、腕带等），评估老年人的意识、病情、生命体征、心理状态和合作程度，评估老年人排便情况 2. 向老年人解释配合方法，取得配合 3. 环境评估：环境整洁、光线充足、温度适宜	了解老年人或其家属对使用开塞露相关知识的掌握情况
准备	1. 照护人员准备：衣着整齐，修剪指甲，清洁双手，必要时戴口罩、手套，穿上防护衣或围裙 2. 物品准备：开塞露、尿垫或纸尿裤、水盆（内盛温水）、毛巾、护理垫、纸巾、手套，必要时用屏风遮挡	
实施	1. 协助老年人将裤子脱至膝部，取左侧卧位，臀部靠近床边，臀下垫一次性护理垫 2. 拧开开塞露盖子，左手分开老年人臀部，右手持开塞露挤出少量药液润滑头端	1. 随时询问老年人有无不适感 2. 观察排泄物的颜色、性状、量，并告知注意事项

流程	操作步骤	要点及说明
实施	3．将开塞露细管全部插入肛门内，嘱老年人深吸气，挤压开塞露球部将药液全部挤入肛门内 4．退出开塞露，同时左手取卫生纸按压肛门 3～5min，嘱老年人保持 10min 后再排便，利于粪便软化 5．嘱老年人屈膝并抬高臀部，照护人员左手托起老年人臀部，右手将便盆置于臀下，为防止排泄物溅湿盖被，可在会阴上盖一张一次性护理垫 6．为老年人盖好盖被 7．排便后，照护人员右手扶稳便盆一侧，左手协助老年人抬高臀部，取出便盆放于地上。注意托起臀部，避免取便盆时擦伤骶尾部皮肤 8．取卫生纸擦净肛门。必要时用温水清洗肛门及会阴部并擦干 9．撤去一次性护理垫。协助老年人采取舒适卧位，穿好裤子，整理床单位	
操作后处理	1．整理用物 2．洗手，记录操作时间及大便的颜色、性状、量	

3．注意事项

（1）使用开塞露前，需检查其前端是否圆润光滑，以免损伤肛门周围组织。

（2）患有痔疮的老年人使用开塞露时，操作应轻缓并充分润滑。

（3）开塞露纳入肛内后，嘱老年人保持左侧卧位 5～10min 后再进行排便。

（4）若挤入药液后，老年人立即告知有便意，指导其深呼吸、提肛（收紧肛门）尽量延长药物保留时间。

（5）对本品过敏者禁用，过敏体质者慎用。

（五）使用人工取便法辅助老年人排便

人工取便（manual defecation）是指照护人员用手指取出嵌顿在直肠内的粪便。

1．适用对象　常用于大便硬结滞留于直肠内，用一般方法（如灌肠或通便后）不能解除便秘的老年人。

2．操作流程（表 3-9）

表 3-9　使用人工取便法辅助老年人排便操作流程

流程	操作步骤	要点及说明
沟通与评估	1．核对老年人信息（床号、姓名、腕带等），评估老年人的意识、病情、生命体征、心理状态和合作程度，评估老年人排便情况 2．向老年人解释配合方法，取得配合 3．环境评估：环境整洁、光线充足、温度适宜	评估老年人的意识状态、血压、便秘伴随的症状及配合程度，评估老年人有无腹痛、腹胀、肛门疼痛，了解老年人有无直肠、肛门的相关病史
准备	1．照护人员准备：衣着整齐，修剪指甲，清洁双手，必要时戴口罩、手套，穿上防护衣或围裙 2．物品准备：无菌手套（或橡胶手套）一副、一次性护理垫、卫生纸、便盆、温水（37～40℃）、水盆、毛巾、液状石蜡，必要时用屏风遮挡	

流程	操作步骤	要点及说明
实施	1. 协助老年人将裤子脱至膝部,取左侧卧位,臀部靠近床边,臀下垫一次性护理垫,将便盆放于护理垫上 2. 右手戴手套,左手分开老年人臀部,右手示指涂液状蜡油后,通过肛门伸入直肠内,慢慢将粪便掏出放于便盆内 3. 取便完毕后,取卫生纸擦净肛门,必要时用温水清洗肛门及会阴部并擦干 4. 撤去便盆及一次性护理垫,协助老年人采取舒适卧位,穿好裤子,整理床单位 5. 开窗通风,倾倒粪便,冲洗消毒便盆,晾干备用	1. 指导老年人配合操作 2. 随时询问老年人有无不适感 3. 观察老年人腹胀、腹痛是否减轻,观察排泄物的颜色、性状、量,并告知注意事项
操作后处理	1. 整理用物 2. 洗手,记录操作时间、老年人的反应及辅助效果	

3. 注意事项

(1) 人工取便时勿使用器械,手指指甲要短,避免误伤直肠黏膜。

(2) 不可使用蛮力掏取大便,应适当使用润肠通便剂。

(3) 对患有痔疮的老年人,要尽可能避开痔疮,并询问老年人疼痛情况,将手指从老年人不觉疼痛的地方插入肛内。

(4) 操作时动作要轻柔,避免因埋头操作而忽略老年人的身体状况。如有出血或发现老年人面色、脉搏、呼吸异常时应立即停止操作。

知识拓展

(5) 排便时注意保暖,保证安全,避免误伤老年人。

(叶慧琴　张玉玺)

第四章　沐浴与更衣

学习目标

情景模拟　　王爷爷,88 岁。10 年前因脑出血导致偏瘫,右侧肢体不能自主活动,现长期卧床,生活不能自理,无法控制大小便,不能自主穿脱衣服,需要他人协助。今日查房发现王爷爷的衣服、床单、被套上有些污秽,且天气炎热,王爷爷出了很多汗,身体有异味。为了让王爷爷感觉舒适,为其创造干净整洁的环境,照护人员决定为王爷爷进行床上擦浴,并更换衣服和床上用品。如果你是王爷爷的照护人员,是否知晓协助王爷爷沐浴与更衣的方法。

清洁是人类最基本的生理需求之一,清洁的身体和衣着,不仅可以让人感觉舒适,增强个体的自尊和自信,还可以起到预防疾病的目的。老年人由于自我照护能力下降,无法通过自主行为满足自身清洁需求。照护人员协助老年人进行沐浴、更衣等基本生活照护,不仅可以满足老年人身体清洁的需求,也能使老年人身心舒适,减少疾病的发生。

第一节　营造沐浴环境

一、概述

皮肤具有保护机体、调节体温、分泌、吸收、排泄、感觉等功能,可防止微生物入侵,起到天然的屏障作用。皮肤代谢废物如皮脂、汗液、脱落的表皮碎屑等与外界细菌和尘埃结合,形成污垢,黏附于皮肤表面。若不及时清除,可破坏其屏障作用,引起皮肤炎症,给人带来不适。

老年人皮脂腺萎缩、屏障功能减弱,导致皮肤变得干燥、粗糙。皮肤触觉、痛觉、温度觉等浅感觉功能减弱,敏感性降低,对不良刺激的防御能力消退,皮肤抵抗力全面下降,易发生各种不适。因此,皮肤的清洁对老年人来说尤为重要。

沐浴是保持老年人皮肤清洁最有效的方法,照护人员要努力为老年人营造清洁、卫生、安全、舒适的沐浴环境。

二、营造沐浴环境要点

1. **空气新鲜**　浴室内要经常通风换气,以保持室内空气新鲜,如有异味,可以使用空气清新剂去除异味。

2. **温湿度适宜**　浴室内温度应保持在 24~26℃,温度过高易引起老年人晕厥,温度过低会导致老年人受凉。室内应设有排气扇,以便将蒸汽排出,避免湿度过高影响老年人呼吸。

3. 有防滑设施　浴室墙壁应安装扶手，地面铺设防滑砖或放置防滑垫，不宜选择厚或毛长的防滑垫，以免绊倒。若使用浴盆，应安装扶手或放置浴板，浴盆底部放置防滑橡胶垫。

4. 方便老年人沐浴　失能、半失能老年人使用的浴室应方便轮椅进出。浴室（图 4-1）内有独立的冷热水供应设备，配备具有软管连接的手持淋浴头，对能独立完成沐浴的老年人，浴室内应安装信号铃。对不能长时间站立的老年人，可配备助浴设施，如助浴浴缸或带后背的沐浴椅，方便老年人坐着沐浴。

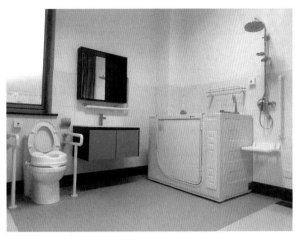

图 4-1　老年人浴室环境

第二节　协 助 沐 浴

老年人沐浴不仅要起到清洁皮肤的作用，还要在沐浴过程中保障老年人安全，因此照护人员要掌握各种沐浴方法的操作步骤，注意操作要点，以免发生损伤。

一、老年人沐浴的种类

老年人沐浴包括淋浴、盆浴和床上擦浴。淋浴和盆浴适用于有自理能力、全身状况良好、病情较轻的老年人。床上擦浴适用于病情较重、长期卧床、活动受限、不能自理的老年人，床上擦浴后应酌情更换衣裤或更换床上用品。

二、老年人沐浴的目的

（1）去除污垢，保持皮肤清洁，使老年人感觉舒适，维护自我形象。
（2）促进皮肤血液循环，增强其排泄功能，预防皮肤感染及压力性损伤等并发症。
（3）观察全身皮肤有无异常，提供疾病信息。
（4）活动肢体，使肌肉放松，防止关节僵硬和肌肉挛缩等并发症，保持良好的精神状态。

三、协助老年人沐浴的方法

（一）协助老年人淋浴（表 4-1）

表 4-1　协助老年人淋浴的操作流程

流程	操作步骤	要点及说明
沟通与评估	1. 核对老年人信息（床号、姓名、腕带等），评估老年人的意识状态、自理能力、健康状况、个人沐浴习惯、心理状态及合作程度，查看老年人的皮肤清洁度 2. 向老年人解释淋浴的必要性和配合方法，以取得配合 3. 环境评估：环境整洁，光线充足，关闭门窗，调节室温在 24～26℃	询问是否需要上厕所
准备	1. 照护人员准备：着装整齐，修剪指甲，洗手，戴口罩，必要时戴手套 2. 检查所需物品：沐浴液或肥皂、洗发液、梳子、毛巾、浴巾、清洁衣裤、防滑拖鞋、洗澡椅，必要时备吹风机、50% 乙醇或按摩油 / 乳 /膏、护肤用品（爽身粉、润肤剂）	

续表

流程	操作步骤	要点及说明
实施	1. 护送入浴：备齐用物放在浴室适宜位置，协助老年人穿防滑拖鞋，搀扶或使用轮椅运送老年人进入浴室 2. 坐稳脱衣：搀扶老年人在洗澡椅上坐稳，叮嘱老年人双手握住洗澡椅扶手，协助老年人脱去衣裤，为偏瘫老年人脱衣时，先抓住患侧衣领拉至肩部以下，露出患侧肩部，然后将健侧上肢退出患侧衣袖，用健侧手将患侧衣袖拉出（图4-2）。脱裤子时先在座位上松开裤带，在老年人患侧保护其站起，站起时裤子自然落下，协助坐下后先脱掉患侧裤子，再脱掉健侧裤子，将袜子脱掉 3. 调节水温：避开老年人身体调节水温。先开冷水开关，再开热水开关（单把手开关由冷水向热水方向调节），照护人员先自己确认水温，然后让老年人用健侧的手或脚来确认温度是否合适，从双脚开始淋湿老年人身体 4. 清洗头发：叮嘱老年人身体靠紧椅背，闭眼头稍后仰。照护人员遮挡老年人耳部，手持淋浴喷头淋湿头发。涂适量洗发液，用指腹由四周发际向头顶部揉搓头发、按摩头皮，力量适中，然后用水将泡沫冲洗干净，用毛巾擦干并包裹头发 5. 清洗身体：手持淋浴喷头淋湿老年人身体，由上而下涂抹沐浴液，顺序为颈部、耳后、双上肢、胸腹部、背部、双下肢，最后擦洗会阴及双足，轻轻揉搓肌肤，然后将全身清洗干净 6. 清洗脸部：嘱老年人身体稍往前倾，低下头并闭上双眼。照护人员清洁双手，用手接温水将老年人面部湿润，手部涂香皂为老年人清洗面部，反复多次用手接温水清洗面部泡沫，用毛巾擦干面部及耳后的水渍 7. 清洗会阴部及臀部：取少量沐浴液，一手搀扶老年人站立，一手清洗会阴部及臀部，随后冲净沐浴液。协助老年人坐下，再从颈部向下冲洗全身，关闭沐浴开关 8. 擦干更衣：首先用浴巾包裹老年人身体，用毛巾迅速擦干老年人面部及头发，然后用浴巾擦干老年人身体，观察皮肤有无受损，最后涂抹保湿乳或药膏。协助老年人穿好清洁衣裤，协助偏瘫老年人穿上衣时，首先用健侧手抓住衣领及肩部，将袖口自患侧上肢穿过，由手、肘、肩的顺序穿上患侧上衣。然后健侧手沿衣领将衣服从体后绕过，穿上健侧上衣，最后用健侧手将上衣各部整理平整，系纽扣或拉链（图4-3）。穿裤子时双下肢交叉，将患侧下肢搭在健侧下肢上，首先用健侧手将裤腿穿过患侧下肢，并拉至膝部，然后放下患侧下肢，将另一侧裤腿穿过健侧下肢，最后协助老年人站起，将裤子提至髋部及腰部，用健侧手系纽扣或挂钩。为老年人梳理头发，用吹风机吹干 9. 护送回房：搀扶或使用轮椅运送老年人回房间休息	1. 若老年人不能自行沐浴，照护人员应一起进入浴室，协助完成沐浴 2. 为偏瘫老年人沐浴时，照护人员应站在患侧 3. 水温控制在40℃左右，调节水温时，喷头不可朝向老年人身体，防止老年人着凉或烫伤 4. 淋浴过程中随时观察并询问老年人有无不适，若老年人有不适应迅速停止操作，立即报告 5. 有自理能力的老年人可以自行完成脸部清洗 6. 为偏瘫老年人穿衣时，照护人员应站在患侧
操作后处理	1. 整理用物：开窗通风，擦干浴室地面，用物放回原处，清洗毛巾、浴巾、老年人换下的衣裤 2. 洗手记录：记录操作时间、老年人的反应及效果	

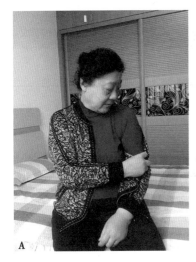 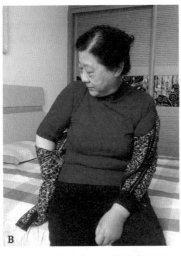 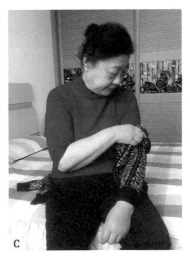

图 4-2 偏瘫老年人脱衣服顺序

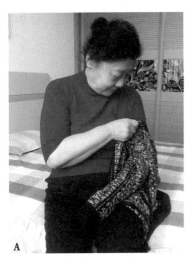 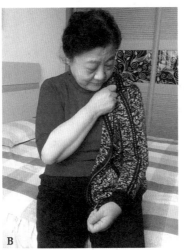 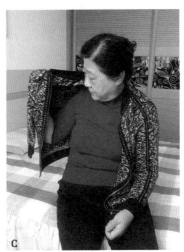

图 4-3 偏瘫老年人穿衣服顺序

（二）协助老年人盆浴（表 4-2）

表 4-2 协助老年人盆浴的操作流程

流程	操作步骤	要点及说明
沟通与评估	同"协助老年人淋浴"	
准备	同"协助老年人淋浴"	
实施	1. 护送入浴：同"协助老年人淋浴" 2. 调节水温：浴盆中放水 1/3～1/2 满，调节水温 40℃ 左右 3. 脱衣洗浴：协助老年人脱去衣裤，浴盆内放防滑垫，搀扶老年人进入浴盆坐稳（需要时将老年人抱入），叮嘱老年人双手握住扶手或盆沿 4. 清洗头发：同"协助老年人淋浴" 5. 清洗脸部：同"协助老年人淋浴" 6. 清洗身体：浸泡身体后放尽浴盆里的水，取适量沐浴液涂擦老年人颈部、胸腹部、双上肢、背部、会阴部、臀部、双下肢、双脚，轻轻揉搓肌肤。手持淋浴喷头将全身冲洗干净 7. 擦干更衣：用毛巾迅速擦干老年人面部及头发，用浴巾包裹老年人身体，搀扶老年人出浴盆，坐在浴室座椅上，擦干老年人身体。协助老年人穿好清洁衣裤 8. 护送回房：搀扶或用轮椅运送老年人回房间休息	1. 伸手触水时以感觉温热不烫手为宜 2. 偏瘫老年人脱衣时，应先脱健侧，后脱患侧 3. 及时调节水温或更换热水 4. 偏瘫老年人穿衣时，应先穿患侧，再穿健侧

流程	操作步骤	要点及说明
操作后处理	1. 整理用物：同"协助老年人淋浴"刷洗浴盆 2. 洗手记录：记录操作时间、老年人的反应及效果	

（三）床上擦浴（表4-3）

表4-3　床上擦浴的操作流程

流程	操作步骤	要点及说明
沟通与评估	1. 核对老年人信息（床号、姓名、腕带等），评估老年人的意识状态、自理能力、健康状况、心理状态及合作程度 2. 向老年人解释床上擦浴的必要性和配合方法，以取得配合 3. 环境评估　环境整洁，光线充足，关闭门窗，调节室温至24～26℃，备屏风或围帘	查看老年人的皮肤清洁度
准备	1. 照护人员准备：着装整齐，修剪指甲，洗手，戴口罩，必要时戴手套 2. 检查所需物品：沐浴液或肥皂、浴巾、清洁衣裤、3个脸盆、3条毛巾、护理垫、橡胶手套、污水桶，必要时备50%乙醇或按摩油/乳/膏、护肤用品	3个脸盆和3条毛巾分别用于清洁身体、会阴部和脚
实施	1. 浴前准备：用屏风或围帘遮挡老年人，协助老年人脱去衣裤，盖好被子。脸盆内倒入温水，调节水温40～45℃ 2. 擦洗面部：将浴巾铺垫在枕头上及老年人胸前被子和下颌之间，将小毛巾浸湿后拧干，十字对折成四层，用小毛巾的4个角分别擦拭双眼的内眦和外眦。清洗小毛巾拧至半干，包裹在手上（图4-4），涂抹洁面用品，由额中间分别向左再向右擦拭额部。由鼻根向鼻尖擦拭鼻部，然后擦拭鼻翼两侧、下颌。由唇角向鬓角方向擦拭面颊，然后擦拭耳后及颈部，同法擦拭另一侧，用浴巾沾干脸上水渍 3. 擦拭手臂：暴露老年人近侧手臂，将浴巾半铺半盖于手臂上。浸湿小毛巾，包裹在手上，涂上沐浴液，打开浴巾由前臂向上臂擦拭，擦拭后用浴巾及时遮盖，以防受凉。洗净小毛巾，擦净沐浴液，再用浴巾包裹擦干手臂上的水渍。同法擦拭另一侧手臂。擦洗完毕后清洁老年人双手 4. 擦拭胸部：将老年人盖被向下折叠，暴露其胸部，用浴巾遮盖胸部，清洗小毛巾，包裹在手上，倒上沐浴液，打开浴巾上部，由上向下环形擦拭老年人胸部及两侧，擦拭后用浴巾遮盖。洗净小毛巾，同法擦净沐浴液，再用浴巾擦干胸部水渍 5. 擦拭腹部：将盖被向下折至大腿根部，用浴巾遮盖胸腹部，将清洁的小毛巾包裹在手上，倒上沐浴液，掀开浴巾下角向老年人胸部反折，暴露老年人腹部，顺时针螺旋形擦拭腹部，然后由上向下擦拭腹部两侧。洗净小毛巾，同法擦净沐浴液，再用浴巾擦干腹部水渍 6. 擦洗背臀：竖起对侧床栏，协助老年人翻身侧卧。将被子向上折起暴露老年人背部和臀部，将浴巾一侧边缘铺于老年人背臀下，向上反折遮盖背部和臀部。将清洁的小毛巾包裹在手上，倒上沐浴液，掀开浴巾，由老年人腰骶部沿脊柱螺旋形向上擦至肩部，再螺旋向下擦洗背部一侧，同法擦洗另一侧（图4-5），用清水洗净小毛巾，擦净沐浴液，再用浴巾擦干水渍。打开浴巾，先用沐浴液再用清水分别环形擦洗两侧臀部，擦拭后用浴巾擦干。撤去浴巾，协助老年人取平卧位，盖好被子	1. 保护老年人自尊 2. 床上擦浴时，动作应轻柔、敏捷，时间控制在15～20min 3. 由远心端向近心端擦洗，促进静脉血回流。擦拭时可适当用力，但不宜过重 4. 随时用浴巾遮挡老年人身体，减少不必要的暴露，保护老年人隐私。注意擦净腋下、乳房下垂部位等皮肤皱褶处 5. 注意擦净肚脐皱褶处，及时用浴巾遮盖腹部，防止老年人受凉 6. 床上擦浴时尽量减少对老年人的翻动，注意床旁保护，防止老年人坠床 7. 酌情在骨骼隆突处用50%乙醇或按摩油/乳/膏进行按摩，预防压力性损伤 8. 腹股沟等皮肤皱褶处应擦洗干净 9. 清洗会阴部的水盆和毛巾要分开，单独使用

流程	操作步骤	要点及说明
实施	7. 擦拭下肢：暴露一侧下肢，浴巾半铺半盖，将清洁的小毛巾包裹在手上，倒上沐浴液，掀开浴巾，一手固定老年人下肢踝部呈屈膝状，另一手由小腿向大腿方向擦拭踝部、小腿、膝关节、大腿，擦洗后用浴巾遮盖。洗净小毛巾，擦净沐浴液，再用浴巾沾干下肢水渍，同法擦洗另一侧下肢 8. 擦拭会阴：使用专用水盆，盛装 1/3 温水。协助老年人侧卧，臀下垫护理垫后平卧，暴露近侧下肢及会阴部，展开浴巾盖在近侧下肢上。照护人员戴好橡胶手套，将专用毛巾浸湿后拧至半干进行擦拭，边擦洗边转动毛巾，反复清洗毛巾，直至局部清洁无异味，然后擦洗左右侧腹股沟。盖好被子，撤下浴巾和护理垫 9. 足部清洗：更换专用的脚盆，盛装 1/2 温水。将被尾向上折，暴露双足，将浴巾卷起来垫在老年人膝下支撑，足下铺护理垫，将水盆放在上面。将老年人双足浸没在水中搓洗，抬起一只脚，涂沐浴液，揉搓足背、足底、趾缝等部位。再次浸泡在水中，洗净沐浴液。用擦脚巾擦干足部，放入被子中，同法清洗另一脚 10. 整理穿衣：撤去水盆、护理垫和膝下浴巾，盖好被子。协助老年人穿好清洁衣裤	10. 老年女性会阴擦洗顺序：由阴阜向下至尿道口、阴道口、肛门。老年男性会阴擦洗顺序：尿道外口、阴茎、包皮、阴囊、腹股沟和肛门 11. 清洗足部的水盆和毛巾要分开，单独使用 12. 必要时用 50% 乙醇或按摩油/乳/膏按摩足跟、内外踝
操作后处理	1. 整理用物：撤去屏风，倾倒污水，刷洗水盆、污水桶，清洗浴巾、毛巾、污衣裤 2. 洗手记录：记录操作时间、老年人的反应及效果	

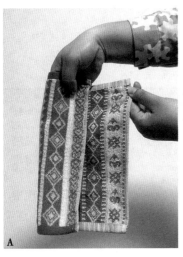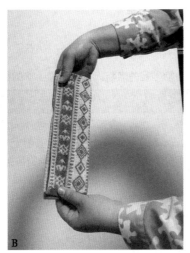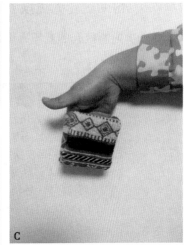

图 4-4 毛巾包裹法

四、注意事项

（1）衰弱、创伤、患有心脏病需卧床休息的老年人不宜淋浴或盆浴。

（2）饱食或空腹状态下均不宜沐浴，以免影响食物的消化吸收或引起低血糖、低血压等不适，可安排在饭后 1～2h 沐浴。

（3）身体状况良好的老年人要求单独沐浴时，浴室不宜闩门，可在门把手上挂牌示意。告知老年人信号铃的使用方法、水温调节方法、勿用湿手接触电源开关等。

（4）老年人淋浴及盆浴时间以 10～15min 为宜，水温以 38～40℃ 为

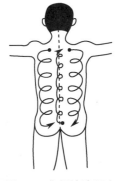

图 4-5 背部擦洗顺序

宜,以免引起头晕等不适。

（5）沐浴过程中,随时询问老年人感受,观察老年人反应,如出现寒战、面色苍白等变化,应迅速停止操作并报告。

（6）操作过程中应遵循节力原则,端水盆时,水盆尽量靠近身体,两脚分开,降低身体重心,减少体力消耗。

第三节　协助更换衣服

干净、整洁、得体、美观的着装,不仅能展示良好的精神面貌,提升自信,还可以提高舒适度,改善健康状况。照护人员要依据老年人的身体状况,结合其习惯、品味、文化素质等协助更换衣服。

老年人对外界环境适应能力差,春季怕风、夏季畏热、冬季畏寒,照护人员要及时为老年人增减衣服,经常更换内衣。最好为老年人选择纯棉衣服,以款式简单、柔软轻便、宽松舒适、利于活动为宜,衣袖、裤脚不宜过长,避免太多纽扣,首选方便穿脱的开襟上衣和松紧带裤腰的裤子。

一、协助老年人更换衣服的目的

（1）保持老年人清洁,使老年人感觉舒适。

（2）及时观察老年人皮肤状况及肢体灵活度。

（3）满足老年人自尊需求,利于人际交往。

二、协助老年人更换衣服的方法

（一）为能坐起的老年人更换开襟上衣（表4-4）

表4-4　为能坐起的老年人更换开襟上衣的操作流程

流程	操作步骤	要点及说明
沟通与评估	1. 核对老年人信息（床号、姓名、腕带等）,评估老年人的意识状态、自理能力、健康状况、心理状态及合作程度,查看老年人受压部位和会阴部皮肤情况,查看衣物污染部位及污染物情况 2. 向老年人解释更换衣服的必要性和配合方法,以取得配合 3. 环境评估:环境整洁,光线充足,关闭门窗,调节室温为22～26℃,湿度适宜,备屏风或围帘	1. 对有自理能力的老年人,照护人员应鼓励老年人自行完成,以增强其自信心 2. 必要时屏风或围帘遮挡,保护老年人隐私
准备	1. 照护人员准备:着装整齐,修剪指甲,洗手 2. 检查所需物品:清洁上衣1件	
实施	1. 协助老年人坐起或摇起床头使老年人呈半坐卧位 2. 照护人员为老年人解开衣扣,衣领向下拉,露出两肩。先脱去近侧（健侧）衣袖,将衣服从背后绕到另一侧脱下远侧（患侧）衣袖 3. 展开清洁的开襟衣服,辨别衣身、衣袖 4. 照护人员将手从袖口处伸入老年人远侧（患侧）衣袖内,握住老年人远侧（患侧）手,套上衣袖,向上提拉至肩部,穿好远侧（患侧）衣袖。嘱老年人身体稍前倾,提起衣领将衣身从背后展开,将老年人近侧（健侧）手臂向斜下方或斜上方伸入衣袖（图4-6） 5. 拉平衣服,系好纽扣,协助老年人躺下或摇下床头	1. 必要时拉起床栏,为偏瘫老年人脱衣时,先脱健侧再脱患侧 2. 为偏瘫老年人穿衣时,先穿患侧再穿健侧
操作后处理	1. 整理用物 2. 洗手记录	

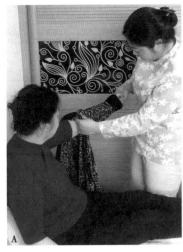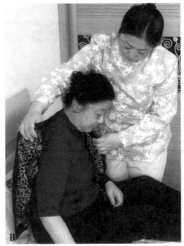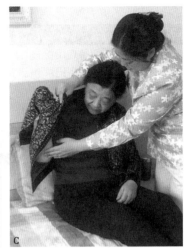

图 4-6　为能坐起的老年人更换开襟上衣

为老年人更换套头式上衣

（二）为能坐起的老年人更换套头式上衣（表 4-5）

表 4-5　为能坐起的老年人更换套头式上衣的操作流程

流程	操作步骤	要点及说明
沟通与评估	同"为能坐起的老年人更换开襟上衣"	
准备	同"为能坐起的老年人更换开襟上衣"	
实施	1. 协助老年人坐起或摇起床头，使老年人呈半坐卧位 2. 将老年人上衣下端向上拉至其胸部，一手保护老年人头部，一手从背后向前脱下衣身部分 3. 照护人员一手扶住老年人肩部，另一手轻拉近侧（健侧）袖口，脱下近侧（健侧）衣袖，同法脱下远侧（患侧）衣袖 4. 辨别上衣前后面，照护人员将手从老年人远侧（患侧）衣服袖口处伸至衣服下端开口处，轻拉老年人远侧（患侧）手腕，穿好一侧衣袖，同法穿好另一侧 5. 照护人员一手保护老年人头部，一手握住衣身背部下开口至领口部分，套入老年人头部 6. 拉平衣身，避免皱褶	1. 操作过程中随时询问老年人有无不适 2. 为偏瘫老年人脱衣时，先脱健侧再脱患侧 3. 为偏瘫老年人穿衣时，先穿患侧再穿健侧
操作后处理	1. 整理用物 2. 洗手记录	

为老年人更换开襟上衣及裤子

（三）为卧床老年人更换开襟上衣（表 4-6）

表 4-6　为卧床老年人更换开襟上衣的操作流程

流程	操作步骤	要点及说明
沟通与评估	同"为能坐起的老年人更换开襟上衣"	
准备	同"为能坐起的老年人更换开襟上衣"	
实施	1. 照护人员解开老年人上衣纽扣，先脱去老年人近侧（健侧）衣袖，塞在老年人身下，协助老年人翻身面向照护人员，再脱去远侧（患侧）衣袖，移除上衣，协助老年人平卧 2. 照护人员取清洁开襟上衣，将老年人远侧（患侧）衣袖从袖口处套入自己手腕，用已套上衣袖的手抓住老年人远侧（患侧）的手，用另一只手将衣袖拉至远侧（患侧）手臂上，协助老年人翻身面向照护人员，将余下的衣服平整地塞进老年人身下 3. 协助老年人平卧，将衣服从老年人近侧（健侧）身下拉出，穿好近侧（健侧）衣袖，拉平衣服，扣好纽扣	1. 为偏瘫老年人脱衣时，先脱健侧再脱患侧 2. 翻身时注意安全，必要时拉上防护栏 3. 为偏瘫老年人穿衣时，先穿患侧再穿健侧 4. 操作过程中随时询问老年人有无不适

续表

流程	操作步骤	要点及说明
操作后处理	1. 整理用物 2. 洗手记录	

（四）为老年人更换裤子（表4-7）

表4-7 为老年人更换裤子的操作流程

流程	操作步骤	要点及说明
沟通与评估	同"为能坐起的老年人更换开襟上衣"	
准备	1. 照护人员准备：着装整齐，修剪指甲，洗手 2. 检查所需物品：清洁裤子1件	
实施	1. 协助老年人仰卧，为老年人松开裤带、裤扣 2. 脱去裤子 （1）对有活动能力的老年人：嘱老年人屈膝，两脚用力蹬床，照护人员一手托起老年人腰部，另一手抓住老年人的裤腰带，迅速将裤子褪至膝部以下，然后分别抬起左右下肢，逐一褪出裤腿 （2）对没有活动能力的老年人：协助老年人身体左倾，将裤子右侧部分拉至臀下。协助老年人身体右倾，将裤子左侧部分拉至臀下。照护人员两手分别拉住两侧裤腰部分，向下褪至膝部，抬起一侧下肢，褪去一侧裤腿，同法褪去对侧裤腿 3. 取清洁裤子，辨别正反面 4. 照护人员将手从裤管口套至裤腰开口，轻握老年人脚踝，将裤管向老年人大腿方向提拉，套上一侧裤管，同法套上另一侧裤管。照护人员两手分别拉住两侧裤腰部分向大腿方向提拉至老年人臀部 5. 穿上裤子 （1）对有活动能力的老年人：嘱老年人屈膝，两脚用力蹬床，抬起臀部，照护人员两手拉住两侧裤腰部分，向上提至腰部 （2）对没有活动能力的老年人：协助老年人身体左倾，将右侧裤腰部分向上拉至腰部；再协助老年人身体右倾，将左侧裤腰部分向上拉至腰部。整理好裤子，系好裤带、裤扣 6. 协助老年人取舒适卧位，盖好被子，竖起床栏	1. 操作时动作轻柔，避免拖拉拽，防止拉伤肢体，造成损伤 2. 穿脱患侧裤子时，注意保护患侧肢体安全 3. 翻身时注意安全，必要时拉上防护栏 4. 操作过程中随时询问老年人有无不适
操作后处理	1. 整理用物：整理床单位 2. 洗手记录	

三、注意事项

（1）为老年人选择柔软、宽松、透气的衣服，首选开襟上衣，避免套头式上衣。

（2）操作时动作轻柔，避免拖拉拽，防止拉伤肢体，造成损伤。

（3）更换衣服时注意保护老年人隐私，注意保暖，避免老年人受凉。

（4）对长期卧床的老年人，及时整平背后衣服的皱褶，防止发生压力性损伤。

第四节　更换床上用品

整洁的床铺对老年人，尤其是长期卧床的老年人身心健康至关重要。照护人员要定期整理、更换床上用品，保持床单位的清洁、干燥、平整，让老年人躺卧舒适，更好地休息和生活。照护人员每天要在老年人晨起、午睡后清扫、整理床单位。对于长期卧床的老年人还要在三餐后、晚睡前清扫、整理床单位。照护人员每月为老年人更换被服（包括床单、被罩、枕套）不应少于2次，当被服被尿、便、汗液、呕吐物等污染时，应立即更换。

一、更换床上用品的目的

（1）保持病室整洁美观，床铺清洁、平整、干燥、无皱褶、无碎屑。

（2）协助老年人变换卧位，观察老年人身体状况，预防压力性损伤等并发症。

二、更换床上用品的方法（表4-8）

表4-8　更换床上用品的操作流程

流程	操作步骤	要点及说明
沟通与评估	1. 核对老年人信息（床号、姓名、腕带等），评估老年人的意识状态、自理能力、健康状况、心理状态及合作程度，查看床单位是否清洁 2. 向老年人解释更换床上用品的必要性和配合方法，以取得配合 3. 环境评估：环境整洁，光线充足，关闭门窗，调节室温为22～26℃，湿度适宜，备屏风或围帘	房间内无人进餐或治疗
准备	1. 照护人员准备：着装整齐，洗手，戴口罩 2. 检查所需物品：扫床车1辆，床刷1把，床刷套数个，清洁床单、被罩、枕套	
实施	1. 照护人员推车进入居室，将物品按照使用顺序（床单→被罩→枕套）放在床尾椅上 2. 照护人员站在床右侧，放下近侧床栏，拉起对侧床栏，一手托起老年人头部，一手将枕头平移至床左侧，协助老年人翻身侧卧于床左侧，盖好被子 3. 从床头至床尾松开近侧床单，污染面向内卷至老年人身下（图4-7）。取床刷，套好潮湿床刷套，靠近床中线清扫褥垫上的渣屑，从床头纵向扫至床尾 4. 将清洁床单的纵向中线对齐床中线，展开近侧床单，将远侧床单向内卷起塞在老年人身下，将近侧床单平整铺在床褥上，床头、床尾部分反折在床褥下，绷紧床单，将近侧下垂部分平整塞于床褥下 5. 拉起近侧床栏，将枕头移至近侧，协助老年人翻身侧卧于近侧清洁床单上，盖好被子 6. 照护人员转至床对侧，放下床栏，从床头至床尾松开污床单，向中间卷起（图4-8）放在污衣袋内，清洁床褥渣屑，撤下床刷套 7. 拉平塞在老年人身下的清洁床单，平整铺在床褥上，协助老年人平卧于床中间，盖好被子 8. 照护人员将盖于老年人身上的棉被两侧及被尾展开，打开被罩开口，一手抓住被罩边缘，一手伸入被罩中将两侧棉胎向中间对折。然后一手抓住被罩被头部分，一手抓住棉胎被头部分，将棉胎呈S形从被罩中撤出，折叠置于床尾，被罩覆盖在老年人身上 9. 将清洁被罩平铺于污被罩上，被罩中线对准床中线，清洁被罩床头部分压在老年人颈肩部。打开清洁被罩的开口端，将棉胎装入清洁被罩内，并将棉胎向两侧展开，系好系带。将污被罩从床头向床尾方向翻卷撤出，放入污衣袋中 10. 将棉被两侧分别向内反折与床沿平齐，叠成被筒，被尾向内反折与床尾平齐 11. 照护人员一手托起老年人头部，另一手撤出枕头。在床尾处将枕芯从枕套中撤出，放在污衣袋内，将枕芯套入清洁枕套内。然后一手托起老年人头部，一手将枕头拉至老年人头下适宜位置	1. 老年人背向照护人员 2. 扫床时，每一刷都要重叠上一刷的1/3，避免遗漏 3. 老年人面向照护人员 4. 取出的棉胎不能接触污染被罩的外面 5. 更换被罩时，避免遮住老年人口鼻 6. 装入清洁被罩后，棉胎四角充实于被罩四角 7. 套好的枕头应四角充实
操作后处理	1. 整理用物：协助老年人取舒适卧位，整理床单位 2. 洗手记录	

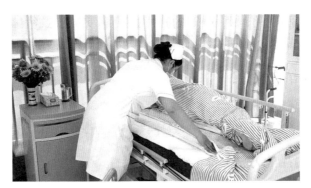

图4-7　污染床单卷至老年人身下

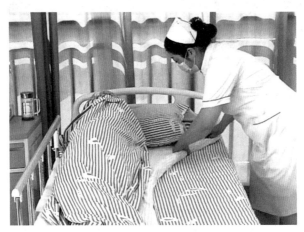

图4-8　撤下污染床单

三、注意事项

（1）操作时动作轻稳，不可过多暴露老年人身体，以免受凉。

（2）协助老年人翻身侧卧时，使用床栏，防止坠床。

（3）一床一刷套，不可重复使用，以免交叉感染。使用后的床刷套用500mg/L的含氯消毒剂浸泡30min，清洗备用。

0404

知识拓展

（刘　云）

第五章 移 动 照 护

情景模拟　　　　住在某医养结合机构的张爷爷,75岁,因疾病导致右侧肢体活动不灵,自己无法翻身及体位转移。如果你是张爷爷的照护人员,是否知晓如何协助张爷爷进行翻身、体位转移及使用助行器的方法。本章将针对移动照护相关知识进行讲解。

随着年龄增长和机体功能衰退,加之老年人身患多种疾病,导致老年人出现身体平衡力下降,柔韧性降低和关节活动幅度减少,长期卧床且不能及时变换身体位置,产生不良后果,影响老年人生活质量。照护人员应掌握移动照护技术,指导和协助老年人进行床上转移、翻身,进行卧坐转移、坐站转移、床椅转移,借助辅助器具进行行走训练以及正确使用轮椅,保证老年人安全实施身体移动。本章主要介绍老年人床上翻身,各种卧位转移方法以及如何正确使用助行器移动的照护方法。

第一节　床上转移、翻身

床上转移、翻身是指改变身体与床之间接触面积的姿势转换。包括床上横向移动、床上纵向移动、床上坐位向前移动、床上坐位向后移动、床边坐位到卧位的转移以及床上翻身等。照护人员应掌握床上转移和翻身方法,为老年人提供舒适的、安全的移动照护。

一、床上转移、翻身的目的

(1) 老年人长期卧床易出现消化不良、便秘、局部组织持续受压、血液循环障碍,易发生肌肉萎缩、压力性损伤,照护人员应定时为老年人进行床上移动和翻身,可有效预防并发症。

(2) 通过体位变换,便于气道内分泌物的排出,同时可使吸气量较少的部位充满空气,增强肺的再扩张,预防坠积性肺炎的发生。

二、床上转移、翻身的适用范围

(1) 因疾病或创伤而导致的躯体功能下降的老年人。
(2) 长期卧床或身体衰弱无法自行翻身的老年人。

三、床上转移、翻身的操作流程

老年人床上转移、翻身技术分为独立床上移动、辅助床上移动、被动床上移动三大类。

（一）独立床上移动

1. 独立床上移动　是指老年人独自完成、不需他人帮助的移动方法。

2. 独立床上移动的操作流程（表 5-1）

表 5-1　独立床上移动的操作流程

流程	操作步骤	要点及说明
沟通与评估	1. 核对老年人信息（床号、姓名、腕带等） 2. 向老年人解释床上独立移动的目的、注意事项、方法，以取得配合 3. 评估：①身体方面，掌握老年人的整体情况，包括精神状态、意识情况以及生命体征的变化；体重、皮肤的情况；简要病史以及肢体功能障碍程度（肢体的肌力、关节活动度）；认知障碍、配合程度、有无留置导管；确定老年人床上移动间隔的时间。②心理方面，掌握老年人的心理特征及社会角色。③社会健康问题，掌握老年人的就医情况、经济情况等	对老年人的身体、心理、社会健康等方面进行仔细评估
准备	1. 照护人员准备：衣着整齐，洗净双手，戴口罩 2. 老年人准备：妥善固定导管，穿好衣物 3. 用物准备：宽大密实的软枕 4. 环境准备：移开床边物品，确保足够的操作空间，固定好床的脚刹，防止床移动	及时固定好床的脚刹，保证老年人安全，防止发生坠床
实施	1. 备齐用物携至老年人床旁，核实床号、姓名、腕带 2. 独立性横向移动（图 5-1）：取仰卧位，将健侧足置于患侧腘窝处缓慢滑至足跟。健侧手将患侧手固定在胸前，利用健侧下肢将患侧下肢抬起，向床的一侧移动。用健侧足和肩支起臀部，同时将臀部移至同侧。待臀部侧方移动完毕后，再将肩部、头部向同方向移动 3. 独立性纵向移动（图 5-2）：取仰卧位，将健侧下肢屈髋、屈膝，稍屈肘。以足部、肘部为支撑点，抬起臀部向身体上方移动 4. 独立床上坐位向前，向后移动 （1）床上坐位向前移动（图 5-3）：取床上坐位，身体略向前倾。两手提起裤脚将下肢交叉呈盘腿状，接着将两手呈握拳状态置于髋部的前方约 20cm，两手呈握拳状态支撑床面，略抬起臀部缓慢向前方移动。最后双手将盘腿状的下肢协助向前方移动 （2）床上坐位向后移动（图 5-4）：取床上坐位，身体略向前倾。两手提起裤脚将下肢交叉呈盘腿状，两手呈握拳状态置于髋部的后方约 20cm，身体略向后倾。两手呈握拳状态支撑床面，略抬起臀部缓慢向后移动。双手将盘腿状的下肢整理向后方移动 5. 独立床边坐位到卧位转移（图 5-5）：取坐位，将健侧足插入患侧小腿后面。健侧身体向床面倾斜，用肘部及前臂支撑床面。利用健侧足将患侧腿抬起，一同移到床面上。从侧卧位翻成仰卧位，并协调好卧位姿势	1. 独立性横向移动主要是指导老年人自行将健侧足置于患侧腘窝处缓慢滑至足跟（主要是利用健侧肢体带动患侧肢体） 2. 独立性纵向移动前后一定要评估身体有无皮肤损坏；准确评估肌力 3. 床上坐位向前移动或坐位向后移动，如果臂力未达到 4 级以上禁止操作 4. 独立床边坐位到卧位转移，老年人健侧身体向床面倾斜时一定要注意老年人的安全，必要时给予辅助 5. 从仰卧位到患侧卧位，患侧在下，健侧在上，头部垫枕，患臂外展前伸，患肩尽可能前伸，避免受压和后缩，上臂旋后，肘与腕均伸直，掌心向上；患侧下肢屈曲放于床上，健侧腿屈髋屈膝向前放于长枕，健侧上肢放松，放于胸前或躯干上

流程	操作步骤	要点及说明
实施	6. 独立床上翻身 （1）从仰卧位到患侧卧位（图 5-6）：取仰卧位，将健侧足插入患侧下肢腘窝处，缓慢滑至足跟处成交叉状或双下肢屈髋屈膝。双手呈 Bobath 握手伸肘，肩部上举大约 90°，健侧上肢带动患侧上肢，做钟摆运动，先摆向健侧，再反方向摆向患侧，借助摆动的惯性翻向患侧 （2）从仰卧位到健侧卧位（图 5-7）：老年人取仰卧位，将健侧足插入患侧下肢腘窝处，缓慢滑至足跟处成交叉状。其次双手呈 Bobath 握手伸肘，肩部上举大约 90°，向左向右两侧摆动。最后利用躯干的旋转和上肢摆动的惯性向健侧翻身	6. 健侧卧位，健侧在下，患侧在上，头部垫软枕，患侧上肢伸展位于枕上，使患侧肩胛骨尽量向前向外伸，前臂旋前，掌心向下，手指伸展。患侧下肢向前屈髋屈膝，由软枕支持，足不能内翻悬于枕头边缘
操作后处理	1. 整理用物 2. 洗手，记录操作时间、老年人的反应及锻炼效果	

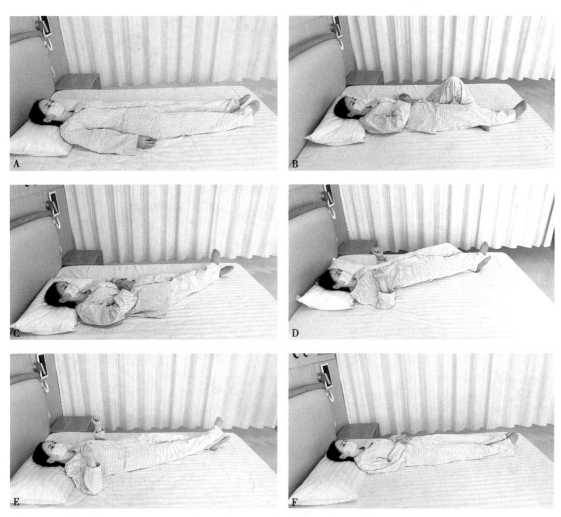

图 5-1　独立性横向移动

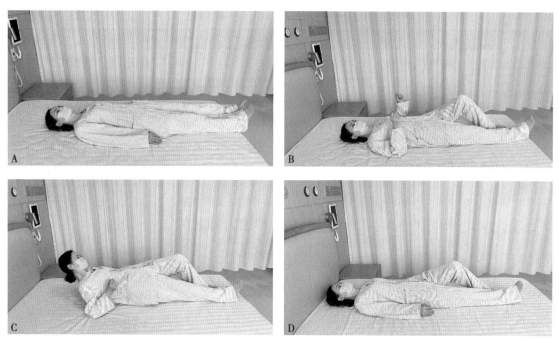

图 5-2　独立性纵向移动

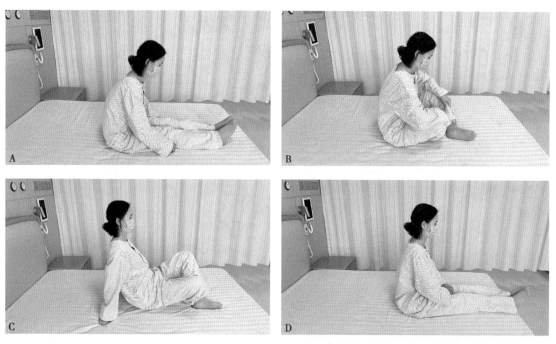

图 5-3　独立床上坐位向前移动

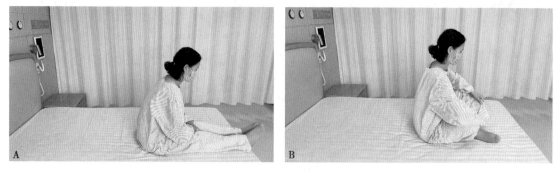

图 5-4　独立床上坐位向后移动

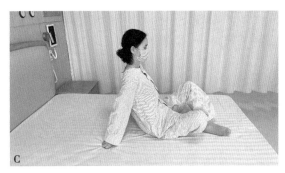 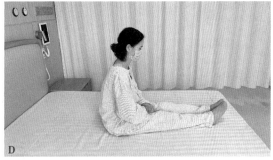

图 5-4（续） 独立床上坐位向后移动

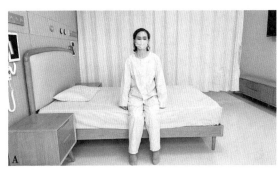 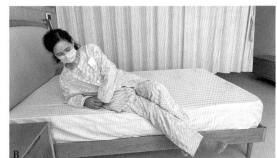

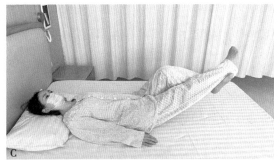 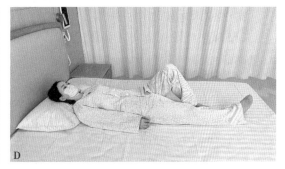

图 5-5 独立床边坐位到卧位转移

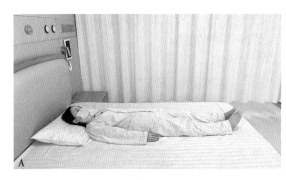 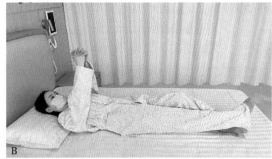

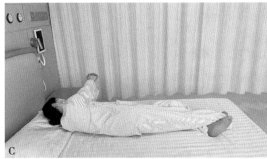 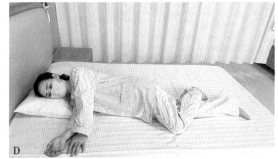

图 5-6 独立从仰卧位到患侧卧位翻身

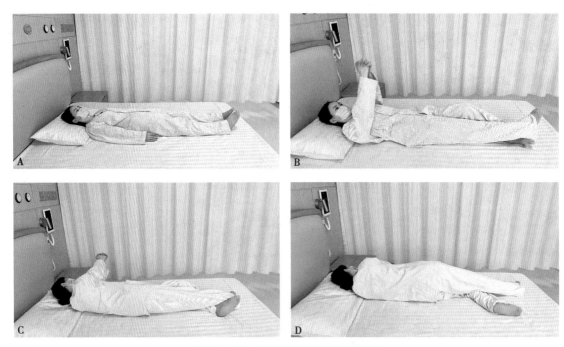

图 5-7　独立从仰卧位到健侧卧位翻身

3. 独立床上移动的注意事项

（1）床垫要硬度适宜。水平转移时,保持相互转移的两个平面间的高度尽可能相等、平面尽可能靠近。

（2）转移时应注意保护老年人的安全。

（3）有多种转移方法可供选择时,以最安全、最容易的方法为首选。

（4）老年人学习独立转移的时机要适当,对于残疾及认知障碍的老年人,不要勉强其进行独立转移活动。

（5）转移前,向老年人及家属说明移动的要求和目的,取得家属的理解和配合。

（6）转移中,指导老年人做到动作协调、轻稳,不要拖拉,鼓励老年人尽可能发挥自己的残存能力,独立完成动作的转移。老年人如果出现体力不支时,应停止此项操作。

（7）转移后,确保老年人舒适、稳定和安全,保持肢体的功能位。

（二）辅助床上移动

1. 定义　辅助床上移动是指由照护人员辅助老年人在床上转移的方法。

2. 辅助床上移动的操作流程（表 5-2）

表 5-2　辅助床上移动的操作流程

流程	操作步骤	要点及说明
沟通与评估	1. 核对老年人信息（床号、姓名、腕带等） 2. 向老年人解释辅助床上移动的目的、注意事项、方法,以取得配合 3. 评估：①身体方面,掌握老年人的整体情况,包括精神状态、意识情况以及生命体征的变化；体重、皮肤的情况；简要病史以及肢体功能障碍程度（肢体肌力、关节活动度）；认知障碍、配合程度、有无留置导管；确定老年人床上移动间隔的时间。②心理方面,掌握老年人的心理特征及社会角色。③社会健康问题,掌握老年人的就医情况、经济情况等	

流程	操作步骤	要点及说明
准备	1. 照护人员准备：衣着整齐，洗净双手，戴口罩 2. 老年人准备：妥善固定导管，穿好衣物 3. 用物准备：宽大密实的软枕备用 4. 环境准备：移开床边物品，确保足够的操作空间，固定好床的脚刹，防止床移动	固定好床的脚刹，保证老年人安全，防止发生坠床
实施	1. 备齐用物携至老年人床旁，核对老年人的床号、姓名、腕带 2. 从远侧向近侧移动（图 5-8）：取仰卧位，老年人双手抱于胸前，双膝屈曲。照护人员一手固定老年人肩部，另一手固定臀部，嘱老年人同时用力，从远侧移向近侧 3. 从床尾移向床头（图 5-9）：将枕头侧立床头，指导老年人双手握住床头，双膝屈曲，双脚抵住床面。照护人员一手托起老年人肩部，另一手托起老年人臀部，协助移向床头 4. 辅助从仰卧位到侧卧位移动（图 5-10）：取仰卧位，健侧手与患侧手呈 Bobath 握手并上举，双下肢屈髋屈膝或健侧足插入患侧下肢腘窝，缓慢滑至足跟处成交叉状；照护人员站于老年人健侧或患侧，用双手分别托扶于老年人上举的手、膝部，指导老年人做钟摆样运动（双上肢 Bobath 握手伸肘，肩部上举大约 90°，健侧上肢带动患侧上肢，先摆向健侧，在反方向摆向患侧），来回摆动 3 次后，借助惯性协助老年人向健侧或患侧移动 5. 辅助从坐位到卧位移动（图 5-11）：取坐位，照护人员一手托着老年人的肩部，另一手扶于臀部或两膝后方，指导老年人缓慢向下躺。照护人员托住老年人上半身缓慢放于床面上	1. 从远侧移向近侧，照护人员的动作要和老年人保持一致，禁止拖、拉、拽 2. 床尾移向床头，老年人手握住床头，一定要保证床头固定良好 3. 仰卧位到侧卧位移动，让老年人掌握 Bobath 握手的方法 4. 辅助从坐位到卧位移动，辅助老年人时动作一定要慢、稳
操作后处理	1. 整理用物 2. 洗手，记录操作时间、老年人的反应及锻炼效果	

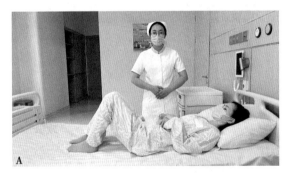
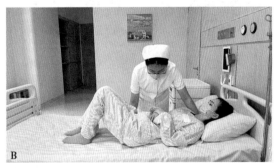
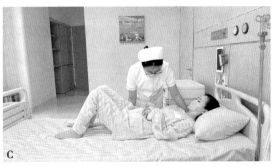

图 5-8　辅助从远侧向近侧移动

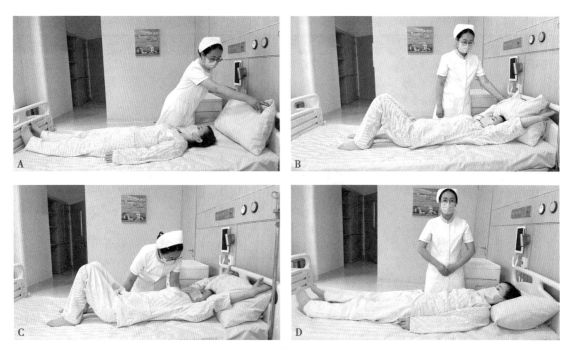

图 5-9　辅助从床尾移向床头

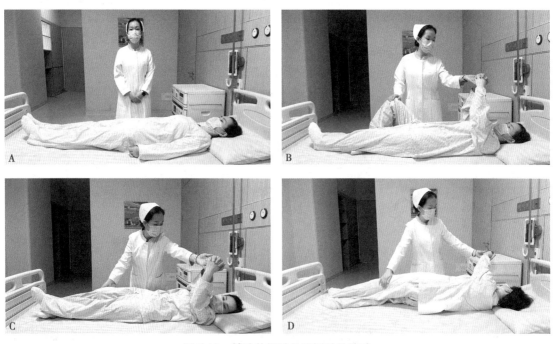

图 5-10　辅助从仰卧位到侧卧位移动

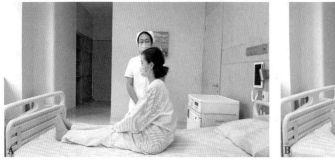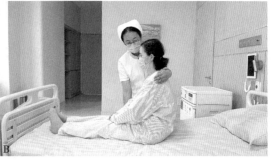

图 5-11　辅助从坐位到卧位移动

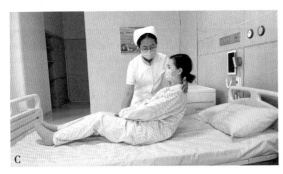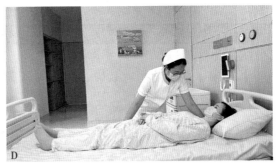

图 5-11(续) 辅助从坐位到卧位移动

3. 辅助床上移动的注意事项

(1)照护人员与老年人之间应互相信任,及时了解老年人的身体情况。

(2)移动前照护人员准备好必要的设施与空间。

(3)照护人员的指令应简单易理解。

(4)在移动过程中,照护人员应严密观察老年人的身体状况,避免意外发生。

(5)随着老年人功能的恢复,帮助应逐渐减少。

(三)被动床上移动

1. 被动移动 即搬运,指老年人因疾病或长期卧床肌力下降,不能对抗重力完成独立转移以及辅助移动时,完全由外力将老年人整个抬起,从一个地方移动到另一个地方。

2. 被动床上移动的操作流程(表 5-3)

表 5-3 被动床上移动的操作流程

流程	操作步骤	要点及说明
沟通与评估	1. 核对老年人信息(床号、姓名、腕带等) 2. 向老年人解释被动床上移动的目的、注意事项、方法和配合方法,以取得配合 3. 评估:①身体方面,掌握老年人的整体情况,包括精神状态、意识情况以及生命体征的变化;体重、皮肤的情况;简要病史以及肢体功能障碍程度(肢体的肌力、关节活动度);认知障碍、配合程度、有无留置导管;确定老年人床上移动间隔的时间。②心理方面,掌握老年人的心理特征及社会角色。③社会健康问题,掌握老年人的就医情况、经济情况等	
准备	1. 照护人员准备:衣着整齐,洗净双手,戴口罩 2. 老年人准备:妥善固定导管,穿好衣物 3. 用物准备:宽大密实的背枕备用 4. 环境准备:移开床边物品,确保足够的操作空间,固定好床的脚刹,防止床移动	及时固定好床的脚刹,保证老年人安全,防止发生坠床
实施	1. 备齐用物携至床旁,核对床号、姓名、腕带 2. 由仰卧位向健侧被动翻身(图 5-12) (1)照护人员到老年人侧边床旁,松动被尾,将枕头移向老年人的健侧,健侧上肢屈曲抱住患侧上肢肘部,照护人员将患侧手放在健侧肘上,保护好患侧肢体,手从老年人的患侧肩部及背部下面伸入,一手托起健侧肩部,另一手托起背部,将老年人的身体上半部分移向患侧床沿	1. 由仰卧位向健侧被动翻身时要保护好老年人,防止坠床。照护人员给予老年人健侧卧位良肢位摆放时,观察老年人的精神状态、皮肤受压情况

流程	操作步骤	要点及说明
实施	（2）照护人员一手托起其腰部，另一手托起其臀部，同时移到患侧床沿 （3）照护人员一手托起其大腿，另一手托起其脚踝，分段将老年人移向患侧床沿 （4）照护人员一手插入患侧肩部，托起患侧肩关节，另一手从其患侧膝部下插入，使患侧膝部微屈曲，然后轻轻地将老年人翻向健侧。将背枕垫于背部，以便支撑身体，协助老年人呈30°斜侧卧以减轻骶尾部压力，防止压疮。给予健侧卧位良肢位摆放，观察其精神状态、皮肤及黏膜受压情况 （5）整理床单位，将呼叫器放于枕边。移回床头桌。记录翻身时间及皮肤受压情况 3. 由仰卧位向患侧被动翻身（图5-13） （1）照护人员到老年人健侧的床旁，松动被尾。将枕头移向患侧，头偏向患侧。健侧上肢屈曲抱住患侧上肢肘部，患侧手放在健侧肘上，保护患侧肢体。照护人员一手托起其肩部，另一手托起其背部，将老年人身体上半部分移向健侧床沿 （2）再将双手分别插入老年人的腰部及臀部，移到健侧床沿 （3）一手托住其大腿，另一手托起其脚踝，分段将老年人移向健侧床沿。保护好老年人防止坠床 （4）将老年人患侧上肢稍外展，肘部伸直，腕关节轻度背伸，防止患侧肢体受压。健侧上肢放于腹部。帮助老年人健侧屈膝，使膝盖的夹角变到最小，可以节省体力。轻轻地将老年人转向患侧。照护人员一手放在健侧肩部，另一手放在健侧髋部，同时将身体旋转向患侧。将背枕垫于背部，以便支撑身体，协助呈30°的斜侧卧减轻骶尾部压力 （5）照护人员双手掌心向上，放于患侧肩关节下方，轻轻地将其患侧肩关节平托出，防止患侧肩关节垂直受压，观察精神状态、皮肤及黏膜受压情况 （6）整理床单位，将呼叫器放于枕边。移回床头桌。记录翻身的时间及皮肤受压情况 4. 双人由仰卧位向一侧被动翻身（图5-14） （1）两名照护人员站在床的同一侧，将枕头移向近侧，一名照护人员将老年人健侧上肢屈曲抱住患侧上肢肘部，患侧手放在健侧肘上，保护好患侧肢体。另一名照护人员将老年人的双下肢屈膝，双足踏于床面 （2）一名照护人员一手托住其肩部，一手托住其腰部。另一名照护人员一手托住其臀部，一手托住其腘窝处，两人同时将老年人移向近侧床沿 （3）两名照护人员同时轻轻地将老年人翻向对侧，使其身体与床沿平行并背对照护人员。将背枕垫于背部支撑身体，协助呈30°斜侧卧位。给予侧卧位良肢位摆放，确保其舒适。观察精神状态、皮肤及黏膜受压情况 （4）整理床单位，将呼叫器放于枕边。移回床头桌。记录翻身时间及皮肤受压情况	2. 由仰卧位向患侧被动翻身：照护人员要双手掌心向上，放于老年人患侧肩关节下方，轻轻地将其患侧肩关节平托出，防止患侧肩关节垂直受压。给予患侧卧位良肢位摆放，观察老年人的精神状态、皮肤及黏膜受压情况 3. 两名照护人员给予老年人由仰卧位向一侧被动翻身中侧卧位良肢位的摆放：以患侧卧位良肢位的摆放为例，患侧在下，健侧在上，头部垫枕，患臂外展前伸悬后，患肩尽可能前伸，避免受压和后缩，上臂旋后，肘与腕均伸直，掌心向上；患侧下肢屈曲放于床上，健侧腿屈髋屈膝向前放于长枕，健侧上肢放松，放于胸前或躯干上 4. 三名照护人员给予老年人被动翻身中侧卧位良肢位的摆放：以健侧卧位良肢位的摆放为例，健侧在下，患侧在上，头部垫软枕，患侧上肢伸展位于枕上，使患侧肩胛骨尽量向前向外伸，前臂旋前，掌心向下，手指伸展。患侧下肢向前屈髋屈膝，由软枕支持，足不能内翻悬于枕头边缘

流程	操作步骤	要点及说明
实施	5. 三人被动翻身（图 5-15） （1）三名照护人员同时站在床的同一侧，将枕头移向老年人近侧，一名照护人员将老年人健侧上肢屈曲抱住患侧上肢肘部，让患侧手放在健侧肘上，保护好患侧肢体 （2）第一位照护人员一手托住其颈肩部，一手托住其胸背部；第二位照护人员分别将双手插入老年人的腰部及臀部；第三位照护人员一手托住其腘窝部，一手托住其小腿部，由第一位照护人员发号口令，三人同时将老年人移到近侧床沿 （3）第一位照护人员再次发号口令，三人同时进行翻转，将老年人身体移向对侧呈 30°斜侧卧位，以减轻骶尾部压力 （4）照护人员给予老年人侧卧位良肢位摆放，确保其舒适。观察老年人的精神状态、皮肤及黏膜受压情况。照护人员整理床单位，将呼叫器放于老年人枕边。照护人员移回床头桌。记录翻身的时间及皮肤受压情况	

操作后处理	1. 整理用物 2. 洗手，记录操作时间、老年人的反应及锻炼效果

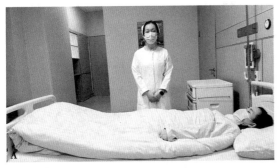
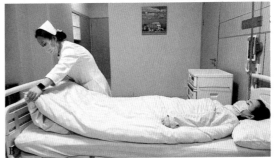
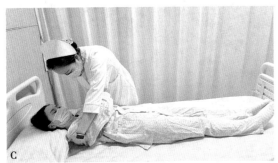
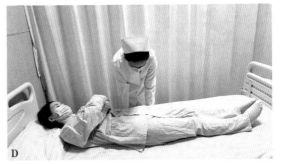
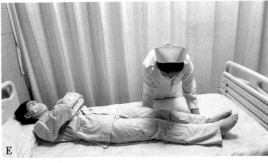
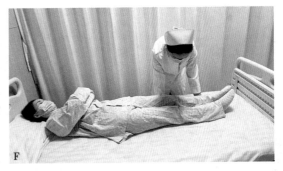

图 5-12　由仰卧位向健侧被动翻身

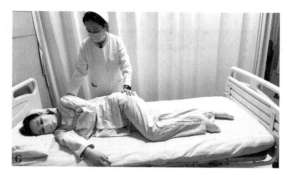

图 5-12（续） 由仰卧位向健侧被动翻身

床上被动移动

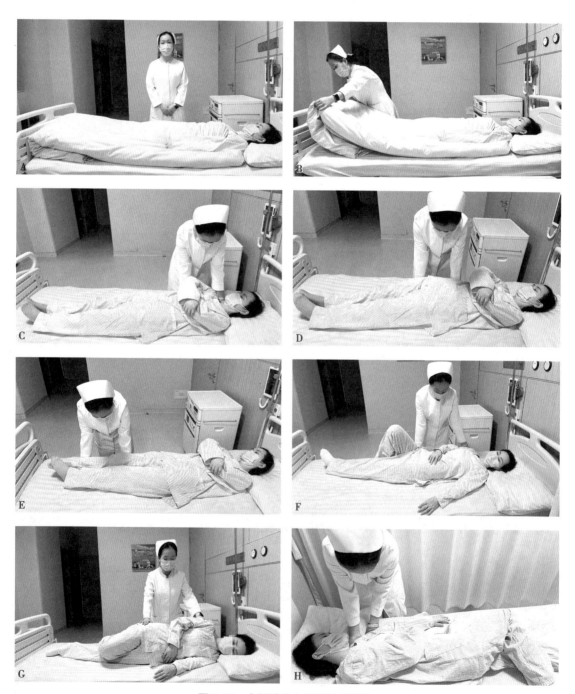

图 5-13 由仰卧位向患侧被动翻身

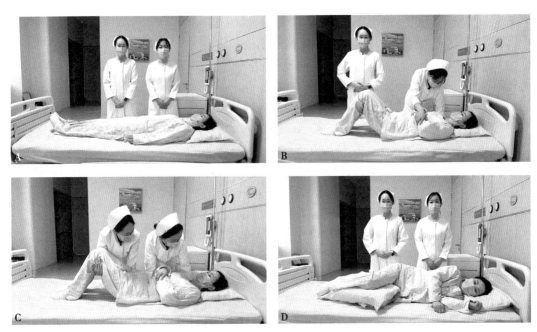

图 5-14　双人由仰卧位向一侧被动翻身

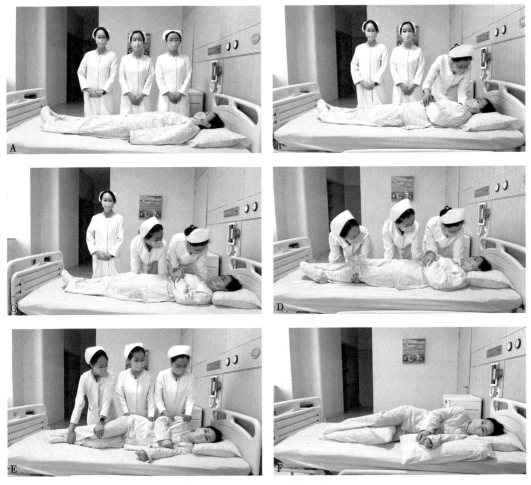

图 5-15　三人被动翻身

3. 被动床上移动的注意事项

（1）老年人应放松自己，增加对照护人员的信任。

（2）搬运时老年人应向前看，而不是向地板或向照护人员看。在搬运过程中，老年人应当保持转移开始的姿势，不要随意变动姿势。

（3）进行翻身前，向老年人解释说明被动翻身的重要性及注意事项，取得老年人配合。

（4）在翻身过程中，一定要动作轻柔，不能拖、拉、拽肢体，增加摩擦力，避免出现皮肤、黏膜、肢体损伤以及骨折的发生。翻身后立即给予老年人良肢位摆放。

（5）若老年人身上留置各种导管，翻身时应妥善固定，翻身后检查导管，注意保持导管的通畅性。

（6）若老年人身上有敷料，翻身时要观察敷料是否清洁、干燥、有无破损及脱落，若出现异常情况应立即就医，给予相应处理。

（7）照护人员在进行翻身时一定要灵活运用人体力学原理，避免造成自身损伤。

（8）环境应宽敞明亮，室内温湿度应适宜，避免温度过低使肌张力增高。在训练过程中，1～2h变换一次体位，维持血液循环，防止发生皮肤损伤。翻身时注意保暖，防止坠床。

（9）移动需要两个或两个以上照护人员时，每一位照护人员都应了解整个移动程序及方向。

（10）利用器械移动时，移动前应检查器械是否完好，并且要保证操作空间宽敞明亮。

（11）移动时不能增加老年人的痛苦，不能加重病情。老年人若有不适，应立即停止操作。

（12）保持床单位清洁、干燥、平整、无渣屑。大小便失禁者出现污渍时要及时清洁皮肤，并更换床单及衣物。

（13）根据老年人的病情及康复治疗情况，选择合适的翻身方法。

第二节　卧　坐　转　移

卧坐转移是老年人日后下床活动的前提。照护人员应掌握行动不便、长期卧床以及偏瘫老年人从卧位到坐位姿势转变的方法，可以有效地避免长期卧床可能造成的心肺功能下降，预防或减轻肢体的痉挛和畸形的出现。

一、卧坐转移的目的

卧坐转移主要是让老年人能够独立或在辅助下坐起且坐稳，既提高了老年人的日常生活自理能力，也为步行等下一步训练打好基础。

二、卧坐转移的适用范围

因疾病或长期卧床而导致的躯体功能下降、身体衰弱不能独立坐起的老年人。

三、卧坐转移技术

（一）行动不便的老年人从卧位到坐位训练技术的操作流程（表5-4）

表5-4　从卧位到坐位训练技术的操作流程

流程	操作步骤	要点及说明
沟通与评估	1. 核对老年人信息：床号、姓名、腕带 2. 向老年人解释从卧位到坐位训练的目的、注意事项、方法，以取得配合 3. 评估：①评估病情、精神状态、理解和配合能力；②评估功能障碍的部位及程度；③评估肌力、肌张力、关节活动度；④评估坐位平衡能力、协调性，需要协助的程度；⑤评估导管情况；⑥评估环境温度及安全度	评估老年人坐位平衡能力 （1）端坐于床边，双下肢平稳放于地面，双脚分开与肩同宽，前方放一面镜子，照护人员在老年人身后，辅助其保持静态平衡，逐渐减少辅助，使他能够独立保持静态平衡20～30min

流程	操作步骤	要点及说明
沟通与评估		（2）端坐于床边，照护人员位于老年人的对面，手拿物体放于各个方向，让老年人来接触手中的物品。或从不同方向向老年人抛球，让老年人接球进行训练。评估坐位平衡能力时要注意保护老年人安全
准备	1. 照护人员准备：着装规范、仪表大方，举止端庄，修剪指甲，洗手，戴口罩 2. 环境：环境清洁，宽敞明亮，布局合理，温湿度适宜	
实施	1. 从卧位到坐位（图 5-16）：平躺在床，双下肢弯曲，自行翻身成侧躺。下肢弯曲往腹部靠拢，将小腿移向床沿。双手用力将上半身撑起，呈坐位 2. 辅助从卧位到坐位（图 5-17） （1）协助呈侧卧位，两膝屈曲 （2）老年人双腿放于床边，照护人员一手托着位于下方的腋下或肩部，一手扶着位于上方的骨盆或两膝后方，指导老年人向上侧屈头部 （3）照护人员抬起下方的肩部，以骨盆为枢纽转移成坐位	
操作后处理	1. 整理用物 2. 洗手，记录操作时间、老年人的反应及锻炼效果	

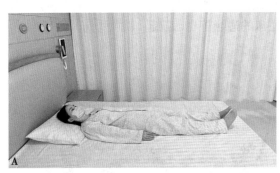
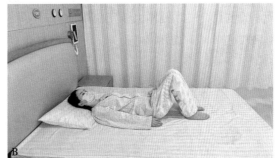
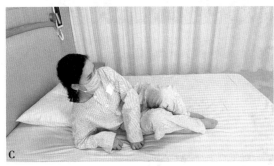
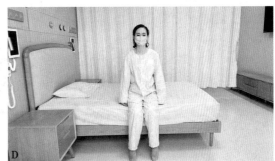

图 5-16　独立从卧位到坐位

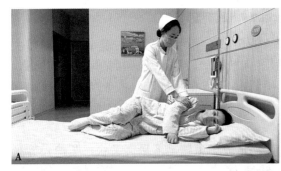
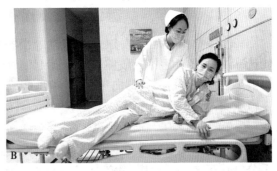

图 5-17　辅助从卧位到坐位

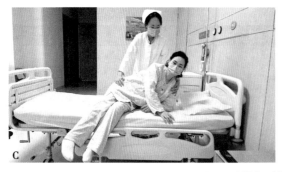
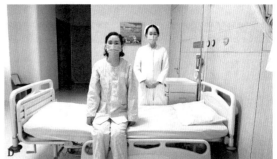

图 5-17（续） 辅助从卧位到坐位

（二）偏瘫老年人独立卧坐转移

1. 独立从健侧卧坐转移训练　指导老年人健侧卧位，患侧腿跨过健侧腿，用健侧前臂支持自己的身体，头、颈和躯干向上方侧屈；用健侧腿将患侧腿移到床沿下，改用健侧手支撑，使躯干直立。

2. 独立从患侧卧坐转移训练

（1）体型偏瘦老年人独立从患侧卧坐转移训练（图 5-18）：指导老年人对掌十指交叉握手（Bobath 握手），并上举上肢，伸肘 90°，抬起健侧下肢带动患侧下肢，移动至床边，双膝过床沿，同时健侧上肢呈 Bobath 握手也带动患侧上肢向前摆动，指导老年人转向患侧，健侧足带动患侧足一并移向床沿，用健侧手将患侧臂置于胸前，用健侧上肢横过胸前置于床面上支撑，侧屈起身、坐直。注意健侧上肢向前摆动时，不可抓住床的边缘将自己拉起，以免受伤。

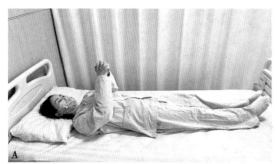
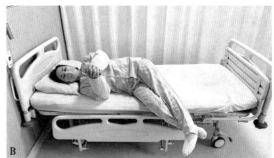
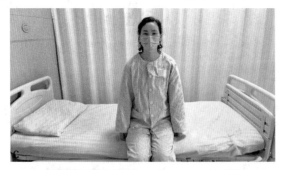

图 5-18　体型偏瘦老年人独立从患侧卧坐转移

（2）体型偏胖老年人独立从患侧卧坐转移（图 5-19）：指导老年人对掌十指交叉握手（Bobath 握手），并上举上肢伸肘 90°，抬起健侧腿，并向前摆动，健侧上肢向前摆动，转向患侧。健侧足带动患侧足一并移向床沿，健侧上肢放于患侧腋下，健侧手推床面将身体推离床面，双手撑床面，两足平放于地面。

（三）偏瘫老年人辅助卧坐转移（图 5-20）

指导老年人呈仰卧位，患侧上肢放于腹上，健侧足放于患侧足下呈交叉状。照护人员双手分别扶于老年人双肩，缓慢协助老年人向健侧转身，并向上牵拉其双肩。同时屈健侧肘支

撑身体,随着躯体上部被上拉的同时伸健侧肘,手撑床面。健侧足带动患侧足一并移向床沿,
两足平放于地面,呈坐位。

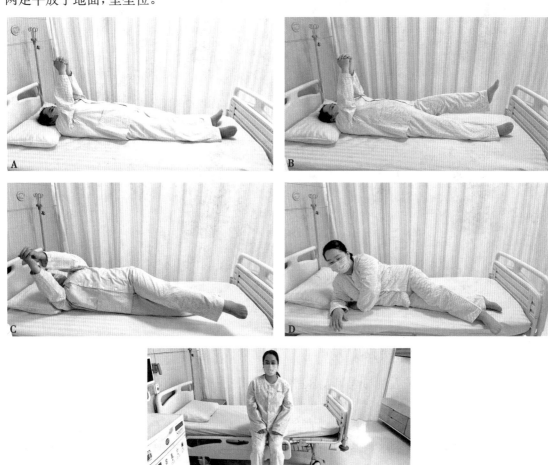

图 5-19　体型偏胖老年人独立从患侧坐起训练技术

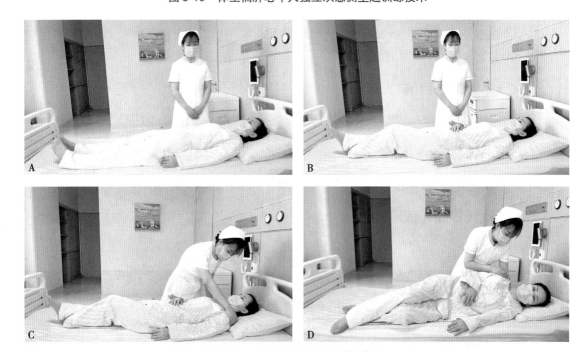

图 5-20　偏瘫老年人辅助卧坐转移

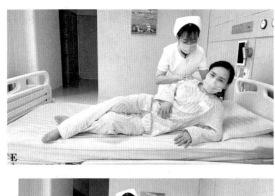
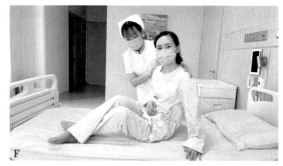
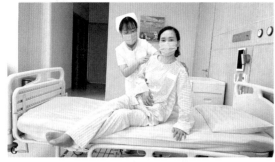
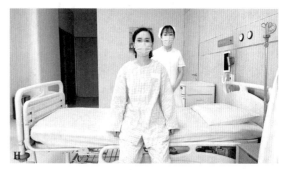

图 5-20(续) 偏瘫老年人辅助卧坐转移

四、床上卧坐转移的注意事项

（1）体位变换前照护人员与老年人多进行有效沟通，消除老年人紧张、对抗心理，取得老年人的配合再进行转移。

（2）照护人员应详细讲解卧坐转移的方法和步骤，使老年人处于最佳的起始位置。

（3）由于长期卧位，老年人在行卧坐转移时极易出现体位性低血压，可通过逐步增加体位角度来预防此类情况出现。

第三节　坐站转移

对于不能独立站立的老年人，通过从坐位到站起的训练，可增加下肢肌力，改善平衡能力，同时也可增强老年人主动训练的意识。

一、坐站转移的目的

使老年人能够独立或在辅助下站起、站稳，提高日常生活自理能力，为步态训练打好基础。

二、坐站转移的适用范围

因疾病或长期卧床而导致的躯体功能下降、身体衰弱无法或不能独立站立的老年人。

三、坐站转移操作流程（表 5-5）

表 5-5　坐站转移操作流程

流程	操作步骤	要点及说明
沟通与评估	1. 核对老年人信息（床号、姓名、腕带等） 2. 向老年人解释坐站转移的目的、注意事项、方法，以取得配合	评估老年人站立平衡能力 （1）辅助站立：由照护人员协助，也可由老年人自己使用助行器站立

流程	操作步骤	要点及说明
沟通与评估	3. 评估：老年人病情、精神状态、理解和配合能力；功能障碍部位、程度；肌力、肌张力、关节活动度；站立平衡能力、协调性，需要协助的程度；导管情况；评估环境温度及安全度	（2）独立站立，面对镜子，老年人睁眼，保持独立站立位，通过视觉反馈调整站立位姿势，注意保护老年人安全 （3）动态平衡训练。老年人面对镜子，照护人员站于一旁，手拿物品，放于其正前方、侧前方、正上方、侧上方、正下方、侧下方等各个方向，让老年人来触摸物品。或是从不同角度向老年人抛球，进行训练，评估老年人站立平衡能力时要注意安全
准备	1. 照护人员准备：着装规范、仪表大方、举止端庄、修剪指甲、洗手、戴口罩 2. 环境：环境清洁、宽敞明亮、布局合理、温湿度适宜	
实施	1. 独立坐站转移（图 5-21） ①老年人坐于床边，双足分开与肩同宽，指导足跟移动到膝关节重力线后方两足跟落后于两膝，患侧足稍后，以利负重及防止健侧代偿。②照护人员指导老年人双手呈 Bobath 握手，双臂前伸。③躯干前倾，使重心前移，当双肩向前超过双膝位置时，抬臀，伸展膝关节，慢慢站起，立位时双腿同等负重 2. 协助坐站转移（图 5-22） ①老年人坐于床边，双足分开与肩同宽，两足跟落后于两膝，患侧足稍向前，以利负重及防止健侧代偿。②老年人双手呈 Bobath 握手，双臂前伸，照护人员站在老年人患侧，指引其躯干充分前倾，髋关节尽量屈曲，重心向患侧腿移动。③照护人员一手放于患侧膝上，重心转移时帮助把患侧膝向前拉，另一手放在同侧臀部帮助抬起身体，伸髋伸膝，抬臀离开椅面，慢慢站起 3. 协助床椅转移（图 5-23） ①照护人员将靠背椅子放到床旁，与床呈 30°～45° 夹角或与床头平行，协助老年人坐于床边，双脚着地，躯干前倾。②照护人员面向老年人站立，协助老年人从坐位到站位。③照护人员以足为轴慢慢旋转老年人躯干，使背部转向椅子，臀部正对靠背椅正面，慢慢弯腰，坐至椅上。④双脚着地，双膝分开与肩同宽	
操作后处理	1. 整理用物 2. 洗手，记录操作时间、老年人的反应及锻炼效果	

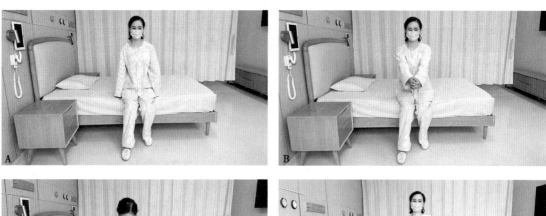

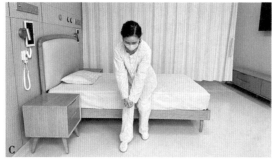

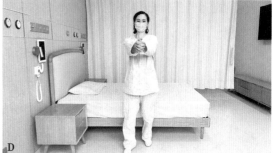

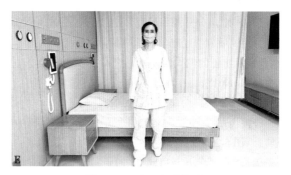

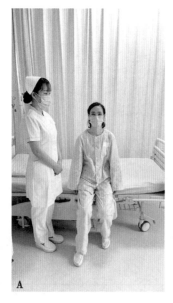

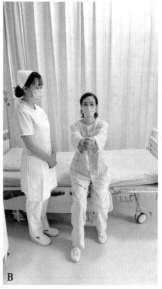

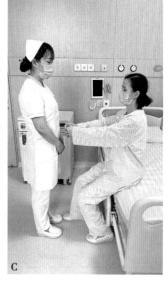

图 5-21 独立坐站转移

图 5-22 协助坐站转移

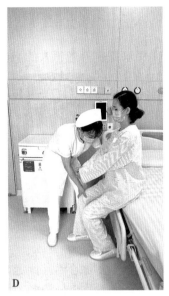
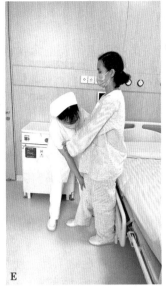
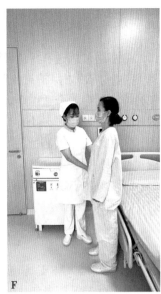

图 5-22（续） 协助坐站转移

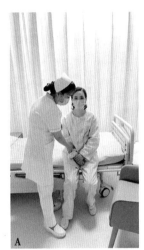
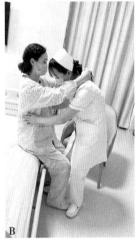
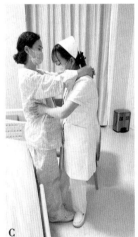
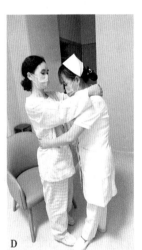

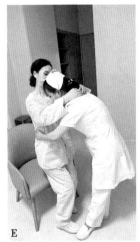
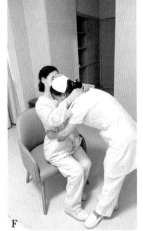
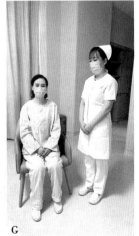

图 5-23 协助床椅转移

四、坐站转移的注意事项

（1）在协助训练过程中，照护人员站于老年人正面或患侧，用双膝扶持老年人的患侧膝，防止患侧膝"打软"以保护患侧肢。

（2）老年人穿着合适的鞋、袜、裤子，以防跌倒。注意保持老年人体位的正确性、稳定性、舒适性和安全性。

（3）尽量让老年人独立完成体位转移，被动转移应作为最后选择的转移方法。肢体功能障碍较重和认知障碍老年人，不要勉强其进行独立转移活动。

（4）转移频繁或转移距离过远时，可选择合适的转移工具。

第四节　助行器具的使用

助行器是辅助人体支持、保持平衡和行走的工具。使用助行器具协助老年人行走、上下楼梯等活动，对于保持老年人身体平衡，减少下肢承重，改善老年人步态及步行功能，缓解疼痛具有重要作用。

一、助行器具的分类

根据结构和功能的不同分为：杖类助行器和助行架。

1. 杖类助行器　包括手杖、腋杖、多脚拐杖和带座拐杖等。

2. 助行架　包括框式助行器、轮式助行器、标准型助行器等。

二、杖类助行器的使用

（一）应用手杖行走、上下楼梯训练的适用范围

常用的手杖有单脚手杖、三脚手杖、四脚手杖三种（图 5-24）。

（1）单脚手杖适用于握力好、上肢支撑力强的老年人（图 5-24A）。

（2）三脚手杖适用于平衡能力稍欠佳、使用单脚手杖不安全的老年人（图 5-24B）。

（3）四脚手杖适用于平衡能力欠佳、臂力较弱或上肢患有震颤麻痹、用三脚手杖不够安全的老年人（图 5-24C）。

（二）应用手杖行走、上下楼梯

1. 手杖高度及位置的摆放（图 5-25）　老年人站立时大转子的高度是手杖的长度及把手的位置，身体正直站立，手杖放在小趾外侧 15cm 的位置，双腿分开与肩同宽，单手扶好拐杖（手杖在患侧腿的对侧，即放在健侧）。

2. 使用手杖行走　分为三点步和两点步两种。

（1）手杖三点步（图 5-26）：先伸出手杖，再迈出患侧足，健侧足跟上。

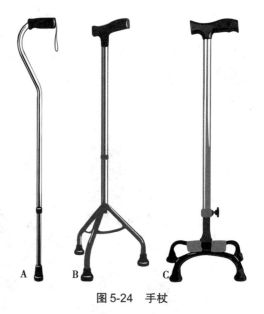

图 5-24　手杖

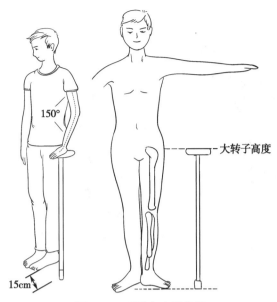

图 5-25　手杖高度及位置

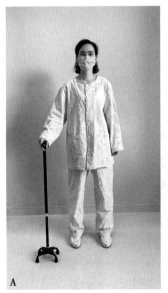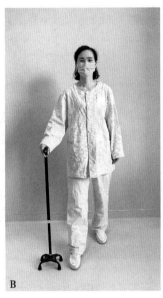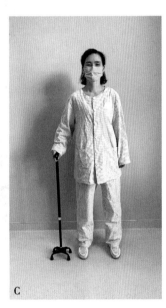

图 5-26　手杖三点步

（2）手杖两点步（图 5-27）：手杖和患侧足同时迈出，健侧足跟上。

3. 应用手杖上下楼梯

（1）应用手杖上楼梯时，健侧足先上台阶，患侧足再上台阶，最后手杖跟上（图 5-28）。

（2）应用手杖下楼时，手杖先下台阶，患侧足再下台阶，最后健侧足跟上（图 5-29）。

（三）应用手杖行走、上下楼梯的注意事项

（1）照护人员在操作前与老年人沟通，取得信任。

（2）老年人应有一定的平衡力才可训练，不可强制进行训练。

（3）使用手杖前一定要检查手杖的完好状态。

（4）环境要宽敞明亮、无障碍物、无水渍。

（5）老年人穿着适宜，手杖的使用方法正确，预防跌倒的发生。

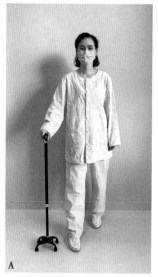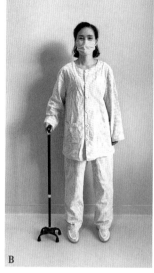

图 5-27　手杖两点步

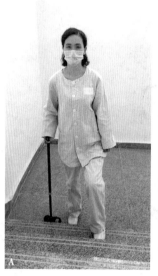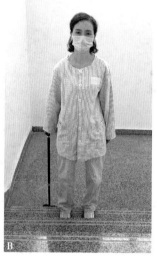

图 5-28　应用手杖上楼梯

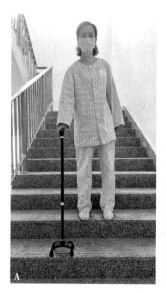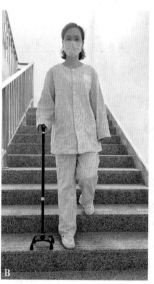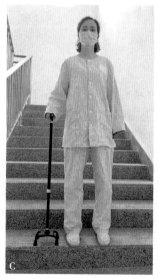

图 5-29　应用手杖下楼梯

三、应用腋拐行走、上下楼梯

（一）应用腋拐行走、上下楼梯的操作流程（表5-6）

表5-6　应用腋拐行走、上下楼梯的操作流程

流程	操作步骤	要点及说明
沟通与评估	1. 核对老年人信息（床号、姓名、腕带等） 2. 向老年人解释应用腋拐行走、上下楼梯训练的目的、注意事项、方法，以取得配合 3. 评估病情：认知、下肢负重能力、步态、上肢力量、肌力平衡和关节活动度、年龄、身高、体重、皮肤、行走的反应和合作程度等	使用腋拐上肢肌力要达到4级以上。肌力分为6级（0级：肌肉完全麻痹，触诊肌肉完全无收缩力；1级：肌肉有主动收缩力，但不能带动关节活动；2级：可以带动关节水平活动，但不能对抗地心引力；3级：能对抗地心引力做主动关节活动，但不能对抗阻力，肢体可以克服地心吸收力，能抬离床面；4级：能对抗较大的阻力，但比正常者弱；5级：肌力正常，运动自如）
准备	1. 照护人员准备：着装规范、洗净双手、戴口罩 2. 环境：环境清洁、宽敞明亮、布局合理、温湿度适宜、地面干燥防滑 3. 用物：腋拐	
实施	1. 腋拐长度的选择（图5-30）：老年人穿上鞋或下肢矫形器站立，肘关节屈曲30°，腕关节背伸，小趾前外侧15cm处至背伸手掌面的距离即为手杖的长度。身长减去41cm的长度即为腋拐的长度 2. 腋拐行走方法有七种步态 （1）腋拐的二点步（图5-31）：双拐与患侧腿同时迈出，健侧腿跟上 （2）腋拐的三点步（图5-32）：迈出双拐，患侧腿迈出，健侧腿跟上 （3）腋拐的四点步（图5-33）：健侧的拐先迈出，患侧腿跟上，患侧的拐再迈出，最后健侧腿跟上 （4）摆至步（图5-34）：先将双拐同时向前方伸出，支撑身体重心前移动，使双足离地，下肢同时摆动，将双足摆至双拐落地点的邻近着地 （5）摆过步（图5-35）：先将双拐同时向前方伸出，支撑身体重心前移，使双足离地，下肢向前摆动，将双足越过双拐落地点的前方并着地，再将双拐向前伸出以取得平衡 （6）交替拖地步行（图5-36）：先将一侧拐向前方伸出，再伸另一侧拐，双足同时拖地向前移动至双拐附近 （7）同时拖地步行（图5-37）：双拐同时向前方伸出，双足拖地移动至双拐附近	根据身体情况选择合适的步态进行练习，注意安全

续表

流程	操作步骤	要点及说明
实施	3. 腋拐上楼的方法 （1）腋拐上楼的二点步（图 5-38）：健侧腿先上楼梯，患侧腿和双拐一起跟上 （2）腋拐上楼的三点步（图 5-39）：健侧腿先上楼梯，双拐跟上，最后患侧腿再跟上 4. 腋拐下楼的方法 （1）腋拐下楼的二点步（图 5-40）：患侧腿先下，然后双拐和健侧腿一起下楼 （2）腋拐下楼的三点步（图 5-41）：身体前倾，先下患侧腿，然后双拐下，最后健侧腿再跟上	
操作后处理	1. 整理用物 2. 洗手，记录操作时间、老年人的反应及锻炼效果	操作结束后仔细评估，查看皮肤有无破损等

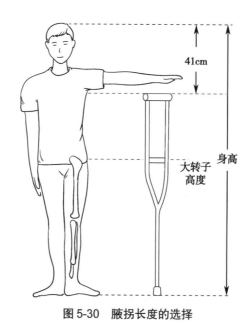

图 5-30　腋拐长度的选择

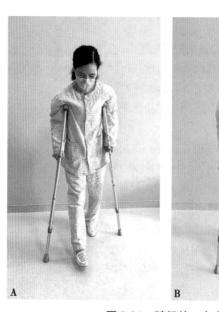

图 5-31　腋拐的二点步

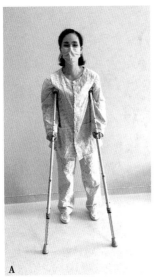
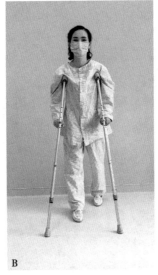
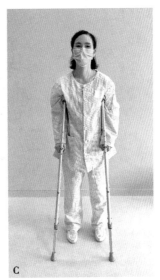

图 5-32　腋拐的三点步

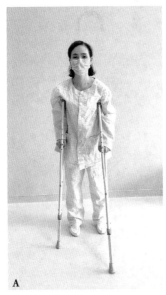
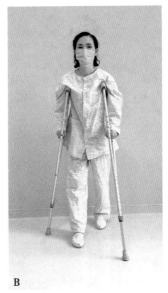

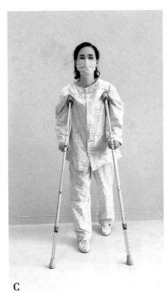
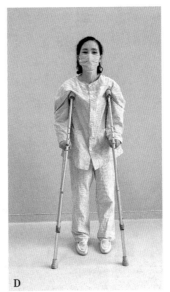

图 5-33　腋拐的四点步

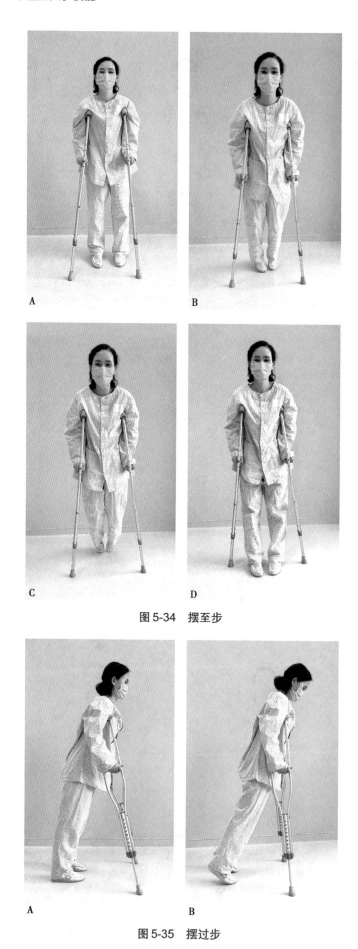

A   B

C   D

图 5-34 摆至步

A   B

图 5-35 摆过步

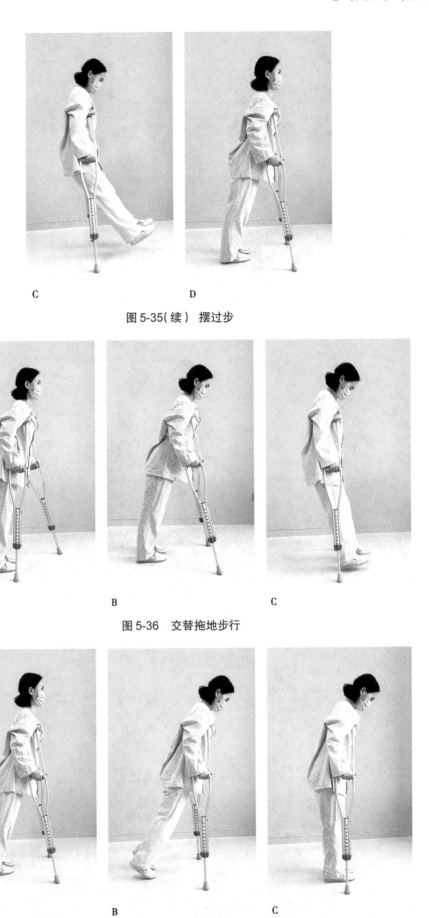

C   D

图 5-35(续)　摆过步

A   B   C

图 5-36　交替拖地步行

A   B   C

图 5-37　同时拖地步行

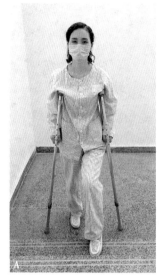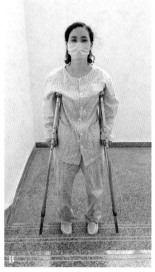

图 5-38　腋拐上楼的二点步

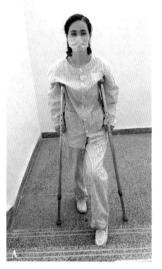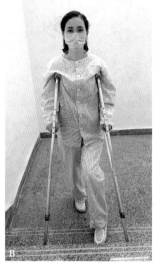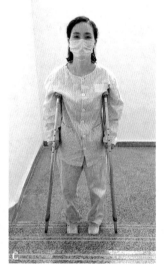

图 5-39　腋拐上楼的三点步

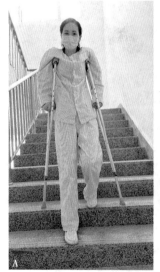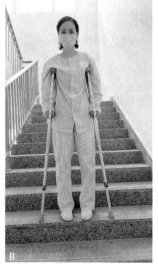

图 5-40　腋拐下楼的二点步

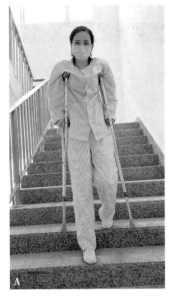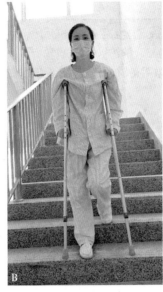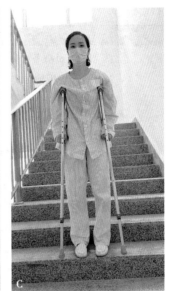

图 5-41　腋拐下楼的三点步

（二）应用腋拐行走、上下楼梯的注意事项

（1）在操作前与老年人沟通，取得其信任。

（2）老年人应有一定的平衡力才可训练，不可强制进行训练。

（3）使用前检查腋拐的完好状态（如防滑垫是否磨损等），调节好适宜老年人的高度，使之稳定。

（4）活动区域地面要宽敞明亮，无障碍物，无水渍。

（5）腋拐的使用方法要正确，老年人穿着适宜，预防跌倒的发生。

四、框式助行器的应用

对于手术等原因导致的肢体或关节不能负重的老年人，框式助行器可以起到很好的替代作用，可增加人体站立时与地面的接触面积，在重心处于一定位置时，接触面积越大，人体越稳定。

（一）框式助行器的适用范围

适用于单侧下肢缩短或一侧下肢不能支撑行走、步态异常等行走不稳和截瘫的病人，如老年性骨关节炎或股骨骨折愈合后；全身或双下肢肌力降低或协调性差，不能独立、稳定站立者，如多发性硬化症或帕金森病；需要广泛支持，以帮助活动和建立自信心，如用于长期卧床或患病的老年人。

（二）框式助行器使用的操作流程（表 5-7）

表 5-7　框式助行器使用的操作流程

流程	操作步骤	要点及说明
沟通与评估	1. 核对老年人信息（床号、姓名、腕带等） 2. 向老年人解释框式助行器使用的目的、注意事项、方法，以取得配合 3. 评估老年人全身状况：肢体肌力、活动度、健侧屈髋及屈膝程度，患侧下肢肌力、患侧腿活动时肘关节活动不超过 90°	使用框式助行器时评估老年人的上肢肌力一般要达到 4 级以上

流程	操作步骤	要点及说明
准备	1. 照护人员准备：着装整齐、清洁双手、戴口罩 2. 环境：环境清洁、宽敞明亮、布局合理、温湿度适宜、地面干燥防滑 3. 用物：框式助行器	
实施	1. 框式助行器的构造及高度的调节（图 5-42）。打开助行器双手握于两侧扶手上，向外撑开，听见"咔"的一声，助行器打开，助行器由扶手、框架、支撑杆、调节杆、防滑垫圈组成，查看防滑垫、螺纹是否清晰，发现磨损及时更换，调节杆根据老年人的身高调节（框式助行器的高度一般与髋部平齐），身体站在助行器的中间，双腿自然分开与肩同宽，双手自然放于两侧扶手上，肘部呈微屈状态30°，双眼平视前方 2. 框式助行器的使用方法有三种形式 （1）框式助行器的两点步（图 5-43）：提起助行器和患侧腿同时向前迈出，然后健侧腿跟上 （2）框式助行器的三点步（图 5-44）：双手提起助行器向前移动，患侧的腿向前，最后健侧的腿跟上 （3）框式助行器的四点步（图 5-45）：健侧的助行器向前移动，患侧的腿迈出，然后患侧的助行器向前移动，最后健侧的腿迈出	1. 标准站姿：框式助行器的高度一般与髋部平齐，双眼平视前方 2. 在框式助行器的使用方法三种形式中，三点步最稳，建议使用
操作后处理	1. 整理用物 2. 洗手，记录操作时间、老年人的反应及锻炼效果	

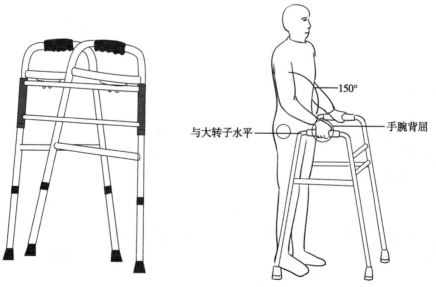

与大转子水平　　　　150°　　　　手腕背屈

图 5-42　框式助行器的构造及高度的调节

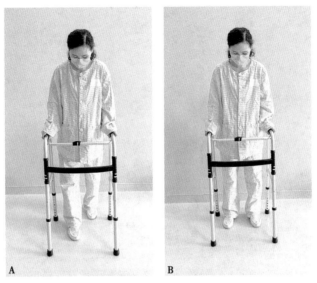

图 5-43 框式助行器的两点步

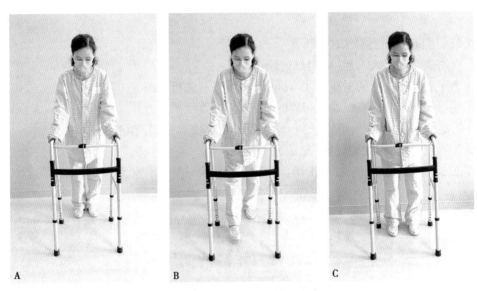

图 5-44 框式助行器的三点步

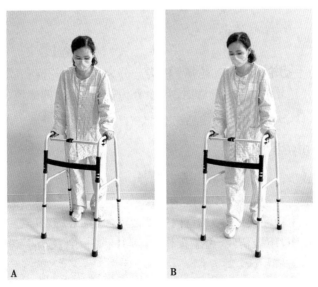

图 5-45 框式助行器的四点步

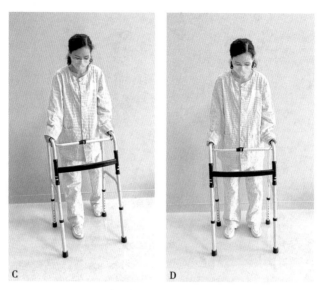

图 5-45（续） 框式助行器的四点步

（三）应用框式助行器的注意事项

（1）应用前与老年人沟通，取得其信任。

（2）老年人应有一定的平衡力才可训练，不可强制进行训练。

（3）使用前一定要检查框式助行器的状态是否完好。

（4）行走时不要穿拖鞋，衣裤长短合适，活动时需家属陪同，预防跌倒的发生。

（5）环境宽敞明亮，无障碍物，地面无水渍。

（6）框式助行器使用方法要正确，行走前先站稳，步伐不宜太大，眼睛向前看，不要向下看。

（7）使用助行器前后都要检查双手及肘部皮肤有无红肿、破损。

第五节　轮椅的使用

轮椅是常用辅助移动工具之一，是步行功能减退或丧失者以及为减少活动时能量消耗者的常用代步工具。

一、轮椅的类型

按驱动方式分为手动轮椅和电动轮椅；按构造分为折叠式轮椅和固定式轮椅；按使用的对象分为成人轮椅、儿童轮椅、幼儿轮椅；按用途分为普通轮椅、偏瘫椅、下肢截肢用轮椅、竞技轮椅等。

二、轮椅的应用范围

（1）各种疾病导致步行功能严重减退或丧失者。

（2）遵医嘱禁止走动或不适宜行走的老年人。

（3）老年人通过使用轮椅代步，增加室内室外活动，增强心肺功能。

（4）适用于脊髓损伤、下肢伤残、颅脑损伤、脑卒中偏瘫、骨关节疾病恢复期年老体弱者。

三、使用轮椅的操作流程

（一）使用轮椅的操作流程（表5-8）

表 5-8　使用轮椅的操作流程

流程	操作步骤	要点及说明
沟通与评估	1. 核对老年人信息（床号、姓名、腕带等） 2. 向老年人解释使用轮椅的目的、注意事项、方法，以取得配合 3. 评估病情：意识情况、功能障碍肢体、肌力、肌张力、平衡和关节活动度、皮肤、导管、合作程度、自理能力等 4. 综合评估：根据评估结果计划移动的方法、程序和方向；分析老年人所要完成的动作、力度的大小等	
准备	1. 照护人员准备：着装规范、清洁双手、戴口罩 2. 环境：环境清洁、宽敞明亮、布局合理、温湿度适宜、地面干燥防滑 3. 用物：合适的轮椅、必要时备毛毯	
实施	基本操作流程 1. 打开与收起：①轮椅的打开（图 5-46），打开时，双手掌分别放在坐位两边的横杆上（扶手下方），同时向下用力打开；②轮椅的收起（图 5-47），收起时，先将脚踏板翻起，然后双手握住坐垫中央两端，同时向上提拉 2. 老年人轮椅坐姿（图 5-48）：①躯干。臀部紧贴后靠背，坐姿端正、双眼平视。上身稍向前倾，双手握住轮椅扶手，肘关节保持屈曲；②下肢。双膝关节屈曲；髋部与膝部处于同一高度；双足平行、双足间距与骨盆同宽 3. 乘坐轮椅减压训练方法（图 5-49）：使用轮椅 15～20min 时，要进行轮椅的减压。第 1 种是侧方减压法：双手扶于一侧的扶手上，身体侧倾抬起对侧的臀部减压片刻，然后同法减压对侧的臀部；第 2 种是垂直减压法：双手臂力支撑身体，抬起臀部进行减压 4. 轮椅前进与后退的技术操作：①轮椅前进的操作（图 5-50），指导老年人坐稳，身体保持平衡，双眼注视前方，然后双臂向后伸，肘关节微屈，手握轮环，身体前倾，双臂同时用力搬动轮环向前推，使轮椅前行，重复上述动作。②轮椅后退的操作（图 5-51），指导老年人双臂动作相反，身体微前倾，缓慢后退 5. 轮椅转弯的操作，轮椅转弯分为两种，大转弯和小转弯。①轮椅大转弯：右侧大转弯（图 5-52），右手放于右侧轮环正中固定不动，左手放于左侧轮环的稍后方，向前驱动轮环。左侧大转弯（图 5-53），左手放于左侧轮环正中固定不动，右手放于右侧轮环的稍后方，向前驱动轮环。	1. 轮椅由三大系统构成，支撑系统、驱动系统和刹车系统。支撑系统由靠背坐垫、侧挡板、脚架构成，驱动系统由大轮和小轮构成，大轮是负责前进后退的，小轮是负责方向的，刹车向前是制动，向后是打开 2. 在使用轮椅前，坐垫的高度与床的高度尽量保持一致，身体坐于轮椅的中部，臀部紧贴轮椅的后部，双腿自然分开与肩同宽，大腿外侧距轮椅两侧的侧挡板距离两横指，坐垫外缘距腘窝四横指，放下脚架，脚架距地面至少 5cm，髋关节、膝关节、踝关节是三个 90°，系上安全带，双手扶于扶手上，双肘微屈，双眼平视前方，这是标准的坐姿 3. 使用前检查轮椅的刹车装置是否正常

流程	操作步骤	要点及说明
实施	②轮椅小转弯:右侧小转弯(图 5-54),右手放于右侧轮环的前部,左手放于左轮环的后部,双手同时反向驱动轮椅向右转。 左侧小转弯(图 5-55),左手放于左侧轮环的前方,右手放于右侧轮滑的后方,双手同时反向推动轮滑	
操作后处理	1. 整理用物 2. 洗手,记录操作时间、老年人的训练效果	

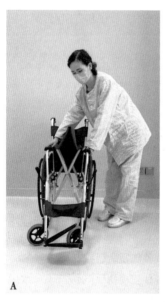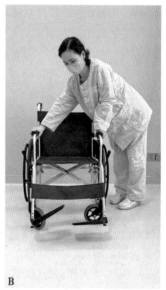

图 5-46　轮椅的打开

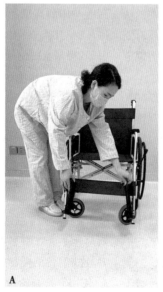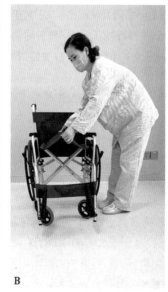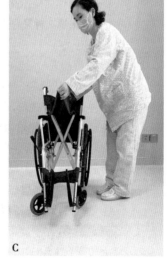

图 5-47　轮椅的收起

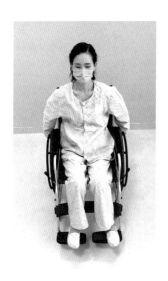

图 5-48　轮椅的坐姿

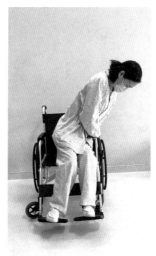

A

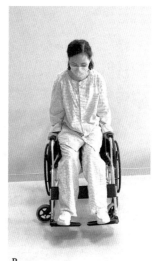

B

图 5-49　轮椅的减压训练
A. 侧方减压法　B. 垂直减压法

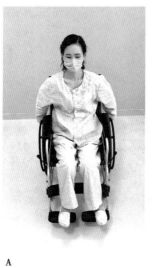

A

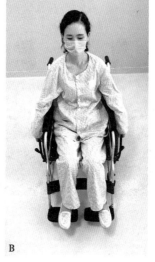

B

图 5-50　轮椅前进操作

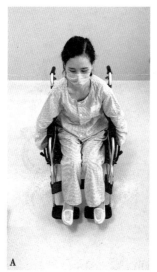

A

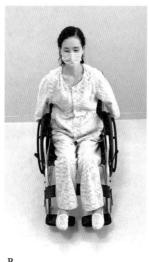

B

图 5-51　轮椅后退操作

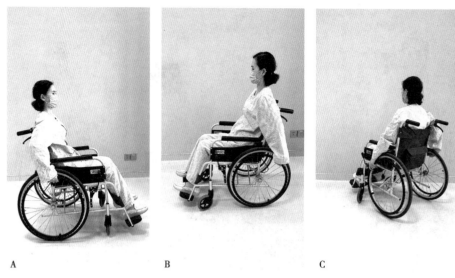

A B C

图 5-52 轮椅右侧大转弯操作

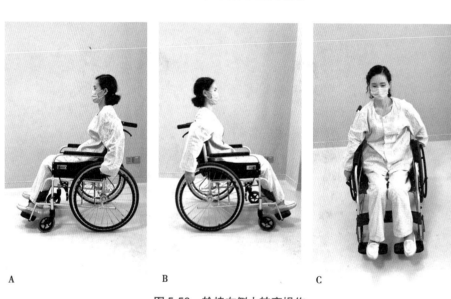

A B C

图 5-53 轮椅左侧大转弯操作

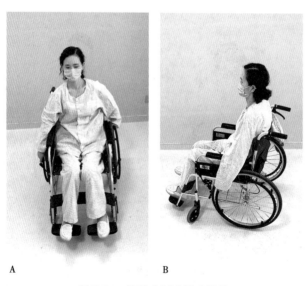

A B

图 5-54 轮椅右侧小转弯操作

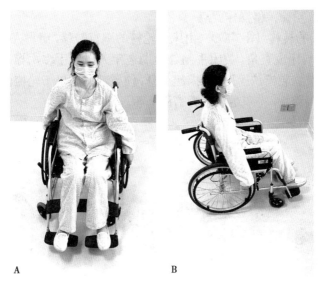

图 5-55　轮椅左侧小转弯操作

（二）偏瘫老年人轮椅转移操作要点

1. 床与轮椅的转移　床铺高度与轮椅座位接近。将轮椅放在老年人的健侧,与床呈 30°～45°夹角,轮椅刹车,移开近床侧脚踏板。

老年人向前倾斜躯干,利用健侧的手用力支撑,抬起臀部,以双足为身体支点,旋转身体直至背靠轮椅坐下,调整自己的位置,用健侧手将患侧腿提起,并把足放在脚踏板上。由轮椅返回病床的转移与上述顺序相反。

2. 辅助下床与轮椅的转移(图5-56)　照护人员将轮椅与床呈45°夹角,轮椅刹车,移开近床侧轮椅的脚踏板。照护人员协助老年人坐于床边面向老年人站立,双膝微屈,腰背挺直,用自己的膝部在前面抵住老年人患膝,防止患膝倒向外侧。一手从老年人腋窝下穿过置于老年人患侧肩胛上,将患侧前臂放在自己的肩上,抓住肩胛骨的内缘;另一上肢托住老年人健侧上肢,使其躯干向前倾,臀部离开床面后将其重心前移至其脚上,引导老年人转身坐于轮椅上。老年人坐轮椅返回病床,方法同前。

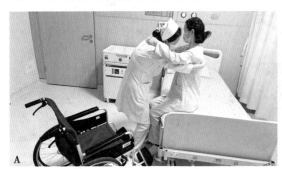

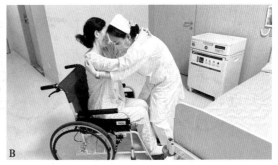

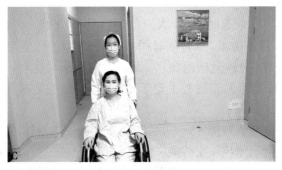

图 5-56　偏瘫老年人辅助下床与轮椅的转移

（三）截瘫老年人轮椅转移操作要点

1. 床与轮椅之间的转移（图 5-57） 由床到轮椅的垂直转移，照护人员将病床调节至与轮椅齐平的高度，轮椅与床成直角，关闭手闸。协助老年人以双手多次撑起动作将臀部移至床边背向轮椅，将双手放在轮椅扶手两侧，撑起上身，使臀部向后坐于轮椅内，打开轮椅刹车，将轮椅推至床旁，移回脚踏板，将双足放于脚踏板上面。

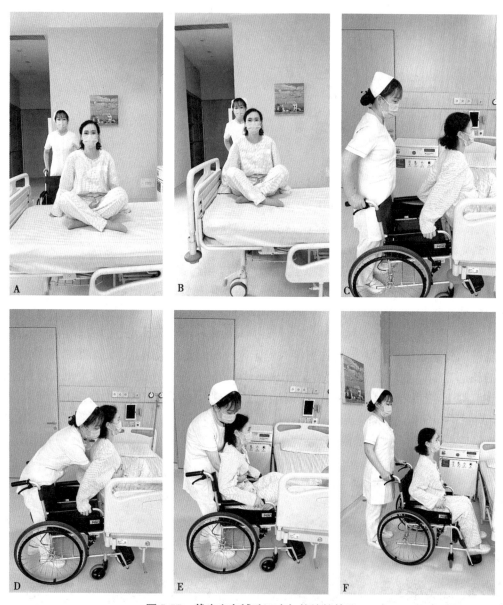

图 5-57 截瘫患者辅助下床与轮椅的转移

2. 前进与后退操作 ①前进时，老年人坐稳，身体保持平衡，双眼注视前方，然后双臂向后伸，放于轮环的前方，身体前倾，双臂同时用力向前推动轮环，使轮椅前行。②后退时，老年人双臂放于轮环的前方，身体微向前倾，双手用力向后推动轮环，缓慢后退。③转换方向训练（以转向右侧为例）：老年人先将右手置于轮环的前方，左手放置于轮环的后方，向前向右推动轮环，左侧反之。

3. 减压训练 指导老年人每隔 15～20min，用双上肢支撑身体，抬起臀部进行减压，不能用手支撑起身体者，可将躯干侧倾，交替使一侧臀部离开坐垫，进行轮流减压。

4. 轮椅到床的垂直转移 将轮椅和床平行靠近，固定轮椅刹车；卸下靠床侧扶手，移开脚踏板，将双下肢抬到床上，躯干前倾，双手各支撑床与轮椅，抬起上身，将臀部移至床上，再双手支撑床面将身体移于病床中间位置。用上肢帮助摆正下肢的位置。

（四）户外活动训练

1. 上、下斜坡操作（图5-58）　老年人在照护人员或家人的保护下进行上下坡练习。上坡时，身体向前倾，防止后翻。下坡时，倒转轮椅，使轮椅缓慢下行，嘱老年人伸展头部和肩部向后靠，同时抓住扶手。

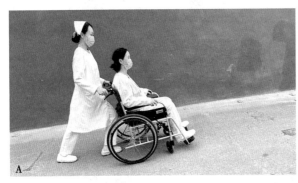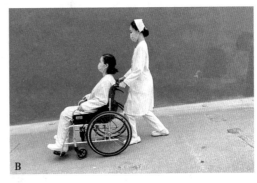

图5-58　轮椅上、下斜坡操作

A. 上坡　B. 下坡

2. 平路轮椅的平衡操作（图5-59）　老年人在照护人员或家人的保护下进行轮椅的平衡操作。照护人员脚踩助倾杆依靠身体重量将把手向下压，慢慢抬起前轮，使小轮悬空，轮椅后倾。照护人员向前、向后驱动或是老年人自行双手调节轮环或前或后，使轮椅后轮着地，协调躯体保持平衡。

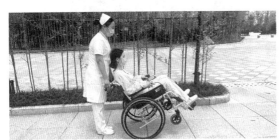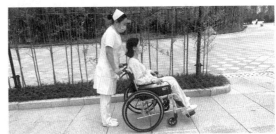

图5-59　平路轮椅的平衡操作

3. 上台阶操作（图5-60）　老年人系好安全带，照护人员将轮椅推至台阶前，以脚踏板贴近台阶边缘为准。照护人员脚踩助倾杆依靠身体重量将把手向下压，慢慢抬起前轮（倾斜角度接近45°时最省力）。抬起前轮高于台阶后，慢慢向前推，使轮椅后轮贴紧台阶边缘，并将一侧髋和大腿抵住轮椅靠背（注意不要用膝关节抵住，否则照护人员会感到疼痛）。一侧髋和大腿抵住轮椅靠背向前发力，同时双手向斜上方推抬轮椅，使后轮滚动到台阶上后，继续向前推行一小段距离，以确保轮椅整体保持在台阶以上不会滑落，避免发生危险。

4. 下台阶操作（图5-61）　老年人坐于轮椅上，系好安全带，照护人员将轮椅倒退至台阶边缘处停住，以轮椅后轮着地点不超过台阶边缘为准。照护人员双腿成弓步，用一侧的髋和大腿抵住轮椅靠背，将轮椅缓慢向后拖动，使部分后轮移出台阶。在抵住轮椅的同时照护人员身体缓慢向后移动，依靠重力和支持力将轮椅后轮缓慢放下台阶。当后轮着地后，保持前轮翘起状态，慢慢将轮椅向后拉，注意避免台阶边缘碰撞轮椅脚踏。当脚踏完全离开台阶边缘后，将轮椅慢慢放平，使四个轮子全部着地。

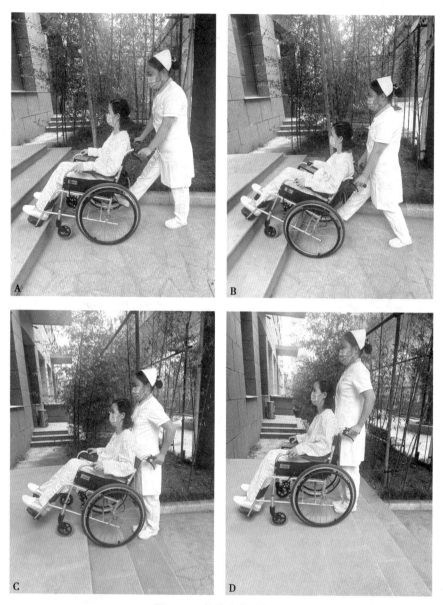

图 5-60　轮椅上台阶操作

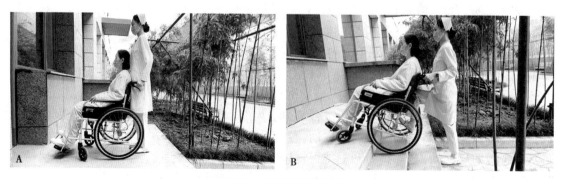

图 5-61　轮椅下台阶操作

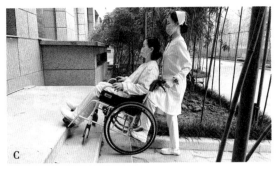 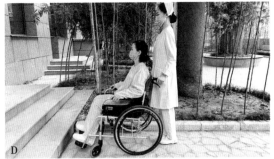

图 5-61(续) 轮椅下台阶操作

四、轮椅使用的注意事项

（1）向老年人解释使用轮椅的必要性，增强其信心，使老年人逐步自理，减少对他人的依赖性。

（2）照护人员应评估老年人全身及肢体的活动情况，对轮椅坐位的耐受程度、使用轮椅的认知程度以及接受程度进行评估。

（3）老年人操作轮椅应掌握操作要领，保持身体平稳，坐姿正确，进出门或遇到障碍物时注意安全，勿用轮椅撞门或障碍物，易导致老年人受伤。

（4）严禁踩踏脚踏板上下轮椅。老年人坐上轮椅前，脚踏板保持竖立状态，轮椅未拉手刹严禁上下。

（5）轮椅在行驶过程中，尤其是下坡时严禁使用驻立刹车，以免翻车带来人身伤害。

（6）使用轮椅时扣紧安全带，嘱老年人手扶轮椅扶手，尽量靠后坐，勿向前倾身或自行下车以免跌倒；由于轮椅的前轮较小，在快速行驶时如遇到小障碍物（如小石子、小沟等）易造成轮椅或乘坐人向前倾翻，必要时可采用后拉的方式（因后轮较大，越障碍的能力较强）。

（7）每月检查轮椅的各部位螺丝处和手刹，如有松动及时报修。转移时的空间要足够，轮椅放置的位置要适当。转移时应注意安全，避免碰伤肢体、臀部、踝部的皮肤，帮助老年人穿着合适的鞋、袜、裤子，以防跌倒。

知识拓展

（8）坐轮椅前后都要检查老年人骨隆突处皮肤受压情况，防止压力性损伤。定时抬高臀部减压，使用软垫固定保护。

（王 元 张晓芳）

第六章 预防与控制感染

0601
学习目标

情景模拟　　　　高龄的王奶奶在某家医养结合机构已经居住了1年余。春末夏初的一天上午，因气温持续升高，她打开空调想把室温降下来。结果不慎将出风口的灰土吸入了肺内，王奶奶赶快去漱口及清理鼻腔。然而，到晚上九点左右，王奶奶出现高热、咳嗽、咳痰，住进了病房。王奶奶发生了什么问题？为什么会导致这样的问题？如何改进？

　　随着社会老龄化形势日趋严峻，越来越多的老年人选择到医养结合机构养老。由于老年人机体免疫功能下降，抵抗外界细菌、病毒的侵袭能力差，导致院内感染呈逐渐增多的趋势。为了加强机构感染的预防与控制，机构内工作人员应正确掌握预防院内感染的相关知识及技能，能有效控制院内感染，确保老年人安全。为了使工作人员更清晰明确上述知识及能力需求，本章将详细介绍预防与控制感染，包括院内感染管理、手卫生、口罩佩戴法、手套佩戴法、穿脱隔离衣、空气消毒等。

第一节　院内感染管理

　　医养结合机构清洁、消毒、灭菌工作是指根据一定的规范、原则对机构环境、各类用品、老年人分泌物及排泄物等进行处理的过程，是预防与控制院内感染发生的关键措施之一。其目的是尽最大可能减少机构院内感染的发生。

一、医养结合机构院内感染基础知识

（一）医养结合机构院内感染概念

1. 医养结合机构院内感染（nosocomial infection of the institution of integrated eldercare services with medical care）　是指在医养结合机构中居住的老年人所受到的感染，包含入住期间所受到的感染以及入住后获得离院后发生的感染，但不包含入住之前已经受到感染或入住时已经处在潜伏状态的感染。

2. 院内感染发病率（incidence of nosocomial infection）　是指在一定时间内，在院老年人中发生院内感染新病例除以对应时间内在院总人数的比值。

（二）基本概念

1. 清洁（cleaning）　是指从物体表面移除有机物质、无机物质及可见污染物质的处理。适用于各种物品的表面，亦是物品灭菌前必不可少的一道工序。常用的清洁方法有水洗清洁、清洁剂清洁、机械清洁、超声波清洁等。适用于地板、生活用品、护理用品等物的表面及某些

物品的灭菌前处理。

2. 消毒（disinfection） 是指对病原微生物进行清除或杀灭，以便对病原微生物进行无害化处理。消毒剂是指能杀灭媒介上附着的微生物，以达到消毒效果的一种药剂。

3. 灭菌（sterilization） 是指通过物理或化学方法消灭所有的微生物，包括致病和非致病微生物及芽胞。经过灭菌操作而没有受到污染的物品称为无菌物品。经过灭菌操作而没有被污染的区域称无菌区。

4. 感染（infection） 病原微生物等进入人体后，在人体内生长、繁殖所致的一种病理生理变化。

5. 感染源（source of infection） 病原体自然生存、繁殖并排出的宿主或场所。

6. 传播途径（route of transmission） 是指病原体从传染源向易感人群传播的途径。

7. 易感人群（susceptible population） 对某一疾病或传染病缺乏免疫能力的群体。

二、医养结合机构院内感染控制

（一）预防感染源

1. 入住机构前的筛查 严格执行老年人入院的评估制度。老年人入住机构前需要到正规有资质的医疗机构进行身体检查，对于既往有传染病史的老年人特别需要确认是否已经康复或是否具有传染性。对老年人入住机构前健康状况的把握是基于对机构内收住老年人基本人群的保护和尊重。

2. 入住的老年人应分区入住、管理 发现患传染病老年人或疑似患病老年人时，应做到"早发现、早报告、早隔离、早治疗"。

3. 其他感染源 机构内如大小便器、痰杯、尿量杯等非丢弃式设备以及水龙头等，也会遭受细菌的污染而成为感染源。

（二）切断感染途径

加强卫生管理、预防感染及健康管理是医养结合机构切断感染途径的有效措施。

1. 加强卫生管理

（1）环境卫生的管理：机构内环境卫生的管理是预防感染的基础，尤其是空气、地面、墙面、床单位以及清扫工具、卫生间的管理都应该严格地按照医养结合机构卫生管理的要求去执行。

（2）个人卫生的管理：对入住老年人的个人卫生应该做到"三短"（头发短、胡须短、指（趾）甲短），"六洁"（口腔洁、头发洁、皮肤洁、手足洁、会阴洁、肛门洁），尤其对有导管（尿管、胃管等）、气管切开、使用尿不湿等老年人除个人卫生的护理外，还要预防医源性感染。对机构的照护人员也要进行卫生的要求，尤其是手卫生的管理及各项服务的流程管理。

2. 预防感染 要做到早发现、早干预。由于老年人自主排痰能力下降，对炎性反应等不敏感，所以感染症状的发现单纯通过体温监测是不足的。当老年人出现精神差、萎靡不振等症状时，照护人员也应该给予足够的重视，早发现、早干预十分必要。有时在医生确认疾病诊断及感染部位前，老年人可能已经发生感染，使机构内老年人之间的传染增加。因此，一旦怀疑有感染发生，尤其是呼吸系统感染及多人居住环境中的老年人，应进行保护性隔离，对老年人进行单独观察和治疗。当机构内发现确诊或疑似患传染病老年人时，应严格按照法律法规的要求，分级负责，属地管理，依法报告，并协助专业公共卫生机构做好流行病学调查和随访工作。

3. 健康管理 医养结合机构要重视对老年人健康状况的管理，定期查房、定期记录，有助于医务人员及照护人员了解老年人的日常状况，一旦发生变化，照护人员才有可能及时发现，早期干预。在传染病流行的季节，预防接种、医疗巡诊等非常必要。

（三）保护易感人群

医养结合机构的易感人群是机构中入住的老年人,因此,易感人群的保护主要针对老年人的健康管理,要做好以下几个环节。

1. 增强入住老年人机体抵抗力　要随时掌握老年人的健康与营养状况,包括饮食摄入状况、营养物质的摄入等。可定期监测生命体征及体重,根据老年人身体情况,通过调整饮食计划、提供营养餐、增加适宜的文体娱乐活动,提高其机体免疫力。

2. 建立感染控制体系

（1）建立感染控制组织:感染控制组织是负责机构院内感染管理的组织,全面管理机构内的感染预防控制工作,形成明确分工、落实职责的组织管理机构。

感染控制组织要以机构内的老年人安全为第一目标,需要多部门协同参与,包括机构院长、部门主管、医生、照护人员、营养师和社工等。

（2）完善院内感染工作制度:①以国家卫生健康管理部门、行业主管部门等颁发的与医养结合机构内感染预防和控制相关的法律法规、规范及标准为依据,结合机构自身的实际情况,制定相应的标准、操作流程、各项规章制度,具体包括但不限于:院内感染管理制度、院内感染知识培训制度、院内感染监测制度、院内感染报告制度、消毒隔离制度、防护用品使用制度、环境清洁消毒制度、手卫生管理制度、医疗废物管理制度等。②建立监测网络、应急预案,对院内散发病例及时应对、报告和处理,同时做好持续改进工作。加强易感部位、重点环节、重点部位的监督和管理,对医院感染防治措施进行至少每年一次的自我评估,并将工作记录进行保存。加强宣传,提高机构内工作人员与老年人对院内感染预防控制措施的依从性,建立健全相关的应急预案,每年应急演练不少于一次。

（3）完善院内感染培训制度:医养结合机构要进行院内感染有关的教育培训工作,其中要涵盖专业的感染措施。不仅要在上岗前培训中提出感染控制要求,还应在定期的职业培训中体现,考核合格方可上岗。医养结合机构感染管理专业人员应具有较强的理论基础,具有较强的专业知识和较强的实践指导能力。医养结合机构内的医护人员应掌握医养结合机构感染防治方面的专业知识,如无菌技术、手卫生等,并将其应用于实际工作中。照护人员应掌握医养结合机构感染与消毒相关的理论知识及实践操作要求,并将其应用于实际工作中,建立个人培训记录,至少每年考核一次。

三、医养结合机构重点区域的院内感染管理

（一）医养结合内医疗机构院内感染控制措施

1. 环境物品的表面和地面要保持干净,不能被发现致病微生物　在没有明显污染的情况下,使用清水湿式清洗;如果有肉眼可以看到的污染,要及时清洗和消毒。①治疗车、床边栏杆、床头柜、门把、灯具开关、水龙头等经常与人接触的物品,每天都要进行清洁和消毒。②被老年患者血液、呕吐物、排泄物、病原微生物等污染后,应视情况选用中水平以上的消毒方法进行消毒。对于少量（<10ml）的溅污,可先清洗后消毒;对于大量（≥10ml）的溅污,在清洗和消毒之前,先使用吸湿性材料除去可见的污垢。③对人员流动性大、人员密集的场所,做好每日工作后的清洁和消毒工作。

2. 被服类清洁、消毒　机构内老年人的衣物及被褥、工作人员的工作服帽及值班服的清洗消毒,主要在洗衣房完成。被褥、枕芯、床垫、床围等与老年患者有间接接触的物品应定期清洗和消毒,如有污染应及时更换、清洗和消毒。衣物、床单、被套、枕套等与老年患者直接接触的物品,应一人一更换,住院时间长的老年患者应每周更换一次,一旦发现有污染,应及时更换。对更换过的物品要及时进行清洗和消毒,并采取符合规定和有效的消毒方法。

3. 废弃物管理　废弃物包括生活废弃物与医疗废弃物。生活废弃物和医疗废弃物必须

严格隔离,不能混放在一起。根据垃圾分类原则,生活废弃物应当使用相应颜色的塑料袋或容器进行分类。医疗废弃物应当使用黄色医疗垃圾袋收集,处理时应当按照《医疗废物管理条例》的规定执行。无法用塑料袋收集的废弃物,应当使用适合的容器收集(如尖锐物品要用可密封、防水、防刺的容器收集)。

（二）老年人居住区院内感染控制措施

（1）老年人居住的房间应保持空气新鲜,每天应至少开窗两次,每次不少于30min。

（2）老年人居住区域的日常清洁,主要使用清水湿式清洗,遇到难以清洗的污垢时,可以用清洁剂进行加强,达到居住区域不沾灰尘,不沾污渍,无异味的目的。

（3）对于长期卧床老年人居住区域的日常清洁,除清水湿式清洗外,还需配合低浓度含氯消毒剂(250mg/L)进行消毒,如有体液、分泌物、粪便等污染,应当及时进行清洗和消毒。

（4）床铺采用湿式清扫,一床一巾,每日清扫,床头柜一桌一抹布,每日清洁,被污染时随时清洁,使用过的物品要统一清洗和消毒,入住的老年人出院、转出或去世后,所使用的床位要进行终末消毒。

（5）应当使用湿式清洁地面以保持地面干净,抹布、地巾、拖布(头)等洁具应分区使用,清洗后再浸泡消毒30min,冲净消毒液后干燥备用;推荐使用脱卸式拖头。如果有被血液、排泄物、体液等污染的地方,要立即进行清洗和消毒,如果有超过10ml的污染物,应先将污物清理干净,然后再进行清洗工作,地面用500mg/L含氯消毒剂擦拭,拖布用500mg/L含氯消毒浸泡30min后,清洗晾干。

（6）老年人大件衣物每周更换一次,小件衣物(内衣、内裤、袜子)每日更换一次,每周更换床单与被罩,并且在遇到污染时应及时更换,每3个月需要对枕芯、棉被、床垫进行晾晒,被污染时,随时晾晒。环境消毒过程中使用的消毒液每日更换。

（7）饮用水、茶具、餐具和卫生洁具等清洁、消毒。①饮水符合国家饮用水标准,细菌总数<100MPN/ml,总大肠菌落和大肠埃希氏菌不应检出。②老年人日常使用的茶具、餐具要保持清洁,定期消毒,做到一洗、二涮、三冲、四消毒,消毒处理后要求清洁、干爽、无油垢、不油腻、无污物、不得检出大肠杆菌、致病菌和HBsAg。③重复使用的痰杯、便器等分泌物和排泄物盛具需清洗、消毒后干燥备用。常见消毒剂使用方法(表6-1)。

表6-1 常见消毒剂使用方法

消毒剂	适用范围	配制浓度	使用方法	作用时间	注意事项
乙醇	皮肤	75%	浸泡、擦拭	擦拭2～3遍待干	对皮肤黏膜有刺激性、易挥发、密闭存放,乙醇、碘过敏者慎用
聚维酮碘（碘伏）	皮肤	250～500mg/L	浸泡、棉球擦拭	擦拭2～3遍待干	
	黏膜、创面	1 000mg/L	浸泡、棉球擦拭	3～5min	
	阴道黏膜、创面	250～1 000mg/L	冲洗法	3～5min	
含氯消毒液	物体表面	500mg/L	浸泡或擦拭	30min	不能与其他含氯剂混用,防止氯气中毒;现配现用,先加水、再加药,盖好盖以防刺激性气味泄漏
	织物	250～500mg/L	浸泡	30min	
	污染物	500mg/L	浸泡或擦拭	30min	
含氯消毒片	物体表面、织物	250～500mg/L	浸泡、擦拭	30min	
	便盆便器	500mg/L	浸泡、擦拭	30min	
	地面	500mg/L	擦拭	30min	
	日常环境	250～500mg/L	喷洒	30min	

（三）洗涤区院内感染控制措施

（1）机构内洗涤区域布局合理，清洁区域与污染区域明确分开。

（2）洗涤区域物流应由污染区到清洁区，不宜逆行。

（3）应将洗涤工作区域划分为污染区和清洁区，清洁区和污染区应设置隔离墙，并有显著标志。

（4）污染区包括接收、分拣、洗净及存放运送受污染物品车辆的地方。

（5）清洁区包括洗涤后布草的烘干、熨烫、修补、折叠、质检、储存、出厂分发及运送清洁布草车辆的存放处。

（6）不同工作区应有明显标识，区别划分。

（7）当需专车或专线运输时，车辆不得与其他用途混用，应贴上"污染"标志，并每日清洗、消毒。

（8）患传染性疾病老年人的布草或被血污、体液污染的布草，应密封装运，单独运输。

（9）患传染性疾病老年人的布草或被血污、体液污染的布草要与普通老年人的布草分开洗涤。

（10）存放清洁布草的地方应该是干净、干燥、通风的地方。清洁布草的存放时间应当在1个月以内。清洁布草应存放在距离地面20cm以上，距离墙面5cm以上，距离屋顶50cm以上干燥通风的物架处。

（四）餐饮区院内感染控制措施

（1）食堂工作人员持证上岗，须取得《餐饮服务许可证》，并在工作中严格执行《中华人民共和国食品安全法》。

（2）工作人员需每年健康体检一次，新入职者体检取得健康证后方可上岗。患有肝炎、结核、皮肤病或其他影响食物卫生之疾病者，不得从事与食品可直接接触的工作岗位。

（3）工作人员注意个人卫生，做好勤洗澡、理发、洗手、剪指甲、洗换工服等清洁卫生工作（1周最少换工服两次，如果工服上有污渍，应当及时更换）。

（4）进入操作间时工作人员应穿戴清洁的工作衣、帽，洗净双手方可进入，不得穿工作服离岗去其他场所。

（5）食品的储存、运输、加工、制作等流程应做到以下要求。

1）各环节不买、不收、不做腐烂变质的原料。

2）生食与熟食、成品与半成品、食品与其他各类物品都要分开保存。

3）餐具应时刻保持清洁干燥，清洁干燥后需进行有效消毒。

4）食品应做到无毒无害无变质。

5）餐饮区分区合理，食品按照原材料清洗、粗加工、烹饪、出餐流程进行加工。

6）保温、冷藏（冻）食品应当有必要的且与提供的食品品种、数量相适应的保温、冷藏（冻）设备设施。

7）保持食堂内、外环境整洁，餐厅经常通风换气（每日不少于两次），采用湿式清扫。抹布保持清洁，使用后浸泡30min（含氯消毒剂500mg/L），清洗干净后，晾干备用。

8）餐具、刀具、菜板等经清洗和消毒后，必须晾干或烘干，不能带水。已消过毒、未消过毒的用具应分别放置，标识清楚，以免交叉污染。

四、医养结合机构疾病感染控制措施

（一）呼吸系统疾病的感染控制措施

（1）每年在秋季与冬季交替时节，必要时对医养结合机构内老年人接种流感和肺炎双球菌疫苗。

（2）预防呼吸系统感染，要及时发现、及时隔离、及时治疗、及时切断传播途径，定期开展预防控制知识宣传和指导工作。

（3）为保证老年人居住区的环境卫生和空气质量，需经常采用湿式清洁。

（4）对患有慢性呼吸系统疾病的老年人应采取以下措施。

1）对原发性疾病进行有效诊疗，加强营养支持及身体锻炼，增强其机体免疫功能。

2）要重视老年人的口腔卫生，促使其尽快排出痰液，预防其并发症，同时提醒老年人不要吸烟。

3）对老年人行鼻饲喂食时，应按照《临床医疗护理技术操作常规》的要求操作。

4）对老年人实施吸痰术的医护人员应戴一次性手套，操作中防止误吸；吸痰导管在每一次用完后及时更换。

5）应用密封包装的无菌药品进行呼吸道给药；用于喷雾润湿的无菌液体，开启24h内使用完毕，剩余的无菌液体超24h后应丢弃。

6）应每日对氧气湿化瓶的液体进行更换，湿化瓶用完后要进行消毒处理，干燥后存放在指定区域进行保存。若使用一次性湿化装置，需一人一用一处置。

（5）对于卧床的老年人，应采取下列措施：

1）如有可能，应以半坐位为主，其次为侧卧位。

2）应注意老年人的口腔卫生，定期翻身、叩背，以利于痰液的排出，必要时可实施雾化吸入、吸痰等技术。

3）在老年人的护理过程中，要做好老年人的保暖措施。

（二）泌尿系统疾病的感染控制措施

（1）建议尽量不要采用留置导尿管，对于有指征而必须采用的，也要尽量减少其放置的时间，每日评估拔管指征；在留置导尿管过程中，要保证引流顺畅，避免导管受到挤压、扭转、过度牵拉等情况。留置导尿管的老年人如果出现泌尿系统感染，要及时拔除导管。在拔管之前，要采用间歇式夹闭导尿管，锻炼膀胱功能，拔管后要密切关注小便的自解情况，防止尿潴留。

（2）在导尿、更换导尿管等过程中，必须严格遵守无菌操作规程，并注意手卫生和无菌技术操作原则；收集尿样时，先用碘伏消毒，再用无菌针筒抽取尿液标本。

（3）要保证老年人会阴部和尿道口的清洁和干燥，做好会阴护理，耻骨上膀胱造瘘者要保持创面的清洁。

（4）在老年人留置导尿管期间，要加强其营养、饮食和饮水的控制，保证每日饮水量≥1 500ml。

（5）对于老年尿失禁者，要保持皮肤和会阴部的清洁干燥，以防止泌尿系统感染。

五、医养结合机构感染控制薄弱环节的对策

（一）空调及新风系统院内感染管理

医养结合机构的空调和新风系统是造成院内感染的原因之一，常被管理者忽视，要做好空调机新风系统的院内感染管理，应注意以下工作要点：

（1）全院的中央空调进、出风口和单体空调过滤网在每年4月初洗涤干净，防止使用时积留的尘埃污染空气，导致院内感染；9月底使用后把进风口的过滤网彻底洗涤干净，防止过滤网上积存的灰尘、霉菌等吸入物飘于室内。使用期间每月清洗过滤网一次。

（2）避免室内外温差过大，由于老年人对温度的调节能力下降，若温度过多波动，冷热不均，将导致老年人身体不适，免疫功能下降，引起发热、感冒，甚至会导致呼吸道疾病急性发作。最佳温度应为白天26～28℃，夜间28～30℃，室内外温度保持7～10℃差值为宜。

（3）使用空调时每天早晚各通风30～60min，或将窗户留缝通风，北方地区可使用加湿器

等保持室内湿度,增加舒适度。

(4)嘱咐老年人养成勤饮水的习惯,少量多次,适当补充盐分,以满足身体需求。

(二)清洁工具的院内感染管理

打扫卫生常用的清洁工具有扫帚、抹布、拖布、水桶、垃圾袋、手套、帽子、口罩等。在打扫卫生时,这些工具如果处理不当容易滋生和传播细菌、病毒等,可能引起院内感染的发生。

1. 抹布的管理 抹布需要分区、分色管理,房间要求一间一抹布、一桌一椅一抹布,用后应浸泡消毒、清洁晾干以备再用。

2. 拖布的管理 拖布应有房间、公共区域、餐厅、卫生间区别的不同颜色,提倡应用尘推布头,要每个房间一个布头,全部打扫完后浸泡消毒、清洗晾干后备用。

3. 清洁用具管理 清洁卫生用具禁止乱堆乱放,存放整齐干净。卫生工具放至清洁专用推车上,上层放清洁工具,下层放污染工具,分区放置。

4. 消毒液的管理

(1)预防性消毒:医养结合机构消毒使用含氯消毒液或泡腾片,一般都是预防性消毒。使用含有效氯250~500mg/L消毒液,配制时需要备有配制溶液刻度及倒入相应消毒液毫升数的水桶或容器。

(2)污染物消毒:呕吐物、排泄物、分泌物、血迹、痰迹、肝炎病毒、结核分枝杆菌等污染时使用含有效氯2 000mg/L消毒液消毒。配制方法是按预防性消毒配制桶上溶液的刻度,倒入消毒液的体积(ml)×4倍数(表6-2)。

表6-2 常见消毒剂配置及使用方法

分类		常规		血液、体液污染后	特殊污染
		有效氯浓度	频次	有效氯浓度(mg/L)	有效氯浓度(mg/L)
房间地面	普通老年人	清水	2 次 /d	500	2 000
	卧床老年人	250mg/L	2 次 /d	500	2 000
房间台面	普通老年人	清水	2 次 /d	500	2 000
	卧床老年人	250mg/L	2 次 /d	500	2 000
护士站		清水	2 次 /d	500	2 000
治疗台面		清水	2 次 /d	500	2 000

第二节 手 卫 生

手卫生已成为国际公认的控制医养结合机构院内感染和耐药菌感染最简单、经济、有效、快捷的措施,是标准预防的重要措施之一。

一、手卫生相关知识概述

为了保证老年人的安全,提高医疗护理的质量,避免交叉感染,在医养结合机构中,应该对手卫生的规范化管理进行强化,从而提高手卫生的依从性。《医务人员手卫生规范(WS/T 313—2019)》是医疗机构在医疗活动中管理和规范医务人员手卫生的行动指南。

(一)基本概念

1. 手卫生(hand hygiene) 为医务人员在从事职业活动过程中的洗手、卫生手消毒和外科手消毒的总称。

2. 洗手(hand washing) 医务人员用流动水和洗手液(肥皂)揉搓冲洗双手,去除手部皮肤污垢、碎屑和部分微生物的过程。

3. 卫生手消毒（hand sanitizing） 医务人员用手消毒剂揉搓双手，以减少手部暂居菌的过程。

4. 常居菌（resident bacteria） 能从大部分人体皮肤上分离出来的微生物，是皮肤上持久的固有寄居菌，不易被机械摩擦清除。如凝固酶阴性葡萄球菌、棒状杆菌属、丙酸菌属、不动杆菌属等。一般情况下不致病，在一定条件下能引起导管相关感染和手术部位感染等。

5. 暂居菌（transient bacteria） 寄居在皮肤表层，常规洗手容易被清除的微生物。直接接触患者或被污染的物体表面时可获得，可通过手传播，与医院感染密切相关。

6. 手消毒剂（hand disinfectant） 应用于手消毒的化学制剂。

7. 速干手消毒剂（quick-dry hand disinfectant） 含有醇类和护肤成分的手消毒剂。

8. 免冲洗手消毒剂（no rinse hand disinfectant） 主要用于外科手消毒，用完后无须用水冲洗的手消毒剂。

9. 手卫生设施（hand hygiene facilities） 洗手及手消毒所需的设施及设备，包括洗手池、水龙头、流动水、洗手液（肥皂）、干手用品、手消毒剂等。

（二）手卫生管理与基本要求

1. 制定手卫生制度 医养结合机构应按照《医务人员手卫生规范（WS/T 313—2019）》建立并严格执行手卫生制度。

2. 配备手卫生设施 医养结合机构应给予手卫生设施充足的财力和物力支持，建立有效、方便、适宜的手卫生设施，使之与诊疗和护理工作相匹配。

3. 定期开展培训 机构应定期组织广泛的手卫生培训，培训的形式、内容应针对培训对象的不同而有所调整，使医护人员掌握必要的手卫生知识与技能，增强其无菌意识与自我防护意识，以确保手卫生效果。

4. 加强监督指导 将医养结合机构感染、医疗、护理、后勤管理等部门在手卫生管理中的职责划分清楚，对手卫生行为及设施的管理进行全方位强化。对照世界卫生组织提出的"手卫生的五个重要时刻"或"两前三后"（接触老年人前，进行无菌操作前，接触体液后，接触老年人后，接触老年人周围环境后）开展对医务人员的指导与监督，提高手卫生的依从性。

5. 开展效果监测 将手卫生纳入医疗护理质量评价体系中，加强手卫生的效果与依从性的监控；对发生疑似与医务人员和照护人员手卫生有关的医养结合机构感染事件，应加强监测并进行相应的致病性微生物检测。卫生手消毒后，监测到的细菌菌落数应≤10CFU/cm²，外科手消毒后，监测到的细菌菌落数应≤5CFU/cm²。

（三）手卫生设施——洗手与卫生手消毒设施

（1）医养结合机构应配有与诊疗、护理工作相适应，且便于工作人员使用的流动水洗手及卫生手消毒设备。

（2）有条件的医养结合机构，应在诊疗区统一安装非接触型水龙头。

（3）提供的洗手液（肥皂）应当满足以下要求：用于盛装洗手液的容器最好是一次性的。如果选择使用可重复使用的盛装洗手液的容器，应做好日常清洁与灭菌工作。如果发现洗手液有浑浊、变色等情况，应立即换新，并且要将盛装洗手液的容器进行清洁、灭菌操作。肥皂应保持清洁与干燥。

（4）必须装备干手装置以保持医务人员手部干燥。

（5）医务人员对所使用的手消毒剂有良好的接受性。

（6）应使用一次性包装的手消毒剂。

（四）洗手与卫生手消毒

1. 洗手与卫生手消毒指征

（1）医务人员在下列情况下应洗手或进行卫生手消毒操作：①在接触老年人之前；②清

洁、无菌操作之前，包括进行侵入性操作之前；③暴露于老年人体液风险之后，包括接触老年人黏膜、破损皮肤或伤口、血液、体液、分泌物、排泄物等之后；④接触老年人后；⑤在与老年人的周围环境接触之后，包括与老年人周围的与医疗有关的仪器、器具等物体表面接触之后。

（2）下列情况应洗手：①手上有明显的血液或其他体液等肉眼可见的污染；②怀疑与对速干手消毒剂不敏感的病原微生物接触后，如艰难梭菌、肠道病毒等。

（3）在双手没有明显污染的情况下，进行卫生手消毒。

（4）医务人员在进行卫生手消毒之前，若发生以下情况，则应先洗手：①在接触老年传染病患者的血液、体液和分泌物以及被传染性病原微生物污染的物品后；②直接对患有传染性疾病的老年患者进行检查、治疗、护理或处理传染患者污物后。

2. 洗手与卫生手消毒方法

（1）医务人员洗手方法见表6-3。

（2）医务人员卫生手消毒应当遵循下列步骤：

1）取适量手消毒剂涂在手心上，在双手上均匀涂抹。

2）按照医务人员洗手方法揉搓的步骤进行揉搓。

3）揉搓双手，直至手部干燥。

3. 手消毒剂类型的选择　首先选择速干手消毒剂；如对其过敏，则应当选择其他非过敏手消毒剂；对于一些对乙醇不敏感的肠病毒，可以选择其他类型的有效的手消毒剂。

4. 注意事项　卫生手消毒无法通过戴手套完全替代，同时摘下手套后要做卫生手消毒工作。

（五）手卫生的监测

1. 监测要求

（1）医养结合机构应对医务人员和照护人员的手卫生依从性进行定期监测和反馈，监测结果以手卫生依从率为指标。手卫生依从率的计算方法是：

手卫生依从率＝手卫生执行时机数/应执行手卫生时机数×100%。

（2）医养结合机构应定期监测医务人员和照护人员的手卫生消毒情况。如果怀疑医养结合机构感染暴发与医务人员或和照护人员手卫生有关系，应及时对其进行监测，同时还要对相应的病原微生物进行检测，采样时间是在工作中随机采样，采样方法按照GB15982的要求进行。

2. 监测方法

（1）手卫生依从性的监测方法包括以下几方面。

1）直接观察法：是指接受过培训的调查员通过观察直接收集医务人员不同操作、不同时间段、不同指征的手卫生依从的信息，是评估医务人员和照护人员手卫生依从性的"金标准"。通过直接观察，可以找出手卫生的薄弱环节，明确手卫生的重点。

2）间接监测法：通过监控物品（如肥皂、手揉搓剂等）的消耗量、通过电子监控洗手池的使用情况等，间接估计出个体手卫生依从性的变化趋势，但无法得出个体手卫生依从性的数值。

（2）手卫生消毒效果的监测，采用以下方法。

1）倾注培养法：按GB 15982要求进行取样及培养。

2）涂抹培养法：按GB 15982要求进行取样。在检测过程中，将采样管充分振荡后，分别取不同稀释倍数的洗脱液0.2ml接种在两份普通琼脂平板的表面上，用灭菌L棒涂抹均匀，将其放入36℃±1℃恒温箱中培养48h，对菌落数进行计数。

3）手卫生消毒效果应达到如下要求：①卫生手消毒，监测的细菌菌落总数应≤10CFU/cm^2。②外科手消毒，监测的细菌菌落总数应≤5CFU/cm^2。

二、机构内工作人员洗手方法

有效的洗手可清除手上 99% 以上的各种暂居菌,是防止医养结合机构内感染传播最重要的措施之一。

（一）目的

清除手部皮肤污垢和大部分暂居菌,切断通过手传播感染的途径。

（二）操作前准备

1. 环境准备　洁净、室内空间充足。

2. 工作人员准备　衣帽整洁,修剪指甲,取下手表、饰物,卷袖过肘。

3. 用物准备　流动水洗手设施、清洁剂、干手设施,必要时备护手液或直接备速干手消毒剂。

表 6-3　揉搓洗手的操作步骤

流程	步骤	要点与说明
准备	打开水龙头,调节合适的水流和水温	水龙头最好是感应式或用肘、脚踏、膝控制的开关
湿手	在流动水下,使双手充分淋湿	水流不可过大以防溅湿工作服。水温适当,太热或太冷会使皮肤干燥
涂剂	关上水龙头并取适量洗手液（肥皂）均匀涂抹至整个手掌、手背、手指和指缝	
揉搓	认真揉搓双手至少 15s,具体揉搓步骤为（图 6-1）:①掌心相对,手指并拢相互揉搓;②掌心对手背沿指缝相互揉搓,交换进行;③掌心相对,双手交叉指缝相互揉搓;④弯曲手指使关节在另一掌心旋转揉搓,交换进行;⑤一手握另一手大拇指旋转揉搓,交换进行;⑥5 个指尖并拢在另一掌心中旋转揉搓,交换进行	注意清洗双手所有皮肤,包括指背、指尖、指缝和指关节,必要时增加手腕的清洗,要求握住手腕回旋揉搓手腕部及腕上 10cm,交换进行
冲净	打开水龙头,在流动水下彻底冲净双手	流动水可避免污水沾污双手;冲净双手时注意指尖向下
干手	关闭水龙头,以擦手纸或毛巾擦干双手或在干手机下烘干双手;必要时取护手液护肤	避免二次污染;干手巾应保持清洁干燥,一用一消毒

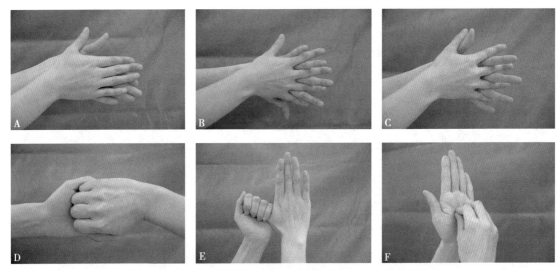

图 6-1　揉搓洗手的步骤

A. 掌心相对,手指并拢相互揉搓　B. 手心对手背沿指缝相互揉搓　C. 掌心相对,双手指交叉指缝相互揉搓　D. 弯曲手指关节在另一掌心旋转　E. 大拇指在掌心旋转揉搓　F. 5 个指尖并拢在另一掌心中旋转揉搓

（三）注意事项

1. 明确洗手原则　手上有明显的血液或其他液体等脏污；怀疑与对速干手部消毒剂不敏感的病原微生物接触后，如艰难梭菌、肠道病毒等。

2. 揉搓面面俱到　揉搓双手时应尤其注意各个易受污染的部位，如指尖、关节等部位；最后冲净双手时需注意保持指尖向下。

3. 牢记洗手时机　"两前三后"：接触老年人前，进行无菌操作前，接触体液后，接触老年人后，接触老年人周围环境后。

4. 其他　卫生手消毒无法通过戴手套完全替代，摘下手套后要做卫生手消毒工作。

第三节　口罩佩戴法

为了保护医务人员、照护人员及老年人的生命健康，应视情况佩戴口罩，以防止感染及交叉感染。口罩可以有效防止各类有害物质进入呼吸道，还可以防止医务人员和照护人员飞沫污染消毒和清洁过的物品（表6-4）。

一、口罩类型

1. 医用外科口罩（surgical mask）　医务人员在进行有创操作过程中，可以阻止血液、体液和飞溅物的传播，一般情况下是一次性使用的无纺布口罩，还有可弯折鼻夹，多数为夹层，外层具有防水作用，中间夹层具有过滤作用，可阻隔空气中的大部分颗粒，内层具有吸湿作用。

2. 医用防护口罩（medical protective mask）　可以防止经空气传播的直径不大于5μm感染因子或者在近距离（小于1m）接触携带飞沫传染疾病患者时能够有效保护医务人员和照护人员自身的口罩，要求配备一个不小于8.5cm的可弯折鼻夹，核心部分长度和宽度应当均不小于17cm，密合型拱形口罩纵、横径均不小于14cm，口罩滤料的颗粒过滤效率应不小于95%。

二、目的

保护医务人员、照护人员和老年人，防止感染和交叉感染。

三、操作前准备

1. 环境准备　洁净、室内空间充足。
2. 工作人员准备　着装整洁，洗手。
3. 用物准备　根据需要配备合适的帽子、口罩。

表6-4　口罩的使用操作步骤

流程	步骤	要点与说明
洗手	洗手	按揉搓洗手的步骤洗手
戴口罩	1. 医用外科口罩佩戴方法 （1）将口罩罩住鼻、口及下颌，口罩下方带系于颈后，上方带系于头顶中部（图6-2） （2）将双手指尖放在鼻夹上，从中间位置开始，用手指向内按压，并逐步向两侧移动，根据鼻梁形状塑造鼻夹（图6-3E） （3）调整系带的松紧度，检查闭合性	1. 如系带是耳套式，分别将系带系于左右耳后 2. 不应一只手按压鼻夹，调整到不漏气为止

续表

流程	步骤	要点与说明
戴口罩	2. 医用防护口罩戴法（图6-3） （1）一手托住口罩，有鼻夹的一面背向外 （2）将口罩罩住鼻、口及下颌，鼻夹部位向上紧贴面部 （3）用另一手将下方系带拉过头顶，放在颈后双耳下 （4）将上方系带拉过头顶中部 （5）将双手指尖放在金属鼻夹上，从中间位置开始，用手指向内按鼻夹，并分别向两侧移动和按压，根据鼻梁的形状塑造鼻夹 （6）将双手完全盖住口罩，快速呼气，检查密合性，如有漏气应调整鼻夹位置	
脱口罩	洗手后，先解开口罩下面的系带，再解开上面的系带，用手指紧捏住系带丢入医疗废物容器内	脱医用防护口罩时，取下下面系带后，手指拉紧系带，防止滑脱。不要接触口罩外侧面（污染面）

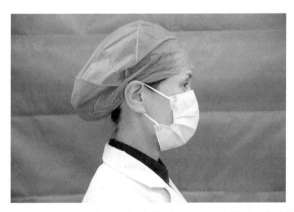

将口罩罩住鼻、口及下颌，口罩下方带系于颈后，上方带系于头顶中部
图 6-2　医用外科口罩佩戴方法

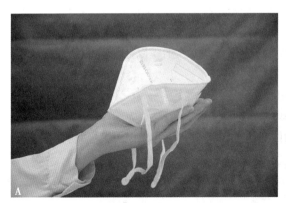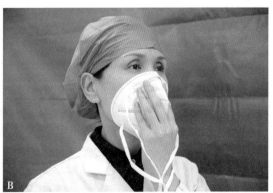

图 6-3　医用防护口罩佩戴方法
A. 一手托住口罩，有鼻夹的一面背向外　B. 口罩罩住鼻、口及下颌，鼻夹部位向上紧贴面部　C. 将下方系带拉过头顶，放在颈后双耳下　D. 将上方系带拉过头顶中部　E. 双手指尖放在金属鼻夹上，根据鼻梁形状，从中间向两侧移动按压

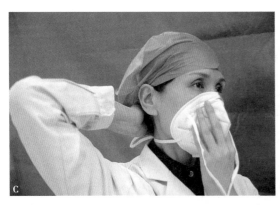
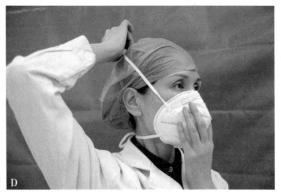

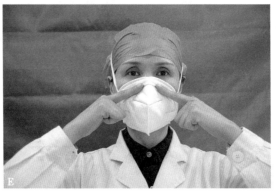

图 6-3（续） 医用防护口罩佩戴方法

四、注意事项

（1）依据工作要求，选用的口罩类型也不相同。从事一般诊疗和护理活动时，可戴医用外科口罩；在为因空气、飞沫而引起的呼吸系统疾病的老年患者进行诊疗、护理工作时，必须戴上医用防护口罩。

（2）口罩应时刻保持清洁干燥，当口罩潮湿或受到患者血液、体液污染时，应及时更换口罩。

（3）医用外科口罩只能一次性使用。

（4）佩戴口罩应遵循正确操作规范，不应单手捏鼻夹；戴口罩后，应当时刻保持其紧贴面部，不可用受污染的手直接接触口罩的各部位；每次进入工作场所前，都要做口罩密合性检查。

（5）脱口罩前后应洗手，用过的一次性口罩要放入医疗垃圾袋中，以便于集中处理。

第四节　手套戴、脱法

为了保护老年人的健康，防止医务人员和照护人员双手遭受污染和损害，预防病原微生物通过工作人员的手传播疾病以及对环境的污染，以防止感染及交叉感染。

一、目的

预防病原微生物通过医务人员的手传播疾病以及对环境的污染，使医务人员的双手始终处于无菌状态。适用于医务人员在进行严格无菌操作时,或接触到老年患者破损的皮肤、黏膜时。

二、操作前准备

1. 环境准备　清洁、宽敞、明亮、定期消毒。
2. 工作人员准备　衣帽整洁、修剪指甲、取下手表等配饰、洗手、戴口罩。
3. 用物准备　无菌手套、弯盘。

无菌手套一般有两种类型:①天然橡胶、乳胶手套;②人工合成的非乳胶产品,如乙烯、聚乙烯手套。

三、戴、脱手套的方法(表6-5)

表6-5　戴、脱无菌手套操作步骤

流程	步骤	要点与说明
查对	检查并核对无菌手套袋外的号码、灭菌日期,包装是否完整、干燥	选择适合操作者手掌大小的号码,确认在有效期内
打开手套袋	将手套袋平放于清洁、干燥的桌面上打开	
戴、脱手套	1. 分次戴、脱法(图6-4) (1)一手掀开手套袋开口处,另一手捏住一只手套的反折部分(手套内面)取出手套,对准五指戴上 (2)未戴手套的手掀起另一只袋口,再用戴好手套的手指插入另一只手套的反折内面(手套外面),取出手套,同法戴好 (3)同时,将后一只戴好的手套的翻边扣套在工作服衣袖外面,同法扣套好另一只手套 2. 一次性戴、脱法(图6-5) (1)两手同时掀开手套袋开口处,用一手拇指和示指同时捏住两只手套的反折部分,取出手套 (2)将两手套五指对准,先戴一只手,再以戴好手套的手指插入另一只手套的反折内面,同法戴好 (3)同时,将后一只戴好的手套的翻边扣套在工作服衣袖外面,同法扣套好另一只手套	1. 手不可触及手套外面(无菌面)手套取出时外面(无菌面)不可触及任何非无菌物品 2. 已戴手套的手不可触及未戴手套的手及另一手套的内面(非无菌面);未戴手套的手不可接触手套外面(无菌面) 3. 戴好手套的手始终保持在腰部以上水平、视线范围内 4. 要点同分次取、戴手套
检查调整	双手对合交叉检查是否漏气,并调整手套位置	便于操作
脱手套	用戴着手套的手捏住另一手套腕部外面,翻转脱下;再将脱下手套的手伸入另一手套内,捏住内面边缘将手套向下翻转脱下	勿使手套外面(污染面)接触到皮肤,不可强拉手套
处理	按要求整理用物并处理。洗手,脱口罩	将手套弃置于黄色医疗垃圾袋内

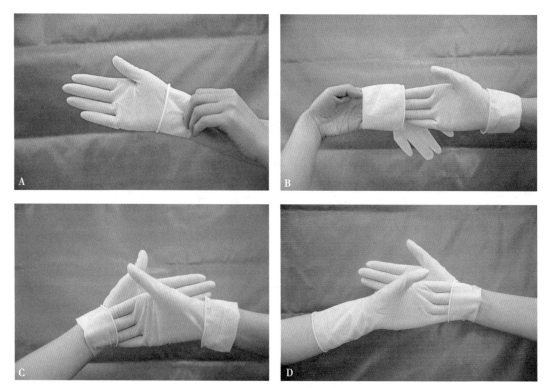

图 6-4 分次戴、脱法流程

A. 一手捏住一只手套的反折部分,另一手对准五指戴上手套 B. 戴好手套的手指插入另一只手套的反折内面 C. 将一只手套的翻边扣在工作服衣袖外面 D. 将另一只手套的翻边扣在工作服衣袖外面

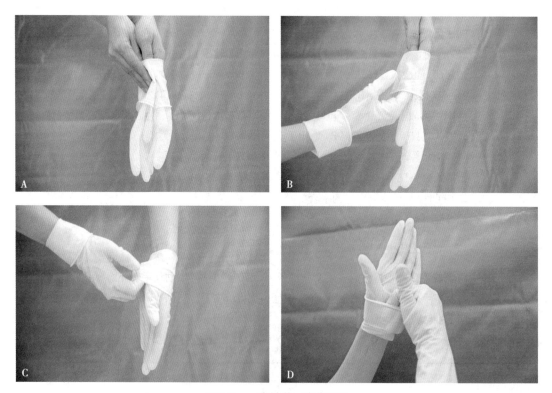

图 6-5 一次性戴、脱法流程

A. 两只手捏住手套的反折部分 B. 戴好手套的手指插入另一只手套的反折内面 C. 将一只手套的翻边扣在工作服衣袖外面 D. 将另一只手套的翻边扣在工作服衣袖外面

四、注意事项

（1）严格执行无菌操作规程。

（2）选择与手掌尺寸相适应的手套尺码；修整指甲，避免手套被指甲刺穿。

（3）当戴手套时，手套的外侧（无菌面）不能接触到任何未消毒的物体；已戴手套的手不能接触未戴手套的手以及另一个手套的内面；未戴手套的手始终不能接触手套的外面。

（4）戴上手套后，双手应始终保持在视线可及的高度上，并保持在腰部以上；如果发现损坏或者怀疑被污染，立即更换手套。

（5）摘下手套时，不应强拉硬拽，要将手套翻转脱下来，手套的外层（污染面）要在里面，注意不要让手套的外层（污染面）与皮肤接触；摘下手套后要洗手。

（6）诊疗、护理不同老年人之间应及时更换手套；一次性手套应当仅可使用一次；卫生手消毒无法通过戴手套完全替代，在需要的时候进行手消毒操作。

第五节　穿、脱隔离衣

隔离衣（isolation garment）是为了保护医务人员，使其免受老年人血液、体液和其他传染性物质的污染，或为了保护老年人免受感染而提供的防护用品。主要有两种类型，即一次性隔离衣和布制隔离衣。一次性隔离衣一般由无纺布制成，由帽、衣、裤三部分组成，有连体式和分体式两类。通常根据老年人的病情、目前隔离类型和隔离措施，确定医务人员是否穿隔离衣，并选择其型号。在以下情形中，医务人员必须穿戴隔离衣：接触可通过接触传播的传染病患者、多重耐药菌感染患者等感染性疾病时；怀疑受到老年人血液、体液、分泌物、粪便等喷溅时。

一、目的

用于保护医务人员避免受到血液、体液和其他感染性物质污染，或用于避免老年人受到感染。

二、操作前准备

1. 环境准备　清洁、宽敞。
2. 工作人员准备　衣帽整洁；修剪指甲、取手表等配饰；卷袖过肘、洗手、戴口罩。
3. 用物准备　隔离衣，挂衣架，手消毒用物。

三、穿、脱隔离衣的方法（表6-6）

表6-6　穿、脱隔离衣操作步骤

流程	步骤	要点与说明
穿隔离衣	（图6-6）	
1. 评估	老年人的病情、治疗与护理、隔离的种类及措施、穿隔离衣的环境	根据隔离种类确定是否穿隔离衣
2. 取衣	查对隔离衣，取衣后手持衣领，衣领两端向外折齐，对齐肩缝	选择隔离衣型号，应能遮住全部衣服和外露的皮肤；查对隔离衣是否干燥、完好，有无穿过；如隔离衣已被穿过，隔离衣的衣领和内面视为清洁面，外面视为污染面
3. 穿袖	一手持衣领，另一手伸入一侧袖内，换手持衣领，依上法穿好另一侧	持衣领的手向上拉衣领，将衣袖穿好

流程	步骤	要点与说明
4. 系领	两手持衣领,由领子中央顺着边缘由前向后系好衣领	系衣领时袖口不可触及衣领、面部和帽子
5. 系袖口	必要时系好袖口或系上袖带	带松紧的袖口则不需系袖口
6. 系腰带	将隔离衣一边逐渐向前拉,见到衣边捏住,同法捏住另一侧衣边,两手在背后将边缘对齐,向一侧折叠,一手按住折叠处,另一手将腰带拉至背后折叠出,腰带在背后交叉回到前面打一活结系好	后侧边缘须对齐,折叠处不能松散;如隔离衣被穿过,手不可触及隔离衣的内面;穿好隔离衣后,双臂保持在腰部以上,视线范围内;不得进入清洁区,避免接触清洁物品
脱隔离衣	(图6-7)	明确脱隔离衣的区域划分
1. 解腰带	解开腰带,在前面打一活结	如隔离衣后侧下部边缘有衣扣,则先解开
2. 解袖口	解开袖口,将衣袖上拉,在肘部将部分衣袖塞入工作衣袖内,充分暴露双手	不可使衣袖外侧塞入袖内
3. 消毒双手		不能沾湿隔离衣
4. 解衣领	解开领带(或领扣)	保持衣领清洁
5. 脱衣袖	双手持领将隔离衣从胸前向下拉,两手分别捏住对侧衣领内侧清洁面下拉脱去袖子	衣袖不可污染手及手臂;双手不可触及隔离衣外面;如需要使用,一手伸入另一侧,袖口内拉下衣袖过手,再用衣袖遮住的手在外,握住另一衣袖外面并拉下袖子,两手在袖内使袖子对齐,双臂逐渐退出。如隔离衣还可以使用,双手持领
6. 处理	将隔离衣污染面向内,衣领及一边卷至中央,卷成包裹状,一次性隔离衣投入医疗垃圾袋中,如为需换洗的布制隔离衣放入污衣袋内清洁消毒后备用	将隔离衣两边对齐,挂在衣钩上;如挂在半污染区,清洁面向外挂在污染区则污染面向外

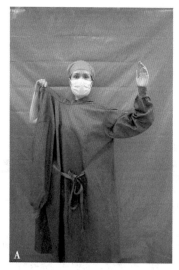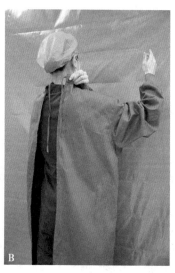

图6-6 穿隔离衣操作

A. 右手提衣领,左手伸入袖内,右手将衣领向上拉,露出左手 B. 左手持衣领,右手伸入袖内,露出右手,勿触及面部
C. 两手持衣领,由领子中央顺着边缘向后系好颈带(必要时系好袖口或系上袖带) D. 将隔离衣一边处向前拉,见到边缘捏住 E. 同法捏住另一侧边缘 F. 双手在背后将衣边对齐 G. 向一侧折叠,一手按住折叠处,另一手将腰带拉至背后折叠处 H. 将腰带在背后交叉,回到前面将带子系好

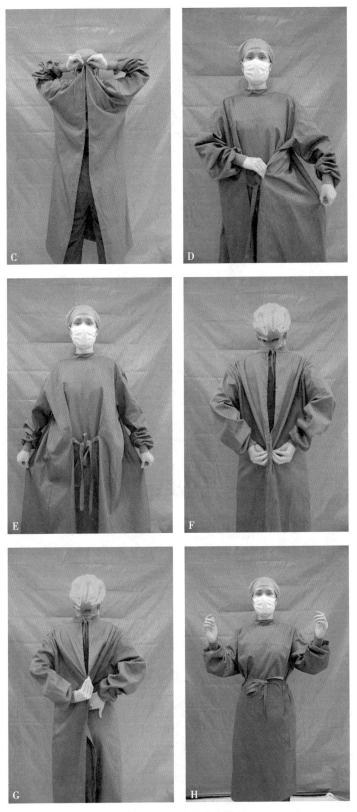

图 6-6(续) 穿隔离衣操作

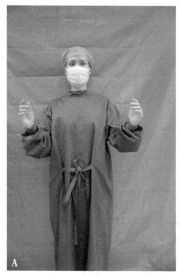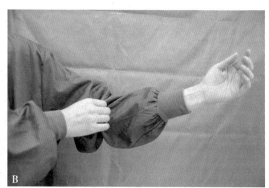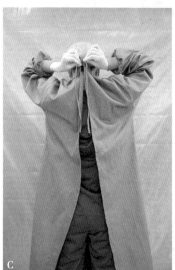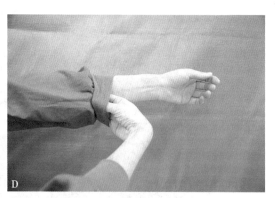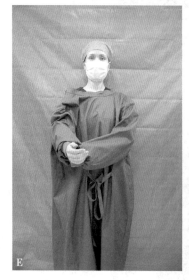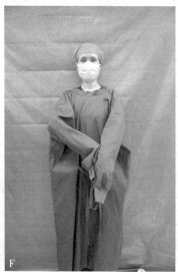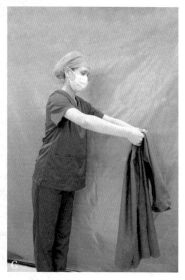

图 6-7 脱隔离衣操作

A. 解开腰带,在前面打一活结 B. 解开袖带,塞入袖襟内,充分暴露双手,进行手消毒 C. 解开颈后带子 D. 右手伸入左手腕部袖内,拉下袖子过手 E. 用遮盖着的左手握住右手隔离衣袖子的外面,拉下右侧袖子 F. 左手握住领子,右手将隔离衣两边对齐,污染面向外悬挂污染区;如悬挂在污染区外,则污染面向里 G. 不再使用时,将脱下的隔离衣,污染面向内,卷成包裹状,丢至医疗废物容器内或放入回收袋中

四、注意事项

（1）必须在规定区域内穿脱隔离衣,穿前应检查隔离衣是否受潮,有无破损,长度必须能完全覆盖工作服。

（2）隔离衣应每天更换一次,如发现隔离衣受潮或受污染,须及时更换。在与不同病种的患者接触时,要及时更换隔离衣。

（3）在穿脱隔离衣时,应尽量避免污染衣领、面部、帽及清洁面,应始终保持衣领清洁。

（4）穿上隔离衣后,双臂要保持在视线范围内,腰部以上;不得进入清洁区,避免与清洁物品进行接触。

（5）消毒手的时候应注意不要将隔离衣沾湿,同时隔离衣也不可触碰其他物品。

（6）脱掉的隔离衣还需要使用时,如将其悬挂于半污染区内,应保证清洁面向外;如将其悬挂于污染区内,则应保证污染面向外。

第六节　空　气　消　毒

医养结合机构为预防和控制由空气中微生物污染引起的院内感染,必须对机构室内空气进行必要的消毒和净化。机构内空气的消毒与净化包括物理方法、化学方法。

一、物理方法

（一）通风

1. 自然通风　是指通过建筑内部和外部的空气密度差异引起的热压或由空气流动引起的风压来驱动气流,从而实现对微生物的天然清除的一种高效的方法。各个医养结合机构的病房和居室,可以按照外面的风向和气温,适时地打开窗户,一天两次,每次不少于 30min,这样就能达到对空气的清洁效果。自然通风的优点是操作简单,管理方便,并能随天气条件和室外风力进行适时调节。

2. 机械通风　在自然通风条件不好的情况下,需要设置一种通风装置,利用风扇等装置运转时所发出的排风动力,促使气流运动的一种通风方式,从而实现对室内空气进行换气。机械通风有三种形式:①机械送风与自然排风:该形式仅能维持正压,无法维持负压。因为吹出的空气,会使室内的空气扩散至其他地方,所以本方法适合在污染源分布较为分散,而房间里的空气污染比较轻的地方使用。②自然送风与机械排风:该形式可有效维持室内空气为负压状态,适合于空气污染严重的室内空气污染。③机械送风与机械排风:该形式效果最佳,适合在对空气质量有很高要求的地方使用,不管是加大换气量,还是在室内外维持正负压,都能达到通风的需要。

（二）集中空调

医养结合机构内部的空调主要是为了对室内的温度等各项指标进行有效的控制,从而让其符合卫生学的要求。集中空调是一种空调系统,也被称为中央空调,主要将空气处理和供应装置安装在中央空调室中,通常是低速、单管、固定风量的系统,是最典型和广泛的空调系统类型,常用的有直流式、一次回风式、二次回风式。医养结合机构如采用中央空调的方式进行温湿度调节,要加强对中央空调的管理,避免由于不恰当的操作而引起室内环境污染及疾病的蔓延。

（三）紫外线照射

1. 消毒原理　利用紫外光对病原微生物的核酸、蛋白质、核糖等物质的损伤作用,从而产生杀灭病原微生物的效果。消毒使用的 C 波紫外线消毒波长范围是 200～280nm,杀灭病原微生物作用最强的波段是 253.7nm。

2. 消毒方法

（1）紫外线直接照射法：在室内无人的情况下，采取紫外线灯悬吊或移动式进行紫外线直接照射法。紫外线灯应为 30W，在 1.0m 处的强度大于 $70\mu W/cm^2$，在布置时应均匀分布，紫外线光照平均强度不低于 $1.5W/m^3$，紫外线灯照射时间应大于 30min。紫外线直接照射法是目前常用的消毒方法，适合在医养结合机构室内无人情况下进行终末空气消毒。

（2）紫外线间接照射法：在室内有人的情况下，采用低臭氧紫外线灯间接照射法进行空气消毒。将具有倒 V 形反光罩下的紫外线安装在室内距地面不低于 2.1m 的高度，转向天花板照射，对上部空气进行消毒，利用上下空气不断流通以达到室内空气消毒的目的。

3. 注意事项

（1）应保持紫外线灯表面清洁，每周用 70%～80% 乙醇布巾擦拭一次，发现灯管表面有灰尘、污垢时，应随时擦拭。

（2）用紫外线灯消毒室内空气时，房间内应保持清洁干燥。空气适宜温度为 20～40℃、相对湿度为 40%～60%。

（3）采用紫外线消毒物体表面时，应使消毒物品表面充分暴露于紫外线照射下。

（4）采用紫外线消毒纸张、织物等粗糙表面时，应适当延长照射时间，且两面均应受到照射。

（5）不应使紫外线光源直接照射到人的皮肤和眼睛，照射完毕及时开窗通风。

（6）紫外线消毒时间须从灯亮 5～7min 开始计时。紫外线消毒灯的使用寿命，即由新灯的强度降低到 $70\mu W/cm^2$ 的时间（功率≥30W），或降低到原来新灯强度的 70%（功率 <30W）的时间，应不低于 1 000h。紫外线灯生产单位应提供实际使用寿命。

（7）紫外线强度计每年至少标定一次。

（四）空气消毒净化机（器）

空气消毒净化机（器）是对医养结合机构室内进行空气消毒和净化的装置，宜于在室内有人的情况下使用。在使用各种类型空气消毒净化机（器）时，不管是用于室内静态消毒还是室内动态持续消毒，均应保证医养结合机构室内密闭。所用空气消毒净化机（器）的循环风量（m^3/h）应当至少是房间空间容积的 8 倍。正确选择和合理使用空气消毒器，才能达到较为理想的空气消毒净化效果。

1. 循环风紫外线空气消毒机　采用高能量紫外线灯与一个过滤装置组成，可对空气中的灰尘进行高效滤除，并对进入本装置的气体中的细菌进行灭菌。其灭菌机制为：①滤除灰尘、细菌。利用物理手段将灰尘、细菌等进行滤除，与紫外线一起对空气进行灭菌，并能有效降低灰尘对紫外线灯管光照强度的影响程度。该消毒机的滤网经过清理后可以多次利用。②高强度紫外线杀菌。利用低臭氧紫外线灯管的有效组合，以形成高强度紫外线杀菌装置，使室内空气循环经过紫外辐射区，最终达到理想的杀菌效果。③静电吸附杀菌。利用静电场对空气中的微生物进行拦截和杀灭，并配合高强度紫外线对空气进行循环持续消毒杀菌。

2. 静电吸附式空气消毒机　利用静电吸附的原理，利用高频、高电压、恒定电流的电压，产生正离子效果。当正电荷达到一定程度时，能穿过细胞的外壁，侵入到细胞中，使细胞中的电解质破裂，使细胞膜破裂，从而使微生物死亡。由于高压静电场的存在，在使用时要特别注意周围环境。使用方法：根据房间的大小和生产厂家提供的安装要求来决定所需安装数量。静电吸附式空气消毒机操作简单，程控自动运行，设定开、关机时间，可实现面板操作与遥控器操作的双重控制。

3. 其他原理的空气消毒净化机　纳米光催化空气消毒净化机（可在人员活动状态下连续

消毒)、等离子体空气消毒净化机（对人员和环境的影响有待进一步评估）。

二、化学方法

（一）气溶胶喷雾法

1. 消毒原理　气溶胶喷雾器可将消毒剂溶液雾化成直径小于 20μm 的微粒，在空气中均匀雾化，无死角，最终形成消毒剂浓雾，并与空气中的微生物颗粒充分接触，可以对室内空气、暴露物、隐蔽物等进行灭菌，从而达到杀灭空气和物体表面微生物的目的。

2. 适用范围　在室内无人的情况下可进行室内空气终末消毒。

3. 消毒方法　在喷雾器插口处安装软管，将喷头插入导气管另一端，将药瓶旋入喷头，接上电源即可进行喷雾。消毒前要将门窗关上，形成密闭空间。消毒时要按照先上后下，先左后右，由内而外，喷洒均匀。待达到一定作用时间后，打开门窗通风，去除残留物。

4. 常用化学消毒剂

（1）过氧乙酸

1）使用方法：过氧乙酸通常是二元包装，冰乙酸和硫酸的混合液是 A 液，过氧化氢是 B 液，在使用前，根据产品说明书的要求，将 A、B 两种液混合在一起并在室温条件下放置 24h，使用 0.5% 过氧乙酸气溶胶喷雾。用量 20～30ml/m³，作用时间为 1h。

2）注意事项：过氧乙酸是一种不稳定的物质，它的溶液很容易被分解，所以在使用前要先确定它的有效含量，在原液浓度低于 12% 时不可使用。稀释液临用前配制。配制本品时，避免与碱、有机物质混合。本品具有极强的腐蚀性，对多种金属及有机化合物有极强的腐蚀和漂白作用。当接触到高浓度溶液时，注意不要溅到眼睛和皮肤黏膜，一旦溅到，立即用水冲洗干净，在情况必要时应采取相应处理防护措施。

（2）过氧化氢

1）使用方法：3.0% 过氧化氢气溶胶喷雾。用量 20～30ml/m³ 对室内空气进行消毒，作用时间为 1h。

2）注意事项：过氧化氢应存放在通风、阴凉的地方，用前应测定有效含量。稀释液不稳定，容易分解，应在临用前配置。配制本品时，避免与还原剂、碱、碘、高锰酸钾等强氧化剂混合。过氧化氢可腐蚀多种金属，并对织物有一定漂白作用。使用高浓度溶液时，注意不要溅到眼睛和皮肤黏膜，一旦溅到，立即用水冲洗干净。

气溶胶喷雾法空气消毒注意事项：喷雾有刺激性或腐蚀性消毒剂时，消毒人员要做好个人防护工作，戴上防护手套和口罩，必要时要带上防毒面罩和护目镜，并穿上防护服。在进行室内喷雾时，要对可能受到侵蚀的监视器、显示器等物品提前做好覆盖。气溶胶喷射难以浸润到物品的表面，在灰尘比较多的地方和隐蔽的地方，应先对其清洁并令其得到充分暴露，或者增加喷量，也可得到类似效果。在对物体表面进行消毒的时候，喷雾距离要超过 1.5～2m，避免局部药量过多或者喷雾不均匀。

（二）熏蒸法

1. 消毒原理　由于化学消毒剂具有挥发性，通过在室内加热等方式，使化学消毒剂挥发，从而达到灭菌的目的。

2. 消毒方法　使用 15% 过氧乙酸（7ml/m³）加热蒸发。在 60%～80% 相对湿度下，对细菌繁殖体过氧乙酸用量按 1g/m³ 计算，熏蒸 2h。

3. 注意事项　使用的化学消毒剂必须具有卫生许可批件。消毒前应检查室内密闭性，如发现有缝隙，应及时封好，防止化学消毒剂气体泄漏。在消毒过程中，房间里必须处于无人状态。盛放药物的容器应足够大且不会被腐蚀。消毒房间应保持适当的温度、湿度。化学消毒剂配比、浓度适宜。要保证足够的消毒持续时间。消毒完毕后，需进行充分通风换气，人员才能进入室内。

（三）臭氧消毒

知识拓展

臭氧是一种强氧化剂，利用氧化作用杀菌。要求臭氧浓度达到 20mg/m³，在相对湿度≥70% 条件下，消毒时间≥30min。消毒时必须保证室内处于无人状态。消毒后应开窗通风≥30min，且室内闻不到臭氧气味时才可进入。

（曾　娟）

第二篇 老年人医疗照护技能

第七章 皮肤照护

学习目标

随着年龄的增长，皮脂腺分泌水平下降，水分大量丢失，皮肤会出现干燥、瘙痒、弹性减退等衰老症状。加之心脑血管疾病、糖尿病、肠道疾病、多重用药等综合因素影响，老年人皮肤耐受性下降，更容易发生多种皮肤损伤。其中以老年皮肤瘙痒、失禁性皮炎、压力性损伤等最为常见。皮肤问题严重影响着老年人的身体健康和生活质量，且经济负担和家庭照护负担加重。因此，对老年人皮肤照护应该做系统的危险因素筛查，提高照护人员的认知水平，及时采取有效的护理干预，降低其发生率及患病率。

第一节 皮肤瘙痒的照护

随着年龄的增长，老年人皮肤和器官也随之衰老，老年皮肤瘙痒常频繁发作且病程较长，一般仅有皮肤瘙痒而无明显原发疹。皮肤瘙痒的出现会大大降低老年人舒适度，增加皮肤发生感染的概率，严重影响老年人生活质量。掌握老年人皮肤瘙痒的照护技术，对提高老年人舒适度和生活质量尤为重要。

一、老年皮肤瘙痒症的定义

老年皮肤瘙痒症是一种由于皮脂腺功能减退、皮肤干燥和退行性萎缩而引起的仅有皮肤瘙痒而无明显原发性损害的皮肤病。一般年龄≥60岁，每日或几乎每日瘙痒持续6周以上，可累及全身或局部皮肤。

临床中男性多于女性。瘙痒一般表现为阵发性，夜间尤为严重。其主要病因是由于皮肤干燥、变薄，出现糠状脱屑。若经常搔抓将会出现严重的血痂和抓痕，也可出现色素沉着、苔藓样变、湿疹样变等，甚者出现皮肤感染。

二、老年皮肤瘙痒症的发病机制

老年皮肤瘙痒症由多种皮肤疾病和系统性疾病引起,也可作为一种独立的疾病。目前发生机制并不清楚,是多种递质及信号通路共同参与的复杂过程。

三、老年人皮肤瘙痒的影响因素

（一）环境因素

当季节变化,室内外温度差较大时,皮肤受过热及过冷刺激容易引起皮肤瘙痒。粗糙的衣物、化纤床品、皮毛质地的用品等也容易刺激皮肤,而产生瘙痒症状。老年人最常见的皮肤瘙痒多由皮肤干燥产生,秋冬季尤为多见。因秋冬季空气干燥,湿度低下,致使皮肤干燥,皮肤的屏障功能降低,对外来的刺激容易发生反应。

（二）感染因素

日常生活环境中存在大量的病菌及寄生虫,常常会促使皮肤出现局限性的感染及瘙痒,而这种瘙痒多以外阴部及肛门周围瘙痒为主。其中,肛门瘙痒与肛瘘、痔疮及滴虫病等有关,阴囊瘙痒与局部摩擦及出汗有关。

（三）饮食因素

咖啡、浓茶、烟酒、海鲜、辛辣食物刺激也会导致皮肤瘙痒。因此,建议老年人饮食要清淡,多食新鲜水果、蔬菜,避免食用易致敏食物如螃蟹、小龙虾、芒果、芹菜、核桃等。

（四）其他因素

除上述原因外,肿瘤、糖尿病、变态反应、神经功能障碍、胆道疾病等也可能引起老年人皮肤瘙痒。老年人使用阿司匹林、巴比妥类、阿片类、青霉素、静脉造影剂及某些抗真菌药等都是引起老年皮肤瘙痒的常见原因。

四、处理原则

处理原则包括寻找病因、迅速脱离接触物、积极对症处理。

（一）治疗原发病

积极消除引起皮肤瘙痒的原因。排查老年人是否患有肝病、肾病、糖尿病、胆道疾病等,基础疾病控制不好皮肤瘙痒症状将可能持续存在。

（二）药物治疗

瘙痒局部可外用皮肤屏障保护剂如维生素E、硅油等,也可以外用止痒制剂如炉甘石洗剂（含薄荷、樟脑的乙醇制剂或霜剂）及表面麻醉剂（如利多卡因、丙胺卡因或普鲁卡因）等。若局部用药不理想可以全身用药如口服抗组胺药氯雷他定、西替利嗪、非索非那定等。具体用药需遵医嘱。

（三）物理治疗

药物治疗配合物理治疗可更好地缓解老年人皮肤瘙痒症状。常用的有黑光治疗、红波红光治疗。黑光治疗可修复人体细胞,使老年人表皮细胞达到或接近正常分化；对于抓痕渗出明显的瘙痒症,可以选择红波红光治疗,有消炎、抗感染的效果。物理治疗需在专科医生和治疗师的指导下进行。

五、护理措施

（一）皮肤护理

1. 皮肤清洁　选择中性的沐浴液或只用清水洗澡,除炎热夏季外,每周洗澡1~2次即可,水温控制在30~37℃；每次洗澡时间15~20min。搓澡力度不宜过大,洗澡后应轻柔擦干多余水渍后涂抹润肤剂,保持皮肤湿润度,能较为有效的缓解皮肤瘙痒。

2. 定期修剪指甲　协助老年人定期修剪指甲,必要时戴手套限制搔抓。瘙痒时可用指腹轻柔摩擦止痒,以防因瘙痒而抓破皮肤造成感染。

3. 个人卫生　平时应做好个人卫生,定期为老年人居住场所除螨除尘,保持床铺干净整洁,减少尘螨刺激皮肤。穿一些宽松、柔软的衣服,材质以透气棉质为主。卧床老年人用34～36℃的温水清洗皮肤,及时更换污染和潮湿的衣物。

（二）饮食护理

1. 制订膳食计划　根据老年人的饮食习惯制订合理的膳食计划,饭菜需注重色香味俱全,多食用富含维生素的食物,如胡萝卜、西红柿、卷心菜、芝麻油、橙子等。忌食油炸、烧烤等温燥的食物。

2. 避免刺激性食物　建议戒烟酒、浓茶、咖啡及一切辛辣刺激饮食。适度补充脂肪摄入量。

3. 多饮水　无其他禁忌情况下,指导老年人饮水量每日不少于1 500ml,多食粗纤维食物,保持大便通畅。

（三）心理护理

心理压力是引起和加重皮肤瘙痒的重要因素。由于老年人长期受到皮肤瘙痒的困扰,容易出现烦躁不安、抑郁、焦虑、急躁易怒等不良情绪。照护人员在此期间应多注意老年人的情绪变化,多一些关心和理解,与老年人保持良好的沟通。可以采取趣味活动、听音乐、看电视、聚会聊天等方式来转移老年人的注意力。对老年人实施精神安慰,随时解除老年人的顾虑使其保持良好的心情,从而让瘙痒的程度得到减轻,症状得到改善。

（四）用药护理

（1）依照病因及皮肤损害程度有针对性地展开治疗。遵医嘱使用止痒药,护士应了解药物的作用、不良反应、剂量、给药途径和目的,避免同一药物长期使用。

（2）注意观察皮损情况,指导、督促、协助老年人涂药,达到治疗的效果。

（五）健康教育

1. 合理作息　老年人必须保持充足的休息时间,生活作息须规律,睡前不饮咖啡、浓茶,注意劳逸结合。

2. 保持良好的起居环境　老年人居室内的温湿度适宜,避免环境干燥、日光曝晒、寒冷刺激等。秋冬季节注意保暖,若空气干燥,可使用加湿器。

3. 适量锻炼　老年人要进行适当的活动,增强免疫力,同时能够促进汗液分泌,有利于皮肤的营养吸收,使瘙痒的症状得到缓解。因糖尿病引起皮肤瘙痒的老年人可以通过药物、运动来控制血糖。可选择打太极拳、练气功、散步等活动。

4. 中医外治　瘙痒属中医"痒风""风瘙痒"范畴。老年人皮肤瘙痒或为湿热、风热蕴于肌肤,不得疏泄;或血虚肝旺,以致生风生燥所致。中医治当祛风止痒、清热除湿、养血润燥。中医治疗老年皮肤瘙痒应根据老年人的体质、皮损特点、自觉症状、舌脉、辨证选用中药内服、外用。背部游走罐及放血疗法有疏通经络、除湿止痒的功效。也可以通过中药泡洗,让药物渗入肌肤,达到滋养和止痒的作用。需在中医师的指导下完成治疗。

5. 正确选用护肤品　许多护肤品中都含有重金属物质,这些物质会强烈刺激皮肤,使瘙痒感增加,老年人应减少和避免使用,宜选择性质温和、成分简单的保湿剂护肤。

六、皮肤瘙痒护理操作

1. 皮肤瘙痒护理操作流程（表7-1）

表 7-1 皮肤瘙痒护理操作流程

流程	操作步骤	要点及说明
沟通与评估	1. 核对老年人床号、姓名、腕带 2. 评估老年人的病情、自理能力、局部皮肤情况、对局部用药的认识及合作程度 3. 环境清洁、无尘、宽敞、无人员走动,私密性良好 4. 向老年人和家属解释用药目的、注意事项	
准备	1. 照护人员准备:衣帽整洁,洗手,戴口罩 2. 检查所需物品:弯盘、棉签、皮肤用药、必要时备清洁皮肤用物(换药碗、棉球、一次性垫巾、0.5% 碘伏、0.9% 氯化钠溶液、无菌纱布)	
实施	1. 备齐用物携至老年人床旁,核实老年人的床号,姓名,腕带 2. 协助老年人取舒适体位,解释配合要点 3. 充分暴露皮肤瘙痒部位、患处铺垫巾 4. 使用温水和中性皮肤清洗剂清洁皮肤 5. 用药前,先用 0.9% 无菌生理盐水或无菌注射用水清洁病损处及周围皮肤 6. 仅有红斑、轻度脱屑的皮损,可直接涂药 7. 对于硬质肥厚的皮损,可先水洗再湿敷,湿敷创面时最好用无菌纱布,用无菌镊子拧至半干敷于患处 8. 病损皮肤上的异物、痂皮等可见物,应先清除;对不易除去的可见物,不可强行揭下,以免损伤皮肤,可试着借助湿敷或油膏小心清除;皮损部位有毛发的,需剃净或剪除毛发 9. 水疱或脓疱应在消毒情况下刺破疱膜,清除疱内容物再用药,使药物更好的发挥治疗作用 10. 药物涂抹的频次、时间,应遵医嘱或按照说明书的要求使用。不建议自行加减次数,外用药不宜长期涂抹 11. 溃疡及大片糜烂受损皮肤需用无菌纱布覆盖,并妥善固定 12. 协助老年人取舒适体位,说明用药目的,强调用药注意事项	1. 防止老年人着凉,保护隐私 2. 皮炎仅用清水清洁 3. 涂抹软膏、乳膏最好使用无菌棉签,药物不宜涂抹太厚
操作后处理	1. 整理衣物及床单位 2. 洗手,记录用药时间、效果,观察老年人用药后的反应(包括局部和全部情况)	

2. 皮肤瘙痒护理操作注意事项

(1)外用易致敏或刺激性较强的药物时,必须先询问过敏史及小面积试用,若无红斑、水肿、过敏反应后方可应用。长期全身应用刺激性强的药物时,应每日分部位涂抹,以防药物在同一个部位吸收后出现中毒反应。

(2)涂抹药物次数依据药品说明和病情而定,水剂、酊剂使用后需盖紧瓶盖,防止挥发。混悬液摇匀后再使用。

(3)同一部位涂抹两种或以上的外用药时,建议涂完一种药物后,至少间隔 30min 后再涂抹另一种药物。如果药液与药膏都需要涂抹,可先涂药液,待药液吸收后再涂抹药膏。

(4)间隔用药,乳膏、软膏交替时不需要清洗皮肤,洗剂、酊剂、粉剂交替软膏时需温水清洗皮肤后再使用。

第二节　失禁性皮炎的照护

老年人由于疾病、用药、消化功能异常等原因导致大小便不可控,皮肤长期受到尿液、大便浸渍,皮肤的屏障功能遭到破坏,造成失禁性皮炎。准确评估发生失禁性皮炎的危险因素,实施有效的预防和照护措施,能明显降低老年人失禁性皮炎的发病率和患病率,对提高老年人生活质量、减轻痛苦至关重要。

一、失禁性皮炎定义

失禁性皮炎是指皮肤长期或反复暴露于尿液和大便中所造成的皮肤损伤,伴或不伴有水疱。是一种发生在大小便失禁老年人身上的接触性刺激性皮炎。包括尿布疹、刺激性皮炎、潮湿浸渍损伤、会阴部皮炎等。

二、失禁性皮炎临床表现

失禁性皮炎主要包括皮肤红斑、皮温升高、皮肤破溃、继发感染、局部刺痛不适等症状和体征。

(1)皮肤红斑通常最初出现,呈粉红色或红色,界限不清,呈不完整的斑块或连续一大片。臀部皮肤红斑可呈镜面效应,左右对称。

(2)真菌感染的皮疹通常从中心部位向四周扩散,呈点状丘疹或脓疱。

(3)失禁导致的皮肤破损可呈水疱或大疱;表皮层溃烂,真皮层外露并伴随渗出。

(4)失禁性皮炎影响皮肤的范围不仅仅限于会阴(肛门与外阴或阴囊之间的部位),尿失禁会影响女性大阴唇或男性阴囊的褶皱,以及腹股沟褶皱;大便失禁首先会影响肛周部位的皮肤,臀裂,进而可向上延伸至骶尾部和背部,以及向下延伸至大腿后部。

三、发生失禁性皮炎的危险因素评估

(一)发生失禁性皮炎的主要危险因素

失禁类型(大便失禁、小便失禁、大小便失禁)、频繁发作的失禁(尤其是大便失禁)、使用封闭性产品、皮肤状况差(如衰老、使用糖皮质激素、糖尿病)、移动能力受限、认知水平下降、个人卫生无法自理、疼痛、体温升高(发热)、药物(抗生素、免疫抑制剂)、营养状况差、严重疾病。

(二)失禁性皮炎风险评估工具

会阴皮肤评估工具(perineal assessment tool, PAT)由 Nix 于 2002 年提出,评估导致失禁性皮炎的危险因素(表 7-2)。PAT 量表由 1 分、2 分、3 分三类,总共 4～12 分,分数越高表示发生失禁性皮炎危险性越高。总分在 4～6 分属于低危险;7～12 分属高危险。

表 7-2　会阴皮肤评估工具(PAT)

评估项目	1分	2分	3分
刺激物类型及强度	有/无尿液和成形粪便	有/无尿液和软便	有/无尿液和水样便
刺激时间	床单、尿布至少或少于每8h更换1次	床单、尿布至少每4h更换1次	床单、尿布至少每2h更换1次
会阴部皮肤状况	皮肤干净、完整	红斑、皮炎合并或不合并念珠菌感染	皮肤剥落、糜烂合并或不合并皮炎
影响因素:低白蛋白、感染、鼻饲营养或其他	0～1个影响因素	2个影响因素	3个(含)以上影响因素

（三）失禁性皮炎风险评估时机及频率

老年人入院 2h 内进行初次评估，之后根据失禁发生的频率及其他危险因素确定评估时间，建议每班评估。

（四）发生失禁性皮炎的风险部位

尿液、大便浸渍到的部位，都是发生失禁性皮炎的风险部位，可划分为 14 个区域：生殖器（阴囊/阴唇）、生殖器与大腿之间右腹股沟皱褶、生殖器与大腿之间左腹股沟皱褶、下腹部/耻骨弓、右大腿内侧、左大腿内侧、肛周皮肤、臀沟（臀部之间的皱褶）、左上方臀部、右上方臀部、左下方臀部、右下方臀部、左大腿后部、右大腿后部。

（五）失禁性皮炎评估内容

评估皮肤颜色、温度、软硬度改变，有无浸渍、红斑、水疱、脓疱、溃烂、皮肤剥脱、真菌或细菌性皮肤感染的迹象，有无烧灼、疼痛或瘙痒感。

四、失禁性皮炎预防

（一）处理失禁

（1）对老年人进行全面评估，明确失禁病因，针对病因建立全面的护理计划。治疗可逆的病因通常使用非侵入性行为干预，如营养、液体摄入管理、如厕技巧等。

（2）对于能走动或外出坐轮椅大小便失禁的老年人，可以应用纸尿裤之类的吸收性失禁产品，也可根据需要留置导尿管（留置尿管有感染风险，是不得已而采取的最后手段）。液体大便处理可选用大便失禁管理套件实现，或使用集粪袋收集粪便。若管理效果不佳，可请失禁专家给予专科治疗。

（二）实施结构化皮肤护理方案

1. 清洗　目的是清除尿液及大便，在涂抹皮肤保护剂之前实施，清洗频率视老年人个体耐受度和失禁具体情况决定。清洗皮肤的原则包括：每天或在每次大便之后清洗。力度温和，尽量减少摩擦，避免用力擦洗皮肤。避免使用碱性肥皂或清洗剂。选择 pH 接近正常皮肤的免冲洗皮肤清洗液或含有清洗液的湿巾。选用柔软的一次性无纺布。用温和的方式使皮肤变干。

2. 保护　目的是避免或尽量减少皮肤暴露于尿液、大便、潮湿环境中，或减少皮肤摩擦。清洗后选用皮肤保护剂锁住角质层的水分。涂抹频率为每 8h 或每 12h 1 次。目前保护剂种类有：粉剂类、膏剂类、液体类及无痛皮肤保护膜。

3. 皮肤保护剂的应用　通常选用皮肤保护膜和造口护肤粉联合应用预防和治疗轻度失禁性皮炎。预防时的具体使用方法：清洁之后晾干皮肤。均匀地将皮肤保护剂涂抹或喷洒于皮肤表面，15～30s 皮肤保护剂会自然形成一层皮肤保护膜。皮肤轻度糜烂或表皮溃疡时的具体使用方法：皮肤清洁后晾干，将造口护肤粉均匀喷洒于皮肤糜烂或溃疡部位，扫去多余的粉末。均匀地将皮肤保护剂涂喷于皮肤表面，15～30s 后皮肤保护膜形成，30s 后同样的方法再涂喷一层皮肤保护剂。每次使用前必须彻底清洗皮肤。

4. 修复　选用具有皮肤修复功能的敷料，如造口护肤粉或润肤剂填补皮肤屏障间的小裂缝，达到修复表皮的目的，维持和尽快修复皮肤屏障保护功能。

（三）失禁产品的选择

选择型号合适、吸收性和透气性良好的产品预防失禁性皮炎。如一次性护理垫巾、假性接尿器、一次性尿液收集器、大便失禁管理套件、造口袋、卫生棉条等收集管理排泄物。

（四）健康宣教

（1）对老年人及其照护人员进行失禁性皮炎相关知识教育，告知发生失禁性皮炎的危险因素及具体预防知识，提高老年人及其照护人员的相关认知，主动参与自我护理。

（2）对老年人进行心理疏导和饮食指导，建议以五谷、肉类、奶类和纤维素合理搭配，首选肠内营养。并对老年人进行个体营养监控和指导。

（3）选择宽松、纯棉质的衣服，及时清理脏污的衣服。鼓励大小便失禁老年人早期活动。

五、失禁性皮炎的分级处理

（一）轻度

皮肤完整，轻度红斑和不适。处理：清洗会阴部皮肤并晾干，将护肤粉均匀喷洒在局部皮肤，以免皮炎进一步加重。

（二）中度

皮肤发红、剥脱，大小水疱或小范围部分表皮层受损，伴有刺痛或不适。处理：首先积极治疗老年人的大小便失禁，及时清洗，尽量避免大小便浸渍。选用造口护肤粉和皮肤保护膜促进愈合并保护皮肤。局部严重溃疡时，按照溃疡换药处理，建议选择超薄性水胶体等敷料保护创面，每2～3天更换1次，直至愈合。

（三）重度

皮肤变暗或呈深红色，大面积皮肤剥脱受损。在治疗老年人大小便失禁的基础上，对有较多渗液或出血的皮肤创面内层选用藻酸盐敷料吸收渗液，外层用泡沫敷料固定，根据渗液量多少决定更换敷料的时间，积极处理创面直至愈合。

六、失禁性皮炎护理操作流程（表7-3）

表7-3　失禁性皮炎护理操作流程

流程	操作步骤	要点及说明
沟通与评估	1. 核对老年人床号、姓名、腕带 2. 评估病情、失禁类型、程度及失禁分级，评估心理状况和合作程度 3. 环境评估：安静、清洁、明亮、温湿度适宜、通风良好、私密性良好、必要时使用屏风或围帘遮挡	
准备	1. 照护人员准备：衣帽整洁，洗手，戴口罩 2. 用物准备：无菌手套、棉签、换药碗、弯盘、卫生纸、清洁柔软棉质毛巾两条、专用小盆（内盛温水）、一次性垫巾、手消毒液，必要时备屏风	根据皮炎分级对症准备敷料及护理用品
实施	1. 备齐用物携至老年人床旁，核实老年人的床号，姓名，腕带 2. 协助老年人取舒适体位，解释配合要点 3. 充分暴露皮肤受损部位 4. 洗手、戴手套，用软卫生纸轻轻擦拭尿便后，以轻拍方式用温水由外向内清洗肛周皮肤 5. 轻度 IAD 处理：铺一次性垫巾、放置弯盘，用 0.5% 碘伏消毒，0.9% 氯化钠溶液清洗皮炎处，用无菌纱布蘸干皮肤，造口粉均匀喷洒在局部 6. 中度 IAD 处理：清洗会阴部皮肤后将造口护肤粉均匀喷洒在局部，涂喷一层皮肤保护膜，待干后再涂喷一层皮肤保护膜 7. 重度 IAD 处理：粘贴超薄性水胶体敷料，每2～3天更换1次，直至创面愈合，对有较多渗液或出血的创面内层选用藻酸盐敷料，外层选用水胶体或泡沫敷料固定，根据渗液多少决定更换敷料的时间，直至创面愈合	1. 暴露皮炎部位，保护老年人隐私，酌情遮挡 2. 根据病情及失禁类型、程度，个性化选择尿或/和大便收集用具 3. 关注老年人疼痛感，体现人文关怀
操作后处理	1. 整理用物 2. 洗手，记录操作时间、观察老年人的反应（包括局部和全身情况）	1. 记录老年人失禁情况 2. 换药过程及时间

第三节 伤 口 照 护

由于手术、外伤、意外等原因导致各类伤口的老年人越来越多,但有些老年人因营养物质的摄入不足、吸收减少,表皮细胞更新代偿的速度减慢,真皮和皮下物质减少,造成伤口迁延不愈,从而严重影响老年人的生活质量。及时规范的伤口管理和照护,能缩短伤口愈合时间,降低伤口并发症的发生。

一、伤口定义

伤口是正常皮肤组织在外界致伤因子如手术、外力、热、电流、化学物质、低温以及机体内在因素如局部血液供应障碍等作用下所导致的损害。常伴有皮肤完整性的破坏以及一定量正常组织的丢失,造成皮肤的正常功能受损。

二、伤口的分类

1. 根据受伤的原因　分为机械性或创伤性伤口、热损伤和化学性损伤伤口、溃疡性伤口、放射性损伤伤口。

2. 根据伤口颜色　分为红色伤口、黄色伤口、黑色伤口和混合伤口。

3. 根据损失深度　分为浅层伤、半层伤和全层伤。

4. 根据伤口愈合时间　分为急性伤口和慢性伤口。

(1)急性伤口:指突然形成,能自愈的伤口或能正常较快愈合的伤口。此类伤口如择期手术切口、皮肤擦伤、Ⅱ度烧伤、烫伤伤口等。

(2)慢性伤口:多指无法通过正常有序和及时的修复过程达到解剖和功能上完整状态的伤口,借助外力而不能正常愈合的伤口。临床上多指经 1 个月以上治疗未能愈合,也无愈合倾向的伤口。老年人常见的慢性伤口如压力性损伤、下肢动静脉溃疡、糖尿病足溃疡等。且慢性伤口常伴有异味、疼痛、渗液等问题。老年人又因组织修复及细胞再生能力弱,基础疾病多,机体营养问题等致使伤口迁延不愈从而形成慢性伤口,治疗难度加大。

三、伤口的评估

伤口的评估是为了梳理伤口的致病原因、影响伤口愈合的因素、伤口的特点。根据评估结果制订相应的照护方案,包括整体评估和局部评估。

(一)整体评估

1. 生理因素　随着年龄的增长,人体组织细胞增殖减弱,皮肤附属器功能退化、萎缩,不仅使老年人伤口愈合的速度减慢,同时也使损伤的风险增加。

2. 组织血流灌注不足　由于周围血管病变导致局部组织缺血缺氧,不能进行正常的营养交换,输送氧气,导致局部溃疡、坏死。组织在低氧状态下细胞活性减弱,伤口愈合能力下降,常见于老年人的心脑血管疾病、有长期不良嗜好如吸烟、大量饮酒等。

3. 神经和免疫系统受损　如糖尿病、恶性肿瘤等造成神经组织不可逆的损害,使老年人感觉神经和运动神经受损,对刺激感觉缺如或消失,活动能力下降,血液流速减慢、回流不畅,继发组织水肿、皮肤破溃,加之外界细菌和病毒的侵害,导致伤口局部或全身感染。

4. 营养不良　伤口愈合的各个阶段都离不开细胞的增殖,充足的营养能为细胞的快速健康生长提供强而有力的支持。了解老年人近期(近 3 个月)体重变化、进食情况、观察皮肤肌肉情况等进行初步判断;通过计算老年人的体重指数进行营养状态评估。例如,一位老年人体重 43kg,身高 1.65m,计算 BMI=15.8,为体重过轻。生物电阻分析、实验室检查也可以用于评估老年人的营养状态。

5. **免疫系统** 临床中某些疾病导致老年人免疫系统受损,如癌症、蛋白质合成受阻、白细胞计数减少等,容易引起感染,从而影响伤口愈合。

6. **使用某些药物** 某些抗生素、化疗药及糖皮质激素等,这些药物通过抑制伤口愈合炎症期毛细血管的形成,抑制成纤维细胞的增生及胶原的合成,从而影响伤口的愈合。接受抗凝治疗的老年人,凝血功能低下影响伤口出血和凝血阶段,延缓伤口愈合时间,增加伤口感染机会。

7. **心理社会因素** 老年人面对自身伤口、伤口迁延不愈、伤口分泌物异味等,如果得不到家人和社会的支持,出现情绪低落,也会影响伤口的愈合。

（二）局部评估

1. **伤口大小** 最常用的是线状测量法,使用一次性带刻度的伤口测量尺测量伤口最长和最宽处,长度的测量与人体的长轴平行,宽度的测量与人体的长轴垂直,统一测量后以厘米（cm）为单位进行记录。

2. **伤口位置** 即伤口所发生在人体的解剖位置,如左侧髋部压力性损伤。

3. **伤口床的颜色评估** 可分为红色、黄色、黑色和混合色伤口。常用颜色所占的百分比进行描述,一般用4分法即25、50、75、100表示。例如,左侧髋部伤口内黄色组织25%,红色组织75%。

4. **伤口渗液量评估** 伤口大量渗出是指伤口24h渗出量>10ml;伤口中量渗出是指伤口24h渗出量在5~10ml之间;伤口少量渗出是指伤口24h渗出量<5ml;伤口无渗出即伤口敷料干燥。

5. **伤口气味评估** 伤口换药时嗅到伤口气味。正常伤口无异味;腐臭味提示伴有革兰氏阴性菌感染;腥臭味提示伴有铜绿假单胞菌感染;恶臭味提示伴有混合感染。必要时留取伤口分泌物进行细菌培养。

6. **伤口边缘及周围皮肤评估** 评估内容包括伤口边缘是否与伤口基底分离、向内卷曲等;同时评估伤口周围皮肤颜色、温度、浸渍、糜烂等。例如,伤口周围存在红、肿、热、痛提示有感染存在;伤口周围呈灰白潮湿,提示伤口周围皮肤长期受渗出液的浸渍。

7. **疼痛评估** 与伤口相关的疼痛是伤口变化的一种信号,应及时关注老年人伤口疼痛,找出伤口疼痛的原因并及时处理。伤口护理时要进行疼痛的评估,在操作前和操作过程中均需评估老年人的疼痛并进行记录。鼓励老年人对疼痛的表达,转移老年人的注意力,必要时使用药物等来控制疼痛。

四、伤口的处理

（一）急性伤口处理

1. **擦伤** 擦伤只是表皮受伤,伤势一般较轻。可用伤口黏膜消毒剂消毒伤口及伤口周围皮肤。若伤口周围有污物,则应利用生理盐水冲洗后再消毒换药。

2. **裂伤** 若伤口较小,周围皮肤未被污染,且没有明显的出血,可用伤口黏膜消毒剂消毒局部并换药。若是出血明显的大裂伤、割伤或是面部伤口,应在用初步消毒处理后,及时前往专科进一步清创、缝合等。

3. **刺伤** 细长的针、钉子、刀、木刺等造成的伤口小而深且怀疑存在异物滞留时,应尽快由专科进行诊治。

4. **砸伤或挤压伤** 砸伤或挤压伤后,若局部皮肤只出现轻度红、肿痛,无皮肤破损,可先观察,暂不处理。若出现表皮层破损,可按擦伤进行处理;若出现大面积皮肤瘀青、破损或剧烈疼痛,应尽快由专科医生进行诊治。

（二）慢性伤口处理

老年人伤口迁延不愈,应及时规范治疗。改善或去除导致伤口不能愈合的因素,再进行局部治疗,如外科清创、选择正确的伤口敷料、全身或创面局部药物治疗等。

1. 伤口局部处理原则

(1) 坏死组织:对伤口进行评估,如果存在坏死组织则需进行清创,包括冲洗伤口、消毒、清除坏死组织。

(2) 感染或炎症:伤口感染会阻碍肉芽组织的生长和伤口的愈合。必须使用消毒抑菌药物控制感染,如局部涂抹药膏或口服抗生素等。

(3) 湿性平衡:湿润环境有利于上皮细胞移行,加快伤口愈合速度。选择适合的敷料对渗出液进行有效管理,控制水分的吸收和蒸发,从而保持湿性平衡。

(4) 伤口边缘:伤口愈合的最后一个关键是伤口收缩。细胞功能性障碍或生化失衡会阻碍创面细胞移行,致使创面无法闭合。因此,通过药物和敷料来改善创缘环境、刺激创面细胞移行促进伤口愈合。

2. 伤口整体管理注意事项

(1) 营养护理:营养不良会延缓伤口愈合,存在伤口的老年人需摄入足够的热量、蛋白质,还需要补充维生素 A、维生素 B、维生素 C 及矿物质,否则无法形成胶原纤维及肉芽组织,会延缓和阻碍伤口愈合。

(2) 心理因素:心理因素对伤口的愈合有着直接或间接的影响。焦虑和抑郁会直接影响个体的内分泌和免疫功能;负性心理因素也会延迟伤口的愈合。

(3) 支持系统:亲情关怀和经济支持是促进老年人伤口愈合的重要因素。

五、伤口敷料的选择

选择合适敷料能为伤口提供最佳的愈合环境。伤口敷料通过物理或化学特性发挥作用。溶解坏死组织使伤口愈合的周期缩短,且能有效隔绝外界细菌与创面的接触,减少创面感染机会,减轻老年人的痛苦。

(一) 伤口敷料选择考虑因素

根据伤口大小、所处的解剖位置选择敷料尺寸、形状和黏性强度;根据伤口深度、渗出量、有无感染、腔道等选择减压引流、加压包扎及填充敷料类型。

(二) 常用伤口敷料选择

1. 传统纱布敷料 容易吸收血液和体液。

优点:使用方便,经济实惠。

缺点:换药时易出血,换药次数频繁;易粘连创面,造成二次损伤;密封性差,细菌易侵入。

2. 油纱敷料 覆盖肉芽组织,止血填塞及感染伤口引流。

优点:黏性低,有保湿作用,可裁剪,顺应性好。

缺点:不能吸收渗液,易造成浸渍,需要两层敷料固定。

适应证:擦伤、挫伤、烧烫伤。

3. 透明薄膜敷料 属半通透性敷料,氧及少许水蒸气可自由通透,能阻隔水、灰尘和细菌,使皮肤透气。

优点:直观查看伤口状况,隔离液体、细菌,贴合舒适。帮助自溶清创、减少摩擦。可随意修剪,多用于加固的两层敷料。

缺点:不具有吸收性,可能会粘到伤口基底部,渗液滞留易造成皮肤浸渍。

适应证:部分皮层受损伤口、干净硬痂坏死伤口、极少或没有渗出液伤口,注射穿刺部位的固定敷料。

禁忌证:感染伤口、渗液伤口、深部组织缺失伤口、脆弱皮肤状态。

4. 水凝胶 片状或无定型凝胶,半密闭性、为伤口提供冷却和镇静效果,使伤口湿润及促进白细胞和巨噬细胞活化,达到自溶清创。

优点:提供湿润环境,自溶清创。用于黑痂清创,上皮移行及肉芽生长,不沾伤口且容易清除。可镇痛,更换敷料不损伤伤口。糊状凝胶可填充空洞伤口。

缺点:含水量高,不宜用于渗出多的伤口和感染伤口。不能阻碍细菌侵入,需要外层敷料固定。

适应证:部分或全皮层伤口、黑痂坏死性伤口、Ⅰ～Ⅳ期压力性损伤、烧伤和放射性伤口。

禁忌证:渗液量多的伤口。

5. 水胶体敷料

优点:可帮助自溶清创,具有自黏性,可裁剪,不粘伤口、保温、舒适,降低和缓解疼痛。

缺点:多不透明,不易观察伤口,残胶不易去除,有异味而易误判为感染,不及时更换可浸渍周围皮肤。

适应证:部分皮层伤口、黑痂伤口、少量和中等渗出伤口,表皮烧烫伤、晒伤、擦伤和放射性伤口,压力性损伤的治疗和预防。

禁忌证:Ⅲ度烧伤、感染伤口、腔洞伤口和潜行伤口。

6. 泡沫敷料 医用聚氨酯经 3D 发泡技术而成,单层或多层有黏性及非黏性,具有保湿、隔离、不粘连和减压作用。

优点:舒适,容易使用和移除,根据吸收状况更换敷料,最多可使用 7d。可根据伤口进行选择和裁剪。

缺点:用于少量渗液时可能造成伤口脱水,有腔洞伤口必须配合其他敷料使用,不正当使用可能造成周围皮肤浸渍。

适应证:部分或全层伤口、渗液伤口、感染伤口、自溶清创、气切伤口。

禁忌证:Ⅲ度烧伤、干燥坏死组织。

7. 抗菌敷料 藻酸盐银、泡沫银、亲水纤维银、液体银敷料。

优点:控制细菌依附、有效对抗微生物。

缺点:可能造成过敏。

适应证:感染性伤口、脓肿等。

禁忌证:银过敏,正在进行化疗以及做磁共振、X 线检查的人群。

8. 藻酸盐敷料 天然藻酸植物中提取。接触到伤口渗液会变成保湿凝胶,能吸收自身重量 18～22 倍渗液,不粘连,可降解。

优点:快速、大量吸收渗液,诱导血小板活化,起到止血,加速愈合的作用,强大的吸收能力可减少敷料更换频次。

缺点:需要外层敷料固定,使用不规范或造成皮肤周围浸渍。

适应证:大量渗液伤口,可填塞潜行部位。用于感染伤口、手术伤口止血,Ⅲ～Ⅳ期压力性损伤。

六、伤口换药操作流程(表 7-4)

表 7-4 伤口换药操作流程

流程	操作步骤	要点及说明
沟通与评估	1. 核对老年人床号、姓名、腕带	确认老年人身份
	2. 评估老年人合作程度,疼痛评分	
	3. 评估伤口局部情况	
	4. 环境评估:环境整洁,明亮,温湿度适宜,私密性良好	
	5. 向老年人解释,告知换药目的和配合方法	

流程	操作步骤	要点及说明
准备	1. 照护人员准备：衣帽整洁，洗手，戴口罩 2. 用物准备：治疗车上层：执行单、弯盘、治疗巾、无菌换药包（适量生理盐水棉球、碘伏棉球、干棉球、纱布、镊子）、胶布、无菌手套 治疗车下层：感染性垃圾桶、生活垃圾桶及利器盒，必要时使用屏风	
实施	1. 备齐用物携至老年人床旁，核实老年人的床号，姓名，腕带 2. 调节室温，关闭门窗，屏风遮挡，保护隐私 3. 安全与舒适：协助老年人取舒适的体位，暴露换药部位 4. 铺治疗巾，将弯盘放置在靠近伤口边缘处 5. 戴清洁手套，移除胶布与敷料。①戴上清洁手套，一手固定皮肤，另一手由胶布两侧向伤口的方向轻撕下胶布，抓住敷料最外层，并将其去除。如外层敷料粘连较紧，可先用生理盐水浸湿后再去除。②将外层敷料抓在手上，脱下手套，包起来后丢入感染性垃圾桶中。③带上无菌手套，用无菌镊子取下内层敷料，若敷料粘连伤口，用生理盐水浸湿后再去除。④检查取下的敷料，了解气味与伤口渗液等情况 6. 清洁伤口：无菌镊子夹生理盐水棉球由内向外环形旋转清洗至直径大于伤口 5cm 处（如感染伤口应根据细菌培养的结果选用消毒杀菌药物） 7. 用无菌纱布吸干伤口表面的清洗液 8. 再用碘伏棉球由伤口中央向外做环形消毒（清洗与消毒区域大于伤口范围 5cm），每次消毒擦洗后将棉球放于弯盘内 9. 待伤口周围碘伏干燥后，取大小适中的无菌纱布覆盖于伤口上，纱布要盖住伤口周围 5cm 左右，一旦放置纱布，切勿再移动 10. 胶布固定敷料（粘贴胶布的方向应与肌肉走向成垂直，稳固性好） 11. 协助老年人取舒适体位 12. 询问老年人有无不适，告知相关注意事项（告知老年人及照护人员注意保持伤口敷料清洁干燥，敷料潮湿时应当及时更换） 13. 操作后再次核对老年人床号，姓名，腕带	1. 动作熟练，轻巧 2. 适当沟通，了解老年人换药感受 3. 严格执行无菌操作
操作后处理	1. 整理床单位，用物处置 2. 洗手，记录操作时间，老年人的反应，伤口情况	

第四节　造　口　照　护

随着人类寿命的延长，疾病谱的变化，老年人造口手术呈逐年增长。肠造口或是泌尿造口都是为了能将身体排泄物顺利引流至体外。做好造口护理对提升造口老年人生活质量非常重要。本节主要阐述老年人肠造口照护。

一、肠造口的定义

肠造口是指某些肠道疾病需要外科手术治疗，对肠管进行分离，将肠管的一端引至体表，翻转缝合于腹壁上，形成肠造口，达到肠道减压，减轻梗阻，保护远端肠管吻合，及排泄粪便的目的。

二、老年人肠造口周围常见并发症的处理

（一）肠造口狭窄

1. 概念　肠造口开口细小，难以看见肠黏膜，或造口开口正常，指诊时肠管周围组织紧

缩,手指难以进入,称为肠造口狭窄。肠造口狭窄易致排泄物排空不畅,粪便变细,严重者会出现不完全性肠梗阻症状。

2. 原因

(1)手术原因:手术时皮肤层和腹壁内肌肉层开口太小、肠造口位置不当以及血液循环不佳、术后感染。

(2)非手术原因:肠造口下端结肠扭结、组织坏死引起纤维化、肿瘤细胞增生从而压迫肠管、皮肤或肌膜瘢痕化。

3. 处理方法(保守治疗即扩肛护理)

(1)手指扩肛:手指涂液状石蜡轻放入造口内 2~3cm 持续 2~3min,术后半年内每日 1 次,以后每周 1 次。

(2)扩肛器扩肛:在扩肛器表面涂抹液状石蜡,慢慢插入造口内。因肠管较脆弱忌选用锐器、坚硬物品(如笔帽)等进行扩肛。

(3)指导老年人按时排便。进食易消化食物,保持大便通畅,减少粗纤维摄入。

(4)建议行预防性手指扩肛护理。

(二)肠造口回缩

1. 概念 造口处与皮肤平齐或低于皮肤表面称肠造口回缩。肠造口回缩易引起排泄物外泄,导致造口周围皮肤粪水性皮炎等损伤。

2. 原因 早期多因为肠造口处黏膜缝线过早脱落、肠管过短或游离不充分、腹盆腔内炎症等引起。后期多因肠造口周围脂肪过多、造口位置不当、术后体重剧增、女性多胎生育史、体内有继发恶性肿瘤快速生长、伤口瘢痕化等导致。

3. 处理方法

(1)造口老年人应注意手术后体重控制,以免因腹部肥胖导致造口回缩。

(2)护理时建议使用凸面底盘+腰带方案,抬高造口根部,便于排泄物收集。

(3)严重者需行手术重建肠造口。

(三)肠造口缺血坏死

1. 概念 肠造口外观局部或完全颜色变紫、变黑,直至发生坏死。注意与长期服用泄剂发生的结肠黏膜色素沉着相鉴别。

2. 原因 手术中损伤组织或造口处开口太小、动脉硬化严重、肠梗阻过久引起肠肿胀使得腹壁长期缺氧等原因造成造口处肠管血液供应不足导致肠造口缺血坏死。

3. 处理方法

(1)重点观察造口血运情况,发现造口黏膜呈暗红或深紫色时应及早解除对造口的压迫。

(2)周边可涂磺胺嘧啶银软膏防止感染或选用红外线照射治疗,同时动态探查肠腔血运情况。具体做法:用一条玻璃试管插入造口,电筒垂直照射观察肠壁血运情况。

(3)若发现肠腔颜色发黑有异味,应警惕可能发生肠管缺血坏死,及时报告医生并协助处理,必要时需再次手术。

(四)肠造口脱垂

1. 概念 肠管自肠造口处外翻、脱出称肠造口脱垂。轻度脱垂可见肠管外翻 1~2cm,严重者可见整个结肠肠管外翻脱出。常见于横结肠造口的老年人。

2. 原因 因老年人腹部肌肉薄弱、造口处肌层开口过大、肠襻和系膜固定不当、肥胖老年人腹部肌肉松弛、长期用力造成腹压升高(如咳嗽、用力排便),引起肠管自造口处向外翻转、脱垂。

3. 处理方法

(1)使用腹带固定。

（2）手法复位（由专科医生操作）。

（3）根据老年人的具体情况，建议选用一件式造口袋。

（五）肠造口皮肤与黏膜分离

1. 概念　造口处肠黏膜与腹壁皮肤的缝合处分离形成伤口称肠造口皮肤与黏膜分离。常发生于术后早期。可分为部分分离和完全分离，浅层分离和深层分离。

2. 原因　多数因为肠壁黏膜部分坏死，或缝线脱落、腹压过高、营养不良、长期使用糖皮质激素或糖尿病老年人。

3. 处理方法

（1）彻底清洗伤口后评估。

（2）逐步去除黄色腐肉和坏死组织。

（3）部分浅层分离者，创面使用造口护肤粉和防漏膏，再粘贴造口袋。

（4）完全深层分离者，伤口使用藻酸盐敷料填充后，再按步骤粘贴造口袋。

（5）同时伴造口回缩者建议使用凸面底盘＋腰带方案。

（6）尽量避免腹内压增高的动作。

（7）造口底盘每2d更换1次，渗出多时需每日更换。

（六）肠造口周围刺激性皮炎

1. 概念　因肠造口周围皮肤浸渍，导致皮肤出现瘙痒、发红、灼热感、红肿、水疱溃烂等炎症表现。若造口底盘过敏则表现为与底盘接触的皮肤出现与底盘形状一样的红斑。

2. 原因　最常见的原因是皮肤受到肠液、粪水刺激，或缝线刺激；对造口敷料黏胶过敏；放疗化疗等对皮肤的损伤。老年人抵抗力差，一旦发生刺激性皮炎易引发真菌感染。

3. 处理方法

（1）熟练掌握造口袋更换技巧，防止发生肠液及粪便渗漏。若发生造口袋渗漏应及时清洁皮肤和更换造口袋。

（2）造口底盘等黏胶敷料使用和更换前建议进行斑贴试验，以排除老年人对敷料黏胶过敏。

（3）合理饮食，进行排便习惯和功能训练，使大便成形以减少刺激。对已出现的皮炎，在正确清洁造口周边皮肤时，使用皮肤保护膜、造口护肤粉，配合防漏膏进行护理。

（4）皮炎严重者或长时间不愈者，由专科医生或护士进行处理。

三、肠造口老年人日常健康指导

（一）衣着指导

肠造口老年人衣服要柔软、舒适，避免穿紧身衣裤，以免长时间压迫、摩擦造口，影响血液循环。

（二）饮食指导

肠造口老年人原则上不需要忌口，以清淡、易消化、高营养食物为主，逐步过渡到正常饮食。多食新鲜水果、蔬菜，注意调节肠道菌群，保持大便通畅。不易消化、产气较多或有刺激性的食物如葱、蒜、辛辣、酸、酒等尽量避免食用。

（三）日常沐浴指导

肠造口伤口完全愈合后可沐浴。若佩戴造口袋可用防水胶布粘贴造口底盘的四周。游泳前先排空造口袋，游泳完毕后立即更换新的造口袋，游泳时间不宜过长。

（四）日常活动指导

老年人在度过身体恢复期之后可进行散步、慢跑、骑单车、游泳、打太极拳等体育活动（运动前也可以使用腰带约束造口）。避免重体力活动和撞击类运动,如踢球、举重、剧烈的健身等,以免导致造口旁疝或造口脱垂。鼓励老年人参加正常的社交活动。

（五）外出旅行指导

造口老年人外出旅行可以调节身心健康,保持心情愉悦,利于恢复。应注意以下几点:

（1）带有足够多的造口护理用品。

（2）乘坐飞机出行的造口老年人应使用开口袋或配有过滤片的造口用品。建议随身携带,避免托运。

（3）避免旅途劳累和情绪激动。

（4）每天外出随身携带一套备用的造口用品放包里。

（5）了解所去城市的造口门诊及造口袋用品购买地点。

四、造口用品的选择

建议在造口专科护士指导下,根据造口术后的不同阶段、肠造口类型、肠造口周围皮肤的状态、生活习惯及经济能力等综合考虑选择最适合老年人个体的造口用品。

（一）造口袋类型

目前市售的造口袋大致分为两大类,即可粘贴型造口袋和非粘贴型造口袋。

1. 可粘贴型造口袋 造口底盘能与肠造口周围皮肤粘贴,能对肠造口周围皮肤起到很好的保护作用。目前使用的粘贴型造口袋从结构上又分为一件式和两件式;从功能上分为开口袋、闭口袋;从材料上分为透明造口袋和不透明造口袋;从是否含有碳片上又分为含碳片和非含碳片造口袋。各作用和优缺点也不尽相同。

2. 非粘贴型造口袋 经济、可重复使用,但必须借助腰带,且密封性差、易渗漏。经常出现粪便渗漏,使肠造口周围皮肤反复浸渍易造成皮肤损伤。

（二）根据手术时间选择

1. 术后早期 选择一件式或两件式无碳片的透明开口造口袋,便于观察肠造口的血运、肠蠕动功能的恢复、排泄物的情况。

2. 术后后期 为了避免患者对排泄物的感官刺激,可选择半透明或不透明的一件式或两件式造口袋;粪便成形的肠造口者也可选择带碳片、有排气、除臭功能的造口袋。

（三）根据造口的类型选择

1. 乙状结肠造口 术后早期,肠造口有不同程度的水肿,粪便稀薄,宜选用一件式透明造口袋。其优点为易排放,能避免压力。

2. 横结肠造口 位于上腹部,与肋缘相近,且一般为横结肠袢式造口,肠造口较大,同时有支架管,宜选用一件式底盘较大的造口袋。

3. 回肠造口 早期由于排泄物量多且为水样,可选择有防逆流透明的泌尿造口袋,以避免粪水逆流影响底盘的使用时间。量多时可接床边尿袋,减少排放次数。

五、更换肠造口袋的操作流程（表7-5）

表7-5 更换肠造口袋的操作流程

流程	操作步骤	要点及说明
沟通与评估	1. 核对老年人床号、姓名、腕带	
	2. 评估老年人的合作程度,告知操作目的	
	3. 造口和周围皮肤,排便、排气情况	
	4. 环境评估:环境清洁、整齐,光线适宜,空气流通,私密性良好	

续表

流程	操作步骤	要点及说明
准备	1. 照护人员准备：衣帽整洁，洗手、戴口罩 2. 用物准备：治疗盘内盛治疗碗（内盛盐水棉球、镊子）、弯盘、剪刀、造口袋、造口尺、专用小盆（内盛温水及小毛巾）、卫生纸、湿巾纸、手套、棉签、一次性中单。根据情况准备造口产品及其附件产品，必要时备外用药膏，酌情使用屏风	
实施	1. 备齐用物携至老年人床旁，核实老年人的床号、姓名、腕带 2. 协助老年人取舒适体位，暴露造口部位。铺一次性中单 3. 检查造口袋是否渗漏，洗手，戴手套，揭除造口袋（从上向下，注意保护造口周围皮肤），评估造口底盘的渗漏情况及范围。将揭下的造口袋置于便盆中，观察排泄物的性状、颜色及量 4. 用卫生纸轻轻擦去造口周围及表面排泄物，用温水擦洗造口周围皮肤，脱手套，封闭垃圾袋口。戴手套，放置弯盘，用生理盐水棉球清洗造口及周围皮肤（由外向内），观察造口颜色，有无狭窄、水肿、回缩等，造口周围皮肤有无湿疹、皮炎、浸渍、破溃等，擦干造口周围皮肤，撤离弯盘于治疗车下方，脱手套 5. 测量造口大小，根据造口及周围皮肤情况选择合适的造口附件产品，裁剪造口底盘内径（口径比造口直径大1～2mm） 6. 揭除造口底盘背面粘贴纸，绷紧造口周围皮肤，将造口袋对准造口，由下至上贴紧于腹部皮肤，并用手按压造口周围1～2min检查造口周围皮肤粘贴是否平整，排除袋内空气，夹紧造口袋尾端 7. 协助老年人取舒适体位，告知注意事项，包括饮食、运动、沐浴、日常生活指导等	1. 动作应轻柔，切忌暴力撕拉造成皮肤损伤 2. 不要使用肥皂水及乙醇等刺激物擦洗 3. 造口底盘与造口黏膜之间空隙过大，排泄物刺激皮肤易引起皮炎，过小底盘边缘与肠黏膜摩擦会导致不适甚至出血等 4. 粘贴时尽量避免皮肤凹陷、瘢痕或褶皱处，若无法避免，可用防漏膏或防漏条填平，再粘贴造口袋，以免造成粘贴不牢，排泄物沿缝隙处渗漏 5. 语言通俗易懂，体现人文关怀
操作后处理	1. 整理用物 2. 洗手，记录造口及周围皮肤情况、排泄物量及性状、更换时间	

知识拓展

（成　毅）

第八章　呼吸道照护

学习目标

情景模拟　　　李奶奶，85岁，既往有慢性阻塞性肺病病史。近日因外出受凉后出现咳嗽、咳痰、胸闷伴气短症状，家属将其送入某医养结合机构，经过医护人员精心照护，李奶奶呼吸道症状明显减轻。假如你是李奶奶的照护人员，能否为其提供安全有效的呼吸道照护？

慢性呼吸系统疾病已成为严重影响人们健康的重大慢性病之一。对患有呼吸系统疾病的老年人实施正确规范的呼吸道照护技术，对维持呼吸道通畅，预防呼吸道感染，减轻症状，促进疾病康复至关重要。本章将详细介绍氧气吸入疗法、排痰技术、呼吸功能训练、气管切开照护等呼吸道照护技术。

第一节　氧气吸入疗法

氧是生命活动的必需物质，由于各种原因机体得不到足够的氧或不能充分利用氧之后，组织的代谢、功能甚至形态结构都可能发生异常改变。氧气吸入疗法是现代医疗实践中常用的手段，为老年人实施规范的氧气吸入疗法对改善老年人缺氧症状非常重要。

一、氧气吸入疗法的概念

氧气吸入疗法即氧气疗法（oxygen therapy），简称氧疗，是指通过给氧，提高动脉血氧分压（PaO_2）和动脉血氧饱和度（SaO_2），增加动脉血氧含量（CaO_2），纠正各种原因造成的缺氧状态，促进组织的新陈代谢，维持机体生命活动的一种治疗方法。

二、氧疗适应证

各种原因引起的低氧血症，如通气障碍、通气/血流比例失调、气体弥散障碍、动静脉分流等。

三、缺氧程度的判断

1. 轻度低氧血症　当 $PaO_2>50mmHg$，$SaO_2>80\%$，无发绀，一般不需要氧疗。如老年人有呼吸困难，可给予低浓度低流量（1～2L/min）氧疗。

2. 中度低氧血症　当 PaO_2 在 30～50mmHg，SaO_2 在 60%～80%，出现发绀、呼吸困难时，需要给予氧疗。

3. 重度低氧血症　当 $PaO_2<30mmHg$，$SaO_2<60\%$，出现显著发绀、极度呼吸困难及三凹

征,是氧疗的绝对适应证。

四、给氧方式

常用的给氧方式有鼻导管、普通面罩、储氧面罩、文丘里面罩、高流量吸氧、高压氧、机械通气给氧等。本节主要介绍鼻导管吸氧方法。老年人给氧方式的选择可根据中华护理学会团体标准 T/CNAS08—2019《成人氧气吸入疗法护理》进行选择:

(1)当氧流量需求在 1~5L/min 时,宜选择鼻导管给氧。

(2)当氧流量需求在 5~10L/min 时,不存在高碳酸血症风险时,宜选择普通面罩给氧。

(3)当氧流量需求在 6~15L/min 时,不存在高碳酸血症风险时,宜选择储氧面罩给氧。

(4)当氧流量需求在 2~15L/min 时,存在高碳酸血症风险时,宜选择文丘里面罩给氧。

(5)当氧流量需求在 8~80L/min,pH≥7.3 时,可选择经鼻高流量湿化氧疗,氧流量需求>15L/min 者,尤其适用。

五、供氧装置

在日常照护中,根据实际情况选择不同的供氧装置来满足老年人氧疗的需求。主要有氧气筒供氧和中心系统供氧两种。

六、鼻导管吸氧

鼻导管吸氧是常用的氧疗方法,具有简单、方便且不影响老年人进食进水的优点,其操作流程见表8-1。

表 8-1　鼻导管吸氧操作流程

流程	操作步骤	要点及说明
沟通与评估	1. 核对老年人信息(床号、姓名、腕带等),评估老年人病情、意识、病史、治疗情况、缺氧状况、心理状态和合作程度 2. 向老年人说明吸氧的目的、方法、注意事项和配合方法,以取得配合 3. 环境评估:环境整洁、光线充足、室温适宜,无火源	检查鼻腔有无阻塞、鼻中隔有无扭曲、鼻黏膜有无出血,用一手压住一侧鼻腔,观察另一侧鼻腔通气情况
准备	1. 照护人员准备:衣着整齐,洗净双手,戴口罩 2. 检查所需物品:治疗盘、导管氧气装置或氧气筒及氧气压力表、湿化瓶(加灭菌用水或一次吸氧装置)、吸氧管、治疗碗(内盛蒸馏水或凉开水)、纱布、棉签、弯盘、速干手消毒剂、扳手(使用氧气筒时)、执行单、笔、生活垃圾桶、医用垃圾桶	1. 湿化瓶及氧气管应专人专用 2. 注意用氧安全,室内严禁火源。使用氧气筒时要做到"四防",即防火、防油、防震、防热。远离明火至少 5m,距暖气至少 1m。氧气筒要悬挂"空"或"满"标识牌,筒内氧气勿用尽,氧气表至少保留 0.5MPa(5kg/cm²)
实施	1. 备齐用物携至老年人床旁,核实老年人的床号、姓名、腕带 2. 协助老年人取舒适卧位,用湿棉签清洁双侧鼻孔 3. 检查导管用氧设备,取下氧气导管出口帽,用纱布清洁出口,将氧气表对准中心面板上的内孔用力卡入,安装湿化瓶 4. 连接氧气管,打开流量表,根据病情遵医嘱调节氧流量,将吸氧管在治疗碗内试吸,有均匀气泡在水中冒出,然后将鼻导管前端插入老年人鼻孔,深度 1.5cm 内,并将导管环绕老年人耳后向下放置并调节松紧度固定	1. 用氧前检查氧气装置的完好性,有无漏气,是否通畅 2. 使用氧气前,应先调节好流量再应用,如中途需要调节流量,应先分离鼻氧管与湿化瓶连接处,调节好流量后再连接 3. 导管固定应松紧适宜,防止过紧引起皮肤受损

流程	操作步骤	要点及说明
实施	5. 告知老年人在吸氧过程中不可随意调节氧流量或摘除吸氧管,若感到头痛、头晕、鼻黏膜干燥不适等,及时告知医护人员 6. 协助老年人取舒适卧位,整理床单位,洗手,记录给氧时间、氧流量 7. 遵医嘱停氧,向老年人解释后,缓慢取下鼻导管,关闭流量表,取下湿化瓶和流量表,盖好氧气导管出口帽 8. 协助老年人清除鼻部分泌物。取舒适卧位,整理床单位	4. 在用氧过程中应观察老年人的意识状态、心率、呼吸、发绀改善程度及氧疗并发症,必要时监测动脉血气分析,判断疗效 5. 停止用氧时要先取下鼻氧管,再关流量表
操作后处理	1. 整理用物 2. 洗手,记录操作时间、老年人的反应及用氧效果	

七、氧疗的不良反应及预防

（一）氧中毒

1. 发生原因　吸入氧浓度≥60%、持续时间≥24h或吸入氧浓度100%、持续时间≥6h。氧浓度的计算公式：FiO_2（%）=21+4×氧流量。

2. 表现及危害　主要表现胸骨后灼热感、疼痛、恶心呕吐、烦躁、断续干咳、呼吸增快、进行性呼吸困难。氧中毒会造成肺损伤,甚至导致急性呼吸窘迫综合征。

3. 预防措施　严格掌握吸氧指征,正确选择吸氧浓度,避免长时间、高浓度氧疗,动态观察氧疗效果,必要时行血气分析。

（二）肺不张

1. 发生原因　正常情况下肺泡内会有氮气,当长时间高浓度给氧后,肺泡中大量氮气被氧气置换,当支气管发生阻塞时,其所属肺泡内的氧气就会被肺循环血液迅速吸收而发生萎缩,从而造成肺不张。

2. 主要表现　老年人会出现呼吸、心率增快,血压上升,烦躁,严重时可出现呼吸困难、发绀、昏迷等。

3. 预防措施　鼓励老年人多做深呼吸、咳嗽等锻炼,经常变换体位,防止分泌物阻塞气道。

（三）呼吸道黏膜干燥

1. 发生原因　氧气是一种干燥气体,吸入的氧气若不能充分湿化则会导致呼吸道黏膜干燥。

2. 主要表现　刺激性干咳,分泌物黏稠不易咳出,鼻出血或痰中带血等症状。

3. 预防措施　保持室内温度适宜。吸入的氧气充分湿化。根据病情调节氧流量。张口呼吸的老年人可用湿纱布覆盖口腔,定时更换。过度通气的老年人要遵医嘱补充水分。

（四）呼吸抑制

1. 发生原因　常见于Ⅱ型呼吸衰竭老年人。由于二氧化碳分压长期处于高水平,呼吸中枢失去对二氧化碳的敏感性。Ⅱ型呼吸衰竭老年人呼吸的调节主要依靠缺氧对外周化学感受器的刺激来维持。这时如果吸入高浓度氧气,就会解除缺氧对呼吸道的刺激作用,使呼吸中枢抑制加重,甚至呼吸停止。

2. 预防措施　对Ⅱ型呼吸衰竭的老年人应给予低浓度、低流量持续给氧（氧流量为1～2L/min）,以维持正常的呼吸。

第二节　排痰技术

当老年人呼吸道分泌物多又不能进行有效排出时,照护人员选择合适的排痰技术,有助于清除呼吸道内分泌物,保持呼吸道的通畅。常见的排痰技术有:有效咳嗽、体位引流、胸部叩击技术、吸痰技术等。

一、有效咳嗽

(一)定义

有效咳嗽是通过深吸气后进行咳嗽,使气管内的痰液咳出体外从而保持呼吸道通畅,改善肺通气的一种呼吸道护理技术。一般用于神志清醒尚能咳嗽的老年人。

(二)有效咳嗽的适应证

(1)长期卧床或手术后为预防感染时。

(2)呼吸道感染性疾病导致痰液多、黏稠且不易咳出时。

(3)进行雾化吸入、振动排痰、胸部叩击等胸部物理治疗后。

(三)有效咳嗽的禁忌证

(1)未引流的气胸、近期有肋骨骨折或脊柱不稳和严重骨质疏松。

(2)胸壁疼痛剧烈、明显呼吸困难或不愿意配合者。

(3)病情不稳定、体力无法耐受、大咯血、肺栓塞或可导致病情恶化的其他临床情况。

(四)有效咳嗽的操作流程(表8-2)

表8-2　有效咳嗽的操作流程

流程	操作步骤	要点及说明
沟通与评估	1. 核对老年人信息(床号、姓名、腕带等),评估老年人的意识、病情、生命体征、病史、体格检查,查看有无操作禁忌证及心理状态和合作程度 2. 向老年人解释有效咳嗽的必要性和配合方法,以取得配合 3. 环境评估:环境整洁,光线充足、室温适宜	进行有效咳嗽宜在清晨或饭后1h后进行,避免饭后立即行有效咳嗽,以免造成恶心、呕吐,从而导致误吸的发生
准备	1. 照护人员准备:衣着整齐,洗净双手,戴口罩 2. 检查所需物品:漱口水、纸巾、痰杯、速干手消毒剂、执行单、笔、生活垃圾桶、医用垃圾桶,必要时备吸管、负压吸引装置、一次性吸痰管	
实施	1. 备齐用物携至老年人床旁,核实床号、姓名、腕带 2. 协助老年人采取坐位,上身略前倾,双肩放松,病情较重的可取半坐卧位 3. 指导老年人缓慢吸气,做深而慢的腹式呼吸5~6次 4. 深吸气至膈肌完全下降,屏气3~5s,身体前倾,做2~3次短促有力的咳嗽。咳嗽无力者,照护人员可将双手掌放在老年人的下胸部或上腹部,在咳嗽的同时给予加压辅助。对于疼痛明显、咳嗽受限的老年人可利用用力呼气技术代替咳嗽动作 5. 停止咳嗽,缩唇将剩余气体缓慢呼出 6. 评估有效咳嗽效果,观察痰液的量、颜色及性状,监测老年人的病情及生命体征 7. 协助老年人漱口,清洁口鼻部,必要时协助吸痰 8. 协助老年人擦净面部,清除鼻部分泌物,取舒适卧位,整理床单位	1. 一般老年人采取坐位,可使膈肌下降,深呼吸时通气量增大,咳嗽排痰效果好。对于体弱或病情重的老年人宜采取半坐卧位进行 2. 照护人员需分步骤指导训练,若老年人深吸气诱发咳嗽,可分次吸气,以使肺泡充气足量 3. 术后尤其是胸腹部手术后老年人,在咳嗽时用手轻轻按压手术部位,以减轻咳嗽引起的疼痛加重

流程	操作步骤	要点及说明
操作后处理	1. 整理用物 2. 洗手，记录操作时间、老年人的反应及有效咳嗽效果	

二、体位引流

（一）定义

体位引流是将老年人置于特殊体位，使病变肺部置于高位，引流支气管开口向下，将肺与支气管所存积的分泌物，借助重力作用使其流入大气管并咳出体外的方法。

（二）体位引流的适应证

体位引流适用于各种原因导致的痰液较多、黏稠不易排出时，肺炎部位特殊或一般体位难以引流者，支气管扩张、肺脓肿、肺不张等分泌物滞留者，肺纤维化、慢性阻塞性肺疾病等发生严重肺部感染时。

（三）体位引流的禁忌证

（1）意识不清、严重高血压、心力衰竭、极度衰弱、无法耐受所需体位者。

（2）胸廓或脊柱骨折者。

（3）进行抗凝治疗有较大出血风险者。

（4）严重骨质疏松、近期有大咯血病史者。

（5）无力排出分泌物，已发生痰堵窒息者。

（四）体位引流操作流程（表8-3）

表8-3 体位引流操作流程

流程	操作步骤	要点及说明
沟通与评估	1. 核对老年人信息（床号、姓名、腕带等），评估老年人的意识、生命体征、病史、咳嗽排痰能力、用药、病变部位、进食情况，查看有无操作禁忌证及心理状态和合作程度 2. 向老年人解释体位引流的必要性和配合方法，以取得配合 3. 环境评估：环境整洁，光线充足、室温适宜	体位引流可于每日晨起早饭前或晚睡前实施体位引流，分泌物较少者，每天上下午各引流1次，较多时每天可引流3~4次
准备	1. 照护人员准备：衣着整齐，洗净双手，戴口罩 2. 检查所需物品：枕头/体位垫、漱口水、痰杯、吸管、纸巾、清洁毛巾、护理手套、速干手消毒剂、执行单、笔、手电筒、生活垃圾桶、医用垃圾桶，必要时备负压吸引装置、一次性吸痰管	
实施	1. 备齐用物携至老年人床旁，核实老年人的床号、姓名、腕带 2. 根据老年人病变部位、分泌物滞留部位、耐受程度，协助老年人采取合适的引流体位，使病变部位处于高位，其引流的支气管开口向下，便于分泌物引出（图8-1） 3. 嘱老年人间歇做深呼吸运动并尽力咳痰，同时可协助背部叩击或使用振动排痰仪治疗，提高引流效果 4. 密切观察老年人生命体征、指脉氧变化，观察其耐受程度 5. 体位引流结束，协助老年人漱口，必要时协助吸痰，擦净面部，清除鼻部分泌物，取舒适卧位，整理床单位	1. 根据老年人病变部位选择适当体位。引流时按照上叶—下叶—基底段的顺序进行，若老年人不能耐受，则应及时调整顺序 2. 每个部位引流时间为5~10min，如有数个部位，总时间为30~45min 3. 引流时应注意观察老年人的反应、痰液量、性状、颜色的变化。如老年人出现头晕、面色苍白、出冷汗、血压下降等情况，应停止引流。如有大量引流液涌出，应注意预防窒息
操作后处理	1. 整理用物 2. 洗手，记录操作时间及引流液的颜色、性状、量和老年人的反应	

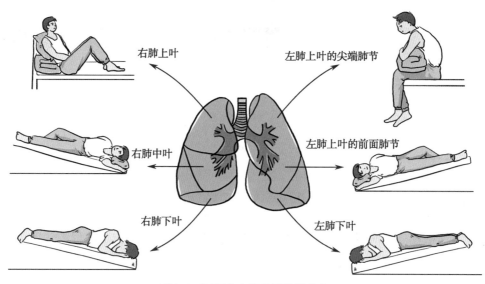

右肺上叶　左肺上叶的尖端肺节

右肺中叶　左肺上叶的前面肺节

右肺下叶　左肺下叶

图 8-1　不同病变部位引流的体位

三、胸部叩击技术

（一）定义

胸部叩击技术是一种有效排痰的方式，用手叩打胸背部产生震动，震动通过胸壁传导至肺部，促使黏附于肺、支气管、细支气管内的分泌物松动利于向外移动，通过咳嗽使其排出体外。

（二）胸部叩击技术的适应证

胸部叩击技术适用于长期卧床、久病体弱需要协助排痰者及痰液黏稠、排痰困难者。

（三）胸部叩击技术的禁忌证

肺水肿、低血压、咯血、未经引流的气胸、肋骨骨折及有病理性骨折时，禁止使用胸部叩击技术。

（四）胸部叩击技术操作流程（表 8-4）

表 8-4　胸部叩击技术操作流程

流程	操作步骤	要点及说明
沟通与评估	1. 核对老年人信息（床号、姓名、腕带等），评估老年人的意识、生命体征、病史、咳嗽排痰能力、听诊老年人肺部，明确痰液滞留部位，查看有无操作禁忌证及心理状态和合作程度 2. 向老年人解释叩击排痰的必要性，以取得配合 3. 环境评估：环境整洁，光线充足、室温适宜	1. 叩击应选择在餐后 2h 后或餐前 30min 进行 2. 叩击处可覆盖布单防止直接叩击引起皮肤发红，但布单不宜过厚，以免影响叩击效果 3. 叩击时避开乳房和心脏，切勿在骨突出部位进行叩击 4. 叩击时力量应均匀，可听到空洞声，老年人不感到疼痛为宜
准备	1. 照护人员准备：衣着整齐，洗净双手，戴口罩 2. 检查所需物品：漱口水、纸巾、布单、痰杯、速干手消毒剂、执行单、笔、生活垃圾桶、医用垃圾桶，必要时备吸管、负压吸引装置、一次性吸痰管	5. 叩击时严密观察老年人的生命体征及治疗反应等，随时询问老年人的感受。如有不适应停止操作 6. 每天可在雾化、体位变动后进行叩击治疗，每日至少叩击 3～4 次。若老年人病情较重，可增加每日叩击次数，减少单次叩击时间
实施	1. 备齐用物携至老年人床旁，核实老年人的床号、姓名、腕带 2. 协助老年人取坐位或侧卧位 3. 用布单覆盖于需要叩击部位 4. 叩击时操作者应站在患者的后方或侧后方 5. 照护人员将五指并拢，掌指关节保持屈曲，手指并拢，固定成背隆掌空状，放松腕、肘、肩部，运用手腕力量，自下而上、由外向内、由周围向主气道方向依次进行轻轻叩打。叩击速率为每分钟 80～100 次，每个部位 2～5min	

续表

流程	操作步骤	要点及说明
实施	6. 边叩边鼓励老年人咳嗽 7. 叩击结束后,协助老年人漱口,必要时协助吸痰 8. 协助老年人擦净面部,清除鼻部分泌物,取舒适卧位,整理床单位	
操作后处理	1. 整理用物 2. 洗手,记录操作时间、老年人的反应及效果	

四、吸痰技术

(一)定义

吸痰技术是指经口、鼻腔或人工气道的方式将呼吸道分泌物吸出,以保持呼吸道通畅,预防吸入性肺炎、肺不张、窒息等并发症的方法。

吸痰技术的应用不仅可改善通气,提高老年人的血氧饱和度,还有助于减少建立人工气道的必要性。吸痰装置有中心负压装置(中心吸引器)和电动吸引器两种(图 8-2)。

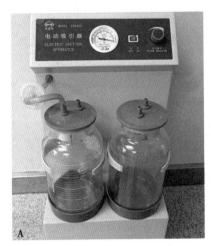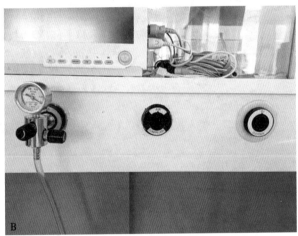

图 8-2 吸痰装置
A. 电动吸引器 B. 中心负压装置

(二)吸痰技术的适应证

(1)用于危重、昏迷、手术后和胸部创伤者。

(2)当老年人呼吸道被呕吐物或分泌物阻塞而出现各种呼吸困难时。

(3)老年人各种原因不能进行有效咳嗽,清除呼吸道分泌物时。

(三)吸痰技术操作流程(表 8-5)

表 8-5 吸痰技术操作流程

流程	操作步骤	要点及说明
沟通与评估	1. 核对老年人信息(床号、姓名、腕带等) 2. 评估老年人的意识、病情、治疗情况、咳痰能力及痰液情况,检查口鼻腔黏膜情况及有无活动性义齿。目前老年人的血氧饱和度、心理状态和合作程度,向老年人说明吸痰的目的和配合方法,以取得配合 3. 环境评估:环境整洁,光线充足、室温适宜	

流程	操作步骤	要点及说明
准备	1. 照护人员准备：衣着整齐，洗净双手，戴口罩 2. 检查所需物品：电动吸引器 1 套（吸引器性能良好、各导管已连接好）、带盖治疗碗 2 只（内盛无菌生理盐水，1 只吸痰用，1 只冲洗用）、一次性吸痰管数根、无菌纱布、无菌血管钳或镊子、无菌手套、弯盘、治疗巾、速干手消毒剂、执行单、笔、生活垃圾桶、医用垃圾桶，必要时备压舌板、舌钳、开口器、电插板	
实施	1. 备齐用物携至老年人床旁，核实老年人的床号、姓名、腕带 2. 接通电源，打开吸引器开关，检查吸引器性能，调节负压至 40.0～53.3kPa 3. 协助老年人取舒适体位，头部转向一侧，面向操作者，颌下铺治疗巾。检查老年人口鼻腔情况，取下活动性义齿 4. 吸痰前给予高流量吸氧 2～3min，连接吸痰管试吸少量生理盐水，检查吸痰管是否通畅 5. 一手持吸痰管反折吸痰管末端，另一手持止血钳（镊子）或戴手套将吸痰管插入老年人口咽部，然后放松吸痰管末端，左右旋转，自深部向上提拉，吸净痰液 6. 吸痰完毕，用生理盐水冲洗吸痰管，关闭吸引器开关 7. 分离吸痰管，将吸引器管头端插入盛有消毒液的试管中浸泡 8. 协助老年人擦净面部，清除鼻部分泌物，取舒适卧位，整理床单位	1. 吸痰管的型号、软硬度均应适宜，一根吸痰管只用一次 2. 插管时不可有负压，以免损伤呼吸道黏膜或口腔黏膜 3. 插管动作要轻柔、敏捷。不可反复上下提插。每次吸痰时间不超过 15s 4. 若气管切开吸痰，注意无菌操作，先吸气切开处，再吸口（鼻）部 5. 吸痰过程中注意观察老年人反应，如面色、呼吸、心率等，吸出液的颜色、性状及量，观察口腔黏膜有无损伤。如出现发绀、心率下降等情况，应立即停止吸痰
操作后处理	1. 整理用物 2. 洗手，记录	1. 储液瓶内容物达到 2/3 满时，要及时倾倒。储液瓶内可放少量消毒液，便于清洗消毒 2. 吸痰用物根据吸痰操作性质每班更换或每日更换 1～2 次 3. 记录痰液的量、颜色、黏稠度、气味、老年人的反应

（四）吸痰的并发症预防与处理

1. 口鼻咽部黏膜损伤

（1）发生原因：①吸痰管管径过大、质地僵硬；②操作者操作不当，如使用负压过大、插管次数过多、插管过深、吸引时间过长等；③老年人烦躁不安、不合作；④老年人鼻腔黏膜柔嫩，血管丰富，有炎症时充血肿胀等。

（2）表现：口腔黏膜受损可出现表皮破溃，甚至出血；气道黏膜受损时可吸出血性痰。

（3）预防及处理：选择型号合适的吸痰管，老年人一般选用 12～14 号吸痰管，有气管插管者，可选择外径小于 1/2 气管插管内径的吸痰管。吸痰时调节负压 40.0～53.3kPa，禁止带负压插管。每次吸痰前先将吸痰管放于生理盐水中润滑，测试导管是否通畅。吸痰管插入合适长度，避免插入过深损伤黏膜。抽吸时严禁提插，旋转向外拉吸痰管。每次吸痰时间不宜超过 15s。

2. 低氧血症

（1）发生原因：①吸痰管过粗、置管过深；②吸痰前没有将氧气浓度提高，致使吸痰后缺氧；③吸痰操作反复，刺激老年人引起咳嗽，使呼吸频率下降，引起缺氧；④吸痰时负压过高，时间过长；⑤使用呼吸机的老年人，在吸痰过程中脱离呼吸机的时间太长。

（2）表现：老年人出现呼吸加深加快、血压升高、脉率加快、反应迟钝、注意力减退；严重者甚至呼吸、心跳停止。

（3）预防及处理：①选择型号合适的吸痰管；②吸痰前后给予高浓度氧；③吸痰时密切观察病情变化，吸痰过程中若老年人有咳嗽，可暂停操作；④使用呼吸机的老年人，在吸痰过程中不宜脱离呼吸机时间过长，一般应少于 15s；⑤已发生低氧血症者，立即给予高流量吸氧，必要时遵医嘱用药。

3. 感染

（1）发生原因：①照护人员未严格执行无菌技术操作；②吸痰管和冲洗液未及时更换；③吸痰刺激老年人呛咳引起误吸；④呼吸道黏膜受损。

（2）表现：①老年人出现寒战、高热、痰多；②局部黏膜充血、肿胀、疼痛，甚至有脓性分泌物；③胸部 X 线检查可见散在或片状阴影，痰培养可找到致病菌。

（3）预防及处理：①吸痰时严格无菌操作，认真检查吸痰管有效期及包装完整性；②用物专人专用，放置有序，冲洗吸痰管液注明口腔、气道；③根据老年人病情及痰液黏稠度调节合适的负压进行吸引；④痰液黏稠者，遵医嘱进行雾化吸入后吸痰，加强口腔护理；⑤吸引瓶内吸出液应及时更换，不超过其高度的 2/3；⑥疑似感染者应及时留取痰标本进行细菌培养，做药物敏感试验，遵医嘱合理使用抗生素。

4. 气道痉挛

（1）发生原因：老年人有哮喘病史，因插管刺激导致气道痉挛而加重缺氧。

（2）表现：老年人出现喘鸣、咳嗽、呼吸困难等症状。

（3）预防及处理：对气道高度敏感的老年人，遵医嘱吸引前使用组胺拮抗剂或少量滴入 1% 利多卡因；气道痉挛发作时，暂停吸痰，遵医嘱给药。

第三节　呼 吸 训 练

呼吸训练是指通过各种训练保证呼吸道通畅，提高呼吸肌功能，促进排痰和痰液引流，改善肺与毛细血管气体交换，加强气体交换效率，提高生活能力的方法。呼吸训练现已广泛用于呼吸系统疾病、胸腹部手术后及其他合并呼吸功能障碍老年人的康复。主要训练方法包括缩唇呼吸、腹式呼吸、呼吸肌训练、放松训练等。

一、缩唇呼吸

缩唇呼吸也称吹笛式呼吸，通过缩唇形成的微弱阻力下延长呼气时间，有助于肺泡内气体排出，减轻肺过度充气，减少二氧化碳潴留，有效改善肺功能。常用于阻塞性肺疾病或慢性肺气肿的老年人。

1. 缩唇呼吸训练方法

（1）老年人穿宽松衣物，取舒适体位，全身放松。

（2）吸气时舌尖轻顶上腭，闭嘴经鼻慢慢深吸气，由 1 默数到 3，感受气体从鼻孔进入。这样吸入肺部的空气经过鼻腔黏膜的过滤、湿润、加温可以减少对咽喉、气道刺激，并有防止感染的作用。

（3）每次吸气后不要忙于呼出，稍屏气后再进行呼气。

（4）用嘴呼气，呼气时舌尖自然放松，将嘴撅起收拢缩窄为吹口哨状，慢慢将气体通过缩窄的口唇轻轻吹出，并从 1 默数到 6。每次呼气持续 4～6s，呼吸频率<20 次 /min。缩唇程度

与吹气气流以能使距口唇 15～20cm 处，与口唇等水平高的蜡烛火焰随气流倾斜而又不吹灭为宜(图 8-3)。

（5）吸气与呼气时间比为 1:2 或 1:3 为宜，每次训练 15～20min，每日 3～4 次。

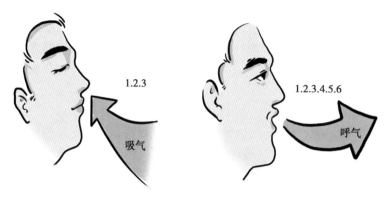

图 8-3 缩唇呼吸方法

2. 注意事项

（1）进行缩唇呼吸训练时，老年人应掌握要领，确保正确规范的训练方法。

（2）训练时每次吸气后不宜立即呼出，稍屏气片刻后再行缩唇。

（3）呼气时缩唇大小程度可自行选择调整，不要过大或过小。

（4）训练时呼气的时间不必过长，避免用力呼气使小气道过早闭合。如果在练习过程中出现呼吸困难或胸闷气短等不适症状，应立即停止。

二、腹式呼吸

腹式呼吸又称膈式呼吸，主要是靠腹肌和膈肌收缩来进行，吸气时腹部凸起，呼气时腹部凹陷的呼吸法。此方法能增大横膈活动幅度，增加潮气量和肺泡通气量，改善心肺功能。

1. 腹式呼吸训练方法

（1）老年人穿宽松衣物，处于舒适放松姿势，取站立位或半坐卧位，站立时双足着地分开，与肩同宽。

（2）一手放在前胸，以控制胸部起伏，另一手放在腹部，以感觉腹部隆起程度。

（3）保持肩部放松，经鼻吸气时，最大限度地向外扩张腹部，手部感受到腹部鼓起，胸部则保持不动。

（4）身体状态好的人，可屏气 1s 或适当延长，身体状态差的老年人可以不屏气。

（5）然后嘱老年人有控制地缓慢呼气，腹部下凹，最大限度向内收缩腹部，横膈膜向上提升(放于腹部的手向内上方施压，帮助膈肌上移)，避免上胸部运动，使大量气体呼出体外。

（6）每日训练 3～4 次，不要让老年人过度换气。

2. 注意事项

（1）在训练过程中应避免用力吸气，以防过度通气引起头晕等不适。也应避免用力呼气或呼气时间过长，导致发生喘息、气憋、支气管痉挛。若有呼吸困难或胸闷、气憋等不适症状应暂停练习。

（2）腹式呼吸和缩唇式呼吸相结合练习效果会更好，在经鼻吸气的同时，腹壁尽量凸起，经嘴呼气时腹壁内收，膈肌松弛。

（3）腹式呼吸训练宜在稳定期进行，若老年人感到不适应暂停训练。

（4）训练的时间及频率应根据老年人病情及体力而定，初期一般训练 1min，休息 2min，以后逐渐延长为每次 15～20min，每日 4 次。

三、呼吸肌训练

呼吸肌训练是改善呼吸肌肌力和耐力的训练方式。临床上常见有横膈肌阻力训练、使用呼吸功能训练器训练、吹气球等。

1. 横膈肌阻力训练 老年人仰卧位,头稍抬高的姿势。让老年人掌握横膈吸气,在上腹部放置 1～2kg 的沙袋。让老年人深吸气同时保持上胸廓平静,沙袋重量必须以不妨碍膈肌活动及上腹部鼓起为宜。逐渐延长老年人阻力呼吸时间,当老年人可以保持横膈肌呼吸模式且吸气不会使用到辅助肌约 15min 时,则可增加沙袋重量。

2. 使用呼吸功能训练器训练

(1) 使用呼吸功能训练器进行训练,可以预防和治疗肺不张,锻炼吸气肌,使肺的容量增大,增加有效气体交换,改善缺氧状态,促进肺功能恢复。

(2) 呼吸功能训练器由肺容量标识、流速标识、通气连接管、口含嘴组成。包含吸气和呼气训练两大功能,并且有挡位可以调节阻力,数字越大代表阻力越大(图 8-4)。

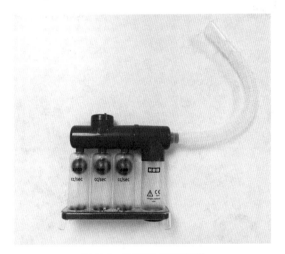

呼吸肌训练

图 8-4 呼吸功能训练器

(3) 使用呼吸功能训练器训练方法

1) 协助老年人仰卧或半坐卧位,放松舒适。

2) 一手握住呼吸功能训练器。

3) 用鼻吸气,用嘴呼气,在呼气末,用嘴唇包裹口含嘴,缓慢深吸气。使浮球保持升起状态,屏气 2～3s,然后移开咬嘴呼气。

4) 可重复以上方法,注意每次吸气间隔不少于 6s。每天重复数次,每次练习 5～10 下。

3. 吹气球训练 缓慢深吸一口气至不能再吸,稍屏气后对着气球口慢慢吹气直至吹不动为止,每天 2～3 次,每次 15～20min。需要强调的是吹气球不在于吹得快,也不在于吹得多,只要尽量把气吹出即可。吹气球可以帮助胸腔内积液和气体排出,防止术后肺不张和坠积性肺炎。

四、放松训练(图 8-5)

放松训练有利于气急、气短所致的肌肉痉挛和精神紧张症状的缓解,能减少体内能量消耗,提高呼吸效率。在呼吸训练前,老年人需全身放松。

1. 侧颈部伸展 慢慢将头部往一侧倾斜,保持 10s,重复 2～3 次。向另一侧重复。

2. 旋转肩部 将手放置肩部,慢慢地做向前或向后画圈。每个方向重复 5～10 次。

3. 伸展胸部 将双手放置后部,尽可能向后伸展,保持 10s,重复 2～3 次。

4. 伸展肩部 用一只手轻轻拉动另一边肘部,直到有拉伸感,保持10s,重复2~3次。

5. 倾斜拉伸 将一只手臂伸直在头上,向一边倾斜,保持10s,重复2~3次。

6. 股四头肌拉伸 将脚拉到臀部前直至大腿有拉伸感,保持10s,重复2~3次。

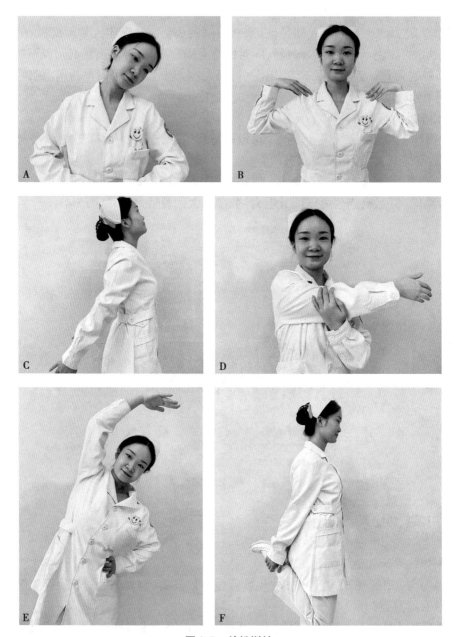

图 8-5 放松训练

A. 侧颈部伸展 B. 旋转肩部 C. 伸展胸部 D. 伸展肩部 E. 倾斜拉伸 F. 股四头肌拉伸

第四节 气管切开照护

气管切开术是通过切开气管前壁,将合适型号的气管套管置于气管内,从而建立起人工气道的手术方法,是在临床工作中常见的一种紧急处理急危重症的手术。通过这种手术方法,老年人可以通过气管套管进行自主呼吸或辅助通气,有效地解决老年人由于各种原因所致的呼吸困难问题。由于气管切开改变了气道的结构,可能会引起呼吸道水分丢失和分泌物黏稠不易排出等问题,甚至产生痰痂而严重影响呼吸,因此,规范的气管切开术后照护显得尤为重要。

一、气管切开套管固定

气管切开套管固定法有专用固定带固定法和寸带固定法两种。

1. 专用固定带固定法　将尼龙搭扣固定带一端穿过套管固定翼的套孔,将搭扣反折并粘紧固定,然后按照同样的方式固定另一侧。根据需要调节固定带的松紧度,至刚能伸入一指为宜,并确认搭扣已牢固粘贴。

2. 寸带固定法　先后取两条寸带,分别穿过套管两翼的套孔,系红领巾结。将长的一根寸带绕过颈后与短的一根在颈部一侧相交,打手术结(即死结)固定,打结处垫以纱布,松紧度调至刚能伸入一指为宜。

二、气管造瘘口的护理操作流程(表8-6)

表8-6　气管造瘘口护理操作流程

流程	操作步骤	要点及说明
沟通与评估	1. 核对老年人信息(床号、姓名、腕带等),向老年人或家属说明气管造瘘口护理的目的和配合方法,以取得配合 2. 评估老年人的意识、病情、呼吸道是否通畅,有无呼吸困难、咳嗽、痰液情况,生命体征、血氧饱和度、心理状态和合作程度 3. 环境评估:环境整洁,光线充足,室温适宜	
准备	1. 照护人员准备:衣着整齐,洗净双手,戴口罩 2. 物品准备:一次性换药包(含剪刀)、含碘类或乙醇类皮肤消毒剂(消毒剂过敏者使用0.9%氯化钠溶液)、无菌剪口方纱、速干手消毒剂、执行单、笔、生活垃圾桶、医用垃圾桶。必要时备吸痰装置、一次性吸痰管	
实施	1. 携用物至老年人床旁,核实老年人的床号、姓名、腕带 2. 协助老年人取舒适体位,一般为平卧位 3. 照护人员消毒双手,打开一次性换药包,用无菌止血钳夹取无菌镊放置于换药盘边缘 4. 打开无菌剪口方纱放置于换药盘内 5. 取一把镊子夹出旧敷料,弃于黄色垃圾袋内 6. 评估造瘘口周围皮肤有无红肿、破溃,套管固定是否牢固及位置有无偏移等 7. 使用消毒棉签扇形消毒造瘘口及周围皮肤,消毒面积大于纱布敷料面积。消毒顺序:先消毒造瘘口周围,然后依次消毒造瘘口周围皮肤及导管固定翼 8. 用镊子提起套管固定翼,暴露造瘘口,夹取无菌剪口方纱,平整覆盖于造瘘口处 9. 治疗结束后,协助老年人取舒适卧位,整理床单位	1. 每日用生理盐水清洁气管造瘘口,并消毒造瘘口处皮肤。气管造瘘口清洁前宜进行气道吸引,保持气道通畅 2. 无菌纱布应每日更换,如有污染、潮湿应及时更换;如使用泡沫敷料应根据产品说明及造瘘口情况给予更换 3. 严格执行无菌操作 4. 注意观察造瘘口愈合情况及气管套管的位置及外露标志位置,并做好记录 5. 操作时动作轻柔,防止气管套管脱出或扭曲
操作后处理	1. 整理用物 2. 洗手,记录造瘘口护理情况	

三、气道湿化

气道湿化是应用湿化器或其他装置将溶液分散成极细微粒,以增加吸入气体中的温湿度,使呼吸道和肺部能吸入含足够水分、适当温度的气体,以达到湿化气道黏膜、保持纤毛运动、稀释痰液和廓清功能的一种物理疗法。选择气道湿化方式应根据病情、呼吸道功能、活动度、痰液的颜色、性状和量等因素综合考虑。

1. 常用湿化方法　分为持续气道湿化法和间断气道湿化法。其湿化装置有：

（1）间断气道湿化装置：注射器、滴瓶、雾化器等。

（2）持续气道湿化装置：采用微量泵、输液泵、输液装置、加温湿化系统、湿热交换器等。有明显血性痰液、痰液黏稠且痰液多的老年人不宜使用湿热交换器。

2. 常用湿化液　0.45% 氯化钠溶液、0.9% 氯化钠溶液、黏液稀释剂等。使用加温湿化系统时应选用灭菌注射用水。

3. 气道湿化技术操作流程（表 8-7）

表 8-7　气道湿化技术操作流程

流程	操作步骤	要点及说明
沟通与评估	1. 核对老年人信息（床号、姓名、腕带等），向老年人或家属说明气道湿化的目的，以取得配合 2. 评估老年人的意识、病情、呼吸道是否通畅，有无呼吸困难、咳嗽、痰液情况，生命体征、血氧饱和度、心理状态和合作程度 3. 环境评估：环境整洁，光线充足、室温适宜	痰液性质与湿化需求评估：如痰液稀薄易吸出说明湿化适宜；如痰液黏稠且吸痰管壁残留痰液不易冲净时应加强湿化；如痰液为黄色黏稠易堵塞吸痰管，甚至出现细小痰痂时，必须强化气道湿化。老年人频繁刺激性呛咳、咳出白色或粉红色泡沫痰时不宜进行气道湿化
准备	1. 照护人员准备：衣着整齐，洗净双手，戴口罩 2. 物品准备：遵医嘱配制 0.45% 氯化钠注射液或其他湿化液、一次性注射器、无菌剪刀、胶布、含碘类或乙醇类皮肤消毒剂、无菌干棉签、速干手消毒剂、执行单、笔、生活垃圾桶、医用垃圾桶。必要时备吸痰装置、一次性吸痰管	气道湿化液若为生理盐水，需每 24h 更换 1 次，若为配制的药物溶液，则建议随配随用，配制后放置时间不超过 2h
实施	1. 携用物至老年人床旁，核实床号、姓名、腕带 2. 协助老年人取舒适体位，一般为平卧位 3. 湿化方法 （1）间断气道内滴入法：使用一次性注射器抽取湿化液 3～5ml，取下针头，将湿化液直接沿导管内壁缓慢注入气管内，每 2～3h 滴注 1 次或遵医嘱进行，必要时行气道内吸引 （2）持续气道内滴注法：将一次性头皮针的针头剪去，将前端软管置于气管套管内 3～5cm，用胶布固定，使用微量泵或输液泵持续滴入。根据痰液性质选择速度，一般滴注速度为 4～8ml/h，以保证充分湿化稀释痰液 4. 治疗结束后，协助老年人取舒适卧位，整理床单位	1. 间断气道内滴入法适用于需要稀释痰液或气道内给药治疗的老年人 2. 持续气道内滴注法适用于痰液黏稠不易清除、需加强气道内湿化的留置人工气道者 3. 气道湿化时注意严格无菌操作，操作时动作轻柔，注意观察老年人生命体征变化 4. 气道湿化后按需吸痰，保持呼吸道通畅 5. 没有条件使用人工鼻的老年人可以在气管套管口用两层无菌湿纱布覆盖，纱布污染及时更换
操作后处理	1. 整理用物、按医疗废物处置 2. 洗手，记录造口护理情况	

四、吸痰护理

1. 吸痰时机

（1）气道造瘘口可见痰液或闻及痰鸣音，双肺听诊可闻及肺部粗湿啰音。

（2）考虑与气道分泌物相关的血氧饱和度下降至 95% 以下。

（3）怀疑上气道分泌物或胃内容物反流误吸。

（4）需要留取痰标本。

（5）老年人咳嗽咳痰无力。

（6）带气囊的气管套管放气时。

2. 吸痰操作流程　同本章第二节排痰技术中吸痰技术操作。

3. 吸痰操作注意事项

（1）吸痰管管径不宜超过气管内套管内径的 1/2，宜选择有侧孔的吸引管。密闭式吸引（吸痰）管更换频率参照产品说明书。出现可见污染或套囊破损时应立即更换。

（2）吸痰前后给予氧气吸入，吸引时应先进行口咽部或鼻咽部，再进行气道内吸引。且更换吸引部位时，应更换吸痰管。

（3）不宜在进食后 30min 内进行气道吸引。

（4）吸痰前不宜向气道内滴入湿化液，吸引时滴入湿化液仅在常规治疗手段效果有限且气道分泌物黏稠时应用。

（5）每次吸痰应在 15s 内完成，连续操作应小于 3 次。

（6）在吸痰过程中应观察老年人呼吸、面色、血氧饱和度、心率/律和血压，痰液颜色、性状和量等，如出现异常应立即暂停吸痰。

五、气囊管理

气囊作为气管导管重要组成部分，基本作用是防止漏气和误吸，对人工气道的安全发挥重要作用。

1. 气囊压力　气囊的压力取决于气囊的充气量。理想的气囊压力为既能保持有效封闭气囊与气管壁间隙，又可防止气囊对黏膜的压迫性损伤的最小压力范围。适宜的气囊压力为 $25\sim30cmH_2O$，宜每 $4\sim6h$ 监测气囊压力。气囊可每 $4\sim6h$ 放气 1 次，每次放气 30min 左右。

2. 气囊压力监测方法　常用方法有指触法、压力表测量法、最小漏气技术、最小闭合容量技术。

（1）指触法是一种用拇指和示指挤压外部气囊的方法。凭感觉对比气囊软硬度，气囊应比鼻尖软、口唇硬为宜。指触法是由于个体差异较大，难以准确衡量气囊压力，容易导致过度充气的现象发生。

（2）压力表测量法是采用专用压力表进行气囊压力监测。具有便捷、压力直观可视特点，能及时读取压力参数并进行动态观察，是目前监测气囊压力最理想的选择。

（3）最小漏气技术是指在气囊充气后，当老年人吸气时允许套囊与气管壁之间的空隙漏出不超过 50ml 的气体。实施方法是将听诊器放在气管位置，向气囊内注气，直到听不到漏气声，然后以每次抽出 $0.25\sim0.5ml$ 气体，直至吸气时有少量气体漏出为止。

（4）最小闭合容量技术是指将气囊充气到吸气时没有气体漏出的状态。充气方法是将听诊器放置在主支气管处，把气囊充气到消失漏气声的程度，再以 $0.25\sim0.5ml/$ 次的速度进行放气，一旦听到漏气声就再向气囊内注入 $0.25\sim0.5ml$ 的气体即可。

六、气管套管消毒与更换

1. 更换气管内套管操作流程（表8-8）

表8-8　更换气管内套管操作流程

流程	操作步骤	要点及说明
沟通与评估	1. 核对老年人信息（床号、姓名、腕带等），向老年人或家属说明更换气管内套管的目的，以取得配合 2. 评估老年人的意识、病情、呼吸道是否通畅，有无呼吸困难、咳嗽、痰液情况，生命体征、血氧饱和度、心理状态和合作程度 3. 环境评估：环境整洁，光线充足、室温适宜	

续表

流程	操作步骤	要点及说明
准备	1. 照护人员准备：衣着整齐，洗净双手，戴口罩 2. 物品准备：治疗盘、气管护理包、生理盐水、同型号内套管、无菌棉球、无菌纱布、无菌手套、速干手消毒剂、执行单、笔、生活垃圾桶、医用垃圾桶。必要时备吸痰装置、一次性吸痰管、一次性温湿交换器（人工鼻）	
实施	1. 携用物至老年人床旁，核实老年人的床号、姓名、腕带 2. 协助老年人取舒适体位，一般为平卧位 3. 按吸痰操作流程进行吸痰 4. 消毒双手。打开气管护理包，戴无菌手套 5. 取下人工鼻或撤下覆盖于气管套管口处的纱布 6. 更换内套管：一手固定外套管，另一手持无菌镊子取出内套管放入治疗碗内 7. 放置内套管：协助老年人头略后仰，将备用的内套管用生理盐水浸润，用无菌镊子持内套管沿外套管的弯曲度缓慢置入并固定 8. 打开新备用的人工鼻连接在气管切开套管口处，或用1～2层无菌生理盐水纱布覆盖气管切开套管口处 9. 治疗结束后，协助老年人取舒适卧位，整理床单位	吸痰过程中应观察老年人呼吸、面色、痰液颜色、性状和量等，如有异常应立即暂停吸引
操作后处理	1. 整理用物 2. 洗手，记录气管内套管更换护理情况	

2. 气管内套管的消毒方法

（1）更换下来污染的气管内套管宜在流动水下清洗，清洗后的气管套管壁上应无肉眼可见的附着物，对光检查确认通畅。

（2）清洗消毒气管内套管每日至少 2 次。根据中华护理学会团体标准 T/CNAS03—2019《气管切开非机械通气患者气道护理》中介绍的气管内套管消毒方法（表 8-9）。

表 8-9 气管内套管消毒方法

消毒方法	适用类型	操作方法	注意事项
高压蒸汽灭菌法	耐湿、耐热的气管套管（如金属气管套管），且有多个配套内套管	1. 操作者戴一次性清洁手套，双手操作取出内套管 2. 将污染的内套管放入专门容器送消毒供应中心统一消毒、灭菌 3. 将灭菌好的内套管送回病区备用	双手操作取出内套管：一手固定气管套管的外套管底板，另一手取出内套管；同时将已经消毒灭菌的备用内套管立即放入外套管内
煮沸消毒法	耐湿、耐热的气管套管（如金属气管套管）	1. 操作者戴一次性清洁手套，双手操作取出内套管（方法如上） 2. 放入专用耐热容器内，煮沸 3～5min，使痰液凝结便于刷洗 3. 用专用刷子在流动水下清洗内套管内外壁，对光检查内套管清洁无痰液附着 4. 刷洗干净的内套管应再次放入干净水中，煮沸时间≥15min 5. 消毒好的内套管干燥、冷却后立即放回外套管内	煮沸时间应从水沸后开始计时；高海拔地区应适当延长煮沸时间

消毒方法	适用类型	操作方法	注意事项
浸泡消毒法	各种材质的气管套管	1. 操作者戴一次性清洁手套,双手操作取出内套管(方法如上) 2. 先用多酶稀释液浸泡3~5min,使内套管上附着的有机物被分解,便于刷洗 3. 用专用刷子在流动水下清洗内套管内外壁,并对光检查内套管清洁无痰液附着 4. 将清洗干净的内套管完全浸没于装有消毒液的容器中,加盖浸泡至规定时间 5. 消毒后用0.9%氯化钠溶液、灭菌水、蒸馏水或冷开水彻底冲洗干净,干燥后立即放回外套管内	各类消毒液的浸泡时间: (1) 3%过氧化氢:浸泡时间≥15min (2) 5.5g/L的邻苯二甲醛:浸泡时间≥5min (3) 75%乙醇:浸泡时间≥30min (4) 含有效氯2 000mg/L消毒液:浸泡时间≥30min (5) 0.2%过氧乙酸:浸泡时间≥30min (6) 2%戊二醛:浸泡时间≥20min

3. 气管外套管更换的护理　照护人员配合医生更换气管外套管。更换前应确认所需的气管套管的型号和规格,准备好换管所需物品及备好新的气管套管。协助老年人取适当体位,经气管套管和口腔吸引气道内分泌物。更换气管套管时,密切观察老年人的面色、呼吸和病情变化。更换后应检查套管是否固定正确,观察老年人呼吸情况,并做好相关记录。

七、气管切开常见并发症的护理

1. 气管造瘘口感染

(1) 发生原因:①未严格执行无菌技术操作,未及时更换造瘘口敷料等。②空气消毒不严格,增加感染的风险。

(2) 预防与处理

1) 预防:①保持气管造瘘口周围敷料清洁干燥,若出现潮湿或污染时应及时更换;②吸痰时严格无菌操作,不同部位吸引时应更换吸痰管;③进食期间应抬高床头至少30°,防止误吸反流;④保持病室空气流通,做好物表及空气的消毒。

2) 处理:①重视老年人主诉,记录气管造瘘口情况,如红肿、渗出物、异常气味等情况;②给予气管造瘘口清创、换药。

2. 气管套管堵塞

(1) 发生原因:①气道湿化不充分,造成痰液结痂阻塞气管内套管;②呼吸道分泌物黏稠且量多时未及时吸痰或内套管未及时清洗;③吸痰动作粗暴,使气管上皮破坏后痂皮形成,黏液黏附于痂皮上,导致内套管阻塞;④气管套管材质过于柔软。当气囊充气压力过高,使导管变形、内径变小,容易引起呼吸道梗阻。

(2) 预防与处理

1) 预防:①加强气道湿化,使用合适的湿化装置进行湿化。同时注意保持室内温度在22~24℃,相对湿度在50%~60%;②选择合适的吸痰管按需吸痰,吸痰时压力不宜过大,避免反复抽吸,每次吸引时间不超过15s;③保证液体入量,避免因入量不足引起痰液黏稠;④选择材质合适的气管套管,内套管应定时清洗、消毒,分泌物较多时应随时清洗。

2) 处理:①发生内套管堵塞时,应及时取出内套管,给予老年人吸氧,清洗消毒内套管后重新置入;②发生外套管堵塞时,应立即通知医生,继续气道湿化与吸引、吸氧,并做好更换套管或重新置管准备。

3．脱管

（1）发生原因

1）导管固定寸带打结不牢或过松。

2）分泌物浸湿固定导管用的胶布或寸带，进而使固定松动发生脱管。

3）意识障碍、躁动的老年人未适当约束，自行拔除导管。

（2）预防与处理

1）预防：①评估脱管风险，有针对性地给予预防措施并进行重点交班。②向老年人及家属做好宣教，防止意外拔管。③密切观察导管位置及固定情况，若出现导管固定不牢或固定带潮湿，需及时处理。

2）处理：当气管套管脱出，应立即通知医生，评估老年人情况，给予老年人使用面罩高流量吸氧，并协助医生做好急救措施并重新置管。

知识拓展

对于气管切开手术后的老年人，在进行气道护理的同时，也需要关注老年人心理护理。可以通过肢体语言、面部表情或其他沟通方式，更好地了解老年人的需求，提高老年人的生活质量。

（郑军玲　程　苗）

第九章 导管照护

学习目标

情景模拟　　　张奶奶，82岁。食管癌、脑卒中病史。现在不能经口进食，左侧肢体偏瘫，且需要长期使用各种类型的导管。照护人员在给她更换尿袋时发现导尿管连接处出现了漏尿，立即报告医生。医生检查后发现，导尿管连接处因磨损已经松动，需要进行更换。在更换导尿管过程中，医生发现张奶奶的胃造瘘管上的粘垢过多，已经影响了胃肠的正常吸收，建议对胃造瘘管进行清洗。如果你是张奶奶的照护人员，你应如何对导管进行正确的照护。

随着人口老龄化程度的日益加剧，老年人慢性疾病的发病率始终处于较高的水平。在为老年人提供的诸多治疗和护理手段中，静脉导管、导尿管等导管装置在疾病预防、治疗及挽救老年人生命过程中发挥着越来越重要的作用。导管治疗装置的使用可以促进老年患者康复，减轻老年患者痛苦。但是，若导管治疗装置使用不当或照护不规范，也会导致发生导管堵塞、引流液反流及感染等一系列并发症，不仅影响导管装置的正常功能及治疗效果，甚至危及老年人的生命安全。因此，正确掌握导管照护的措施，科学预防且有效应对使用导管治疗装置的并发症至关重要。

第一节　留置胃、肠管的照护

老年患者常因疾病、衰弱等原因导致进食困难或无法经口进食，是营养不良的高危人群。通过胃、肠导管进行营养供给成为无法经口进食的老年患者重要的营养支持方式之一。因此，了解并掌握正确胃、肠导管护理措施及注意事项对提高老年患者的生活质量，促进疾病康复具有重要作用。

一、胃、肠导管概念

胃、肠导管是指将导管插入胃肠道，顶端放置在胃内或者小肠内，供给食物和药物，满足老年人对营养和治疗的需求，或用于危重症老年人的胃肠减压。

二、胃、肠导管适应证

（1）对消化道功能良好但不能经口进食者进行营养支持。
（2）长时间的胃肠减压。
（3）需连续进行的小剂量反复洗胃。

（4）各种原因引起消化道出血的辅助观察和治疗。

（5）辅助性的检查及诊断、评估胃内容物等。

三、胃、肠导管照护

在日常照护中，根据不同情况，选择不同的胃、肠导管来满足老年人治疗的需要。根据导管插入的途径可分为：①口胃管，导管由口插入胃内；②鼻胃管，导管经鼻腔插入胃内；③鼻肠管，导管由鼻腔插入小肠；④胃造瘘管，导管经胃造瘘口插入胃内。

（一）鼻胃管

将导管经鼻腔插入胃内，从管内灌注流质食物、水分及药物。

1. 鼻胃管置管操作流程（表9-1）

鼻胃管置管
操作流程

表9-1　鼻胃管置管操作流程

流程	操作步骤	要点及说明
沟通与评估	1. 核对老年人信息（床号、姓名、腕带等），评估老年人的年龄、病情、生命体征、意识、病史、身体状况、有无操作禁忌证、心理状态、合作程度以及预计留置导管时间 2. 向老年人说明置管目的、操作过程及注意事项，确保其愿意配合并签署知情同意书 3. 环境评估：环境整洁、光线充足、温湿度适宜	1. 吞咽能力（嘱老年人吞唾液，观察有无呛咳，吞咽是否顺畅） 2. 鼻腔状况（观察老年人鼻腔有无阻塞、鼻中隔有无扭曲、鼻黏膜有无出血；用一手压住一侧鼻腔，观察另一侧鼻腔通气情况） 3. 食管静脉曲张及食管梗阻的老年患者禁忌使用鼻饲法 4. 指导老年人深呼吸和吞咽技巧
准备	1. 照护人员准备：衣着整齐，洗双手，戴口罩 2. 检查所需物品：无菌鼻饲包（治疗碗、镊子、止血钳、压舌板、纱布、胃管、50ml注射器、治疗巾）、液状石蜡、棉签、胶布、别针、夹子、手电筒、听诊器、弯盘、鼻饲流食（38～40℃）、温开水适量、漱口或口腔护理用物、快速手消剂、生活垃圾桶、医用垃圾桶	
实施	1. 备齐用物携至老年人床旁，核实老年人的床号、姓名、腕带 2. 操作前洗手、戴口罩 3. 清醒患者取下义齿，防止脱落、误咽。能配合者取半坐位或坐位，颌下铺治疗巾；无法坐起者取右侧卧位，右侧卧位有利于胃管插入。昏迷的老年患者取去枕平卧位，头向后仰，有利于昏迷老年患者胃管插入（图9-1） 4. 治疗巾围于老年人颌下，弯盘置于方便取用处 5. 鼻腔是否通畅，选择通畅一侧鼻腔插管，用棉签清洁鼻腔 6. 导管插入的长度并标记，插入长度一般为前额发际至胸骨剑突处或由鼻尖经耳垂至胸骨突处的距离。一般插入长度为45～55cm。应根据老年人的身高等确定个体化的长度。为防止反流、误吸，插管长度可在55cm以上。若需经胃管注入刺激性药物，可将胃管再向深部插入10cm	1. 测量鼻胃管插入长度：前额发际至胸骨剑突处或由鼻尖经耳垂至胸骨剑突处的距离，做一标记；另外在记号外25cm和50cm处再各做一标记 2. 最初鼻胃管放置长度不超过鼻尖-耳垂-剑突的距离，有误吸、反流的患者，推荐延长鼻胃管置入长度，保证胃管末端到达幽门

流程	操作步骤	要点及说明
实施	7. 将少许液状石蜡倒于纱布上,润滑胃管可减少插入时的摩擦阻力	
	8. 一手持纱布托住胃管,一手持镊子夹住胃管。插入胃管 10~15cm(咽喉部)时,根据老年人具体情况进行插管:①清醒老年人,嘱其做吞咽动作,顺势将胃管插入至预定长度。吞咽动作可帮助胃管迅速进入食管,减轻老年人不舒适的感觉。必要时,可让老年人喝少量温开水;②昏迷老年人,左手将老年人的头托起,使其下颌靠近胸骨柄处,可增大咽喉通道的强度,便于胃管顺利通过会咽部	3. 置管时动作轻柔,尤其是通过食管 3 个狭窄部位时,避免损伤鼻黏膜、食管黏膜 4. 插管过程中老年人出现恶心、呕吐,可暂停插管,嘱其深呼吸,分散其注意力,缓解紧张情绪。若胃管误入气管,应立即拔出胃管,休息片后再重新插入。插入不畅时应检查口腔,了解胃管是否盘在口腔,或将胃管抽出少许,再小心插入
	9. 胃管是否在胃内:①在胃管末端连接注射器抽吸,能抽出胃液;②置听诊器于老年人的胃部,快速经胃管向胃内注入 10ml 空气,能听到气过水声;③将胃管末端置于盛有水的治疗碗中,无气泡溢出。至少使用两种检查胃管在胃内的方法	
	10. 胃管在胃内后,用胶布将胃管固定在鼻翼两侧,防止胃管移动或滑出	
	11. 灌注食物前确认胃管是否在胃内,以及胃管是否通畅。若抽出胃液,则再注入少量温开水防止鼻饲液黏附于管壁。缓慢注入鼻饲液或药液,每次不超过 200ml,间隔时间大于 2h。每次注入前先测量鼻饲液温度,以 38~40℃为宜。每次抽吸时反折胃管末端,避免注入空气,引起腹胀。鼻饲完毕后再次注入少量温开水,冲净胃管防止鼻饲液积存于管腔中变质造成肠胃炎或堵塞管腔	5. 鼻饲液温度应保持在 38~40℃左右,避免过冷或过热;新鲜果汁与奶液应分别注入,防止产生凝块;药片应研碎溶解后注入 6. 速度应从 20~30ml/h 开始,耐受后逐渐增量 7. 鼻饲管发生堵塞时,应尝试疏通;若依然堵塞,则需更换胃管
	12. 管末端反折,用纱布包好,用橡皮筋扎紧或用夹子夹紧,别针固定于大单、枕头或老年人的衣领处	
操作后护理	1. 整理用物 2. 观察、询问老年人有无不适,协助老年人取舒适卧位 3. 整理床单元,处理用物 4. 洗手,记录操作时间及老年人的反应 5. 拔管。①长期鼻饲应定期更换胃管,晚间拔管,次晨再从另一侧鼻孔插入。拔管前置弯盘于老年人的颌下,夹紧胃管以免拔管时管内液体反流。用纱布包裹近鼻孔处的胃管,嘱老年人深呼吸,在呼气时拔出,边拔边用纱布擦胃管,胃管到咽喉处快速拔出,以免管内残留液体滴入气管。操作后将胃管放入弯盘,避免污染床单位,减少对老年人的视觉刺激。停止鼻饲时操作同上;②清理老年人的口鼻、面部。注意擦去胶布痕迹,可用温水擦除胶布痕迹。协助老年人漱口,采取舒适卧位,嘱老年人维持原卧位 20~30min 有助于防止呕吐。整理床单位,整理用物,洗手,记录	

续表

流程	操作步骤	要点及说明
操作后护理	6. 健康教育	8. 长期鼻饲的老年人应每天进行 2 次口腔护理，并定期更换胃管，硅胶胃管每 4 周更换 1 次
		9. 保持鼻饲管外端的清洁，并经常轻轻移动，避免因长时间压迫食管而导致发生溃疡
		10. 强调维持鼻腔和口腔的卫生是防止感染的关键步骤，教授正确的清洁方法，如使用生理盐水。指导患者正确固定管路的方法，包括使用胶布、橡皮筋或夹子，和定期检查管路状态的重要性。提醒患者关注潜在的并发症，如呕吐、腹胀等，同时解释何时需要紧急联系医护人员。在日常活动和休息方面，患者需了解鼻饲过程中的活动限制，并明确何时可以逐渐恢复正常的日常生活。为提供全面的支持，强调心理健康的重要性，鼓励患者表达感受和疑虑，并提供心理健康资源

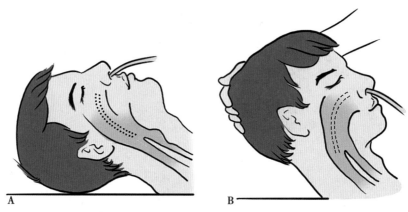

图 9-1　昏迷老年患者插管体位

2. 并发症及处理措施

（1）腹泻预防和处理：①鼻饲液配制过程中应防止污染，每日配制当日量，于 4℃冰箱内保存。食物及容器应每日煮沸灭菌后使用。②鼻饲液温度以 38～40℃为宜。室温较低时，有条件者可使用加温器或把输注皮管压在热水袋下以保持适宜的温度。

（2）胃食管反流、误吸预防和处理：①选用管径适宜的胃管，坚持匀速限速滴注。②昏迷老年人翻身应在管饲前进行，以免胃因受机械性刺激而引起反流。

（3）便秘预防及处理：①调整营养液配方，增加纤维素丰富的蔬菜和水果的摄入，食物中可适量加入蜂蜜和香油。②必要时用开塞露 20ml 肛管注入，或者采用 0.2%～0.3% 肥皂水 200～400ml 低压灌肠。

（二）鼻肠管

鼻肠管是经鼻、口咽部至胃部后，随胃肠蠕动通过幽门到达十二指肠或空肠的导管。

1. 鼻肠管置管操作流程（表9-2）

表9-2　鼻肠管置管操作流程

流程	操作步骤	要点及说明
沟通与评估	1. 核对老年人信息（床号、姓名、腕带等），评估老年人的年龄、病情、生命体征、意识、病史、体格检查，查看有无操作禁忌证、心理状态和合作程度 2. 向老年人说明置管目的、操作过程及注意事项，确保其愿意配合并签署知情同意书 3. 环境评估：环境整洁、光线充足、温湿度适宜	1. 吞咽能力（嘱老年人吞唾液，观察有无呛咳，吞咽是否顺畅） 2. 鼻腔状况（观察老年人鼻腔有无阻塞、鼻中隔有无扭曲、鼻黏膜有无出血；用一手压住一侧鼻腔，观察另一侧鼻腔通气情况）
准备	1. 照护人员准备：衣着整齐，洗双手，戴口罩 2. 检查所需物品：鼻肠管1根、治疗碗、镊子、纱布、20ml注射器、液状石蜡、棉签、胶布、生理盐水500ml、弯盘、压舌板、听诊器、pH试纸	指导老年人深呼吸和吞咽技巧
实施	1. 备齐用物携至老年人床旁，核实老年人的床号、姓名、腕带 2. 操作前洗手、戴口罩 3. 取半卧位或坐位，头偏向一侧，将治疗巾取出置于老年人颌下，弯盘置于面颊旁 4. 测量导管所需的长度并标记导管的刻度，将鼻肠管的头部浸入无菌生理盐水中，将引导钢丝的手柄完全推入鼻肠管内，使整根引导钢丝完全进入鼻肠管内，取液状石蜡纱布润滑鼻肠管 5. 检查并清洁鼻腔 6. 一手持纱布托住鼻肠管，另一手持镊子夹住导管前端，沿选定侧鼻孔轻轻插入；当导管插至10～15cm（咽喉部）时，根据具体情况进行插管：①清醒的老年人，嘱其做吞咽动作，顺势将鼻肠管向前推进至第一个标记长度；②昏迷的老年人，左手将老年人头托起，使下颌骨靠近胸骨柄，将鼻肠管缓慢插入至第一个标记长度 7. 确定到达胃内。①在鼻肠管末端连接注射器抽吸，能抽出胃液；②将鼻肠管末端置于温开水中，无气泡逸出；③置听诊器于胃部，用注射器快速经管向胃内注入10ml空气，可听见气过水声；④最为理想的方法是通过X线透视或抽取液体测pH值以确定导管的位置 8. 嘱老年人取右侧卧位，用软枕将腰部垫高15cm左右，抽尽胃内容物；适当推送鼻肠管，一般可以顺利到达胃窦部；右侧卧位休息5min后，再嘱老年人做吞咽动作；在其吞咽时轻柔、缓慢地推送鼻肠管，当引流出黄色或金黄色胆汁样液体时，表明鼻肠管头端已经通过幽门管进入了十二指肠 9. 若为螺旋形鼻肠管，将导管悬空约40cm，再将鼻肠管固定于近耳垂部；在胃肠动力正常的情况下，导管会在8～12h内通过幽门，当导管的第三个标记到达老年人的鼻部后再固定；如果鼻肠管前端带有气囊，可以向气囊内注入适量气体，凭借肠道的蠕动，将鼻肠管推送到更远处；通过X线透视确定导管的位置正确后即可进行肠内营养	1. 测量鼻肠管插入长度：前额发际至胸骨剑突处或由鼻尖经耳垂至胸骨剑突处的距离，做一标记；另外在记号外25cm和50cm处再各做一标记 2. 选择通气好、无黏膜损伤和炎症的鼻腔进行插管 3. 若出现剧烈恶心、呕吐，应暂停插入，嘱深呼吸或张口呼吸，休息片刻后再插至第一个标记长度 4. 插管动作应轻稳，特别是在通过食管3个狭窄处时（环状软骨水平处，平气管分叉处，食管通过膈肌处），以免损伤食管黏膜 5. 用压舌板检查鼻肠管是否盘曲在口腔 6. 使用pH试纸可以明确引流液体是否为碱性，如是则提示鼻肠管已经进入十二指肠腔内 7. 如果鼻肠管前端带有金属头，在引流管进入胃腔后，嘱老年人手握引流管、身体右倾，以右足跟着地的方法做单腿跳跃动作，每跳一次将鼻肠管推进约0.5cm，一般15min左右引流管即可进入十二指肠 8. 可持续右侧卧位，每隔10min左右插入5～10cm，一般2～3次即可插管到位

流程	操作步骤	要点及说明
实施	10. 抽出引导钢丝,用胶布固定鼻肠管于鼻翼部或面颊;鼻肠管末端用别针固定在老年人的衣领处、大单或枕边	
操作后护理	1. 整理用物 2. 观察、询问老年人有无不适,协助老年人取舒适卧位,及时清洗口鼻分泌物,完善鼻腔、口腔护理工作,对喉部不适的老年人予雾化吸入 3. 整理床单元,处理用物 4. 洗手,记录操作时间、鼻肠管置入日期、时间、长度、异常情况、处理措施及效果及老年人的反应 5. 健康教育	指导保护导管相关知识,妥善固定的方法,防止脱落。向患者和家属提供合理期望的心理支持。鼓励患者表达任何不适或疑虑,及时解答其问题

2. 并发症及处理措施

(1)鼻肠管脱出:①预防,放置鼻肠管后,嘱老年人及照护人员注意导管勿将其拔出;②妥善固定鼻肠管,采用胶布与盘带双重固定法,标记导管放置的长度;③将导管末端用别针固定于衣领或枕头上,并告知老年人在换衣及起床时勿将其拉扯出;④一旦鼻肠管脱出后,应立即报告医生,按医嘱重新置入鼻肠管。

(2)鼻肠管堵塞:鼻肠管由于其具有细、长的结构特点,容易出现堵塞。导管堵塞是肠内营养最常见的并发症。最常见原因是药物或营养液黏附管壁,酸性药物使营养液中的蛋白质凝固。故应每 4h 用 0.9% 氯化钠溶液 20～50ml 冲洗 1 次,可预防堵管。若仍不通畅,可给予碳酸氢钠液进行正压冲洗、浸泡。

(三)胃肠减压

胃肠减压术是利用负压和虹吸原理,吸出胃和梗阻近端小肠内的积液、积气及内容物,降低胃肠道内的压力,改善局部血液供应,利于炎症局限,促进胃肠蠕动功能恢复。

1. 胃肠减压操作流程(表9-3)

表9-3 胃肠减压操作流程

流程	操作步骤	要点及说明
沟通与评估	1. 核对老年人信息(床号、姓名、腕带等),评估老年人的病情、意识、治疗情况、心理反应及合作程度,有无禁忌证,既往有无插管经历。患者鼻腔有无炎症、息肉,有无鼻中隔偏曲等,鼻孔是否通畅,口腔有无活动性义齿等 2. 向老年人说明胃肠减压目的、操作过程及注意事项,确保其愿意配合并签署知情同意书 3. 环境评估:环境整洁、光线充足、温湿度适宜	
准备	1. 照护人员准备:衣着整齐,洗双手,戴口罩 2. 检查所需物品:无菌鼻饲包(治疗碗、镊子、止血钳、压舌板、纱布、胃管、50ml 注射器、治疗巾)、液状石蜡、棉签、胶布、别针、夹子、手电筒、听诊器、弯盘、鼻饲流食(38～40℃)、温开水适量、漱口或口腔护理用物、快速手消剂、生活垃圾桶、医用垃圾桶	

流程	操作步骤	要点及说明
实施	1. 备齐用物携至老年人床旁,核实老年人的床号、姓名、腕带 2. 操作前洗手、戴口罩 3. 插胃管,操作步骤同表 9-1 4. 根据患者病情调节胃肠减压器的负压,并与胃管末端连接,妥善固定 5. 保持引流通畅,定时回抽胃液或向胃管内注入 10～20ml 生理盐水冲管	1. 注意保持胃肠减压通畅,胃肠减压的负压一般不超过 50mmHg,胃管若有阻塞可用生理盐水反复冲洗胃管 2. 使用胃肠减压者,每日应遵医嘱给予静脉补液,维持水、电解质平衡。密切观察病情变化,记录引流物量及性质
操作后护理	1. 整理用物 2. 观察、询问老年人有无不适,协助老年人取舒适卧位、协助患者清洁鼻孔、口腔 3. 整理床单元,处理用物 4. 洗手,记录操作时间、插入长度、引流液的颜色、性质、量及老年人的反应 5. 胃肠减压期间,每日给予患者口腔护理 2 次 6. 定时更换引流装置 7. 拔管。①洗手,携用物至床旁,核对、解释拔管原因和配合方法;②先将吸引装置与胃管分离,置弯盘于患者颌下,夹紧胃管末端,轻轻揭去固定的胶布;③用纱布包裹近鼻孔处胃管,嘱患者吸气并屏气,迅速拔出;④将胃管放入弯盘,移出患者视线;⑤清洁患者口鼻、面部,擦净胶布痕迹,协助患者漱口,取舒适卧位;⑥整理床单位,清理用物;⑦洗手,记录拔管时间及拔管后患者有无腹痛、腹胀、恶心、呕吐等反应	

2. 并发症及处理措施

(1)呼吸道感染:胃管放置后,会干扰通气,影响咳嗽,容易引起痰液积聚及肺部感染等,应遵医嘱常规给予老年人雾化吸入。

(2)体液丢失、电解质紊乱:胃肠减压可导致大量上消化道液丢失,使 Cl^-、H^+、K^+ 减少;若胃管插至幽门以下的消化道,也可使 Na^+ 减少,应遵医嘱查电解质并保证每日足够液体摄入量。

(3)鼻孔溃疡及坏死:若胃管长期放置于一侧鼻孔,会压迫该侧鼻腔黏膜或软骨,从而引起鼻孔溃疡及坏死。

(4)胃内容物及胆汁反流:胃肠减压可导致胃内容物及胆汁反流,并可引起食管炎、食管狭窄;导管本身也可引起食管黏膜的侵蚀和糜烂,甚至出血,应遵医嘱给予胃黏膜保护药和 H_2 受体拮抗剂。

(5)口咽部干燥:因鼻孔内有胃管,影响经鼻呼吸,老年人不得不经口呼吸,经口呼吸可引起口咽部干燥,并可能导致严重的并发症。应每日早晚行口腔护理,保持口腔清洁和湿润,促进唾液腺分泌。必要时口含维生素 C,增加舒适度,提高抗病能力。

(6)其他少见的并发症:有鼻窦炎、中耳炎、创伤性喉炎及声音嘶哑、创伤性食管静脉曲张破裂、导管打结不能拔出、导管断折、鼻黏膜创伤性出血、与环状软骨相对的食管或咽部压迫坏死、咽后壁和喉部感染及脓肿等,应引起重视。

(四)胃、空肠造瘘管

胃造瘘管作为引流导管,引流出胃肠道内的气体和液体,减轻腹胀,降低肠腔内压力,减少肠腔内的细菌和毒素,同时避免鼻胃管对咽部的刺激,使老年人感觉舒适。胃造瘘管作为输入导管,宜使用要素饮食及匀浆饮食提供营养,其较空肠造瘘管灌注容量大,配置简便,费用低。

1. 胃、空肠造瘘灌注法流程(表9-4)

表9-4 胃、空肠造瘘灌注法流程

流程	操作步骤	注意事项
沟通与评估	1. 核对老年人信息(床号、姓名、腕带等),评估老年人的年龄、病情、生命体征、意识、病史、体格检查,查看有无操作禁忌证、心理状态和合作程度 2. 向老年人说明胃、空肠造瘘灌注法的目的、方法、注意事项和配合要点,取得配合环境清洁无异味,照护人员衣帽整洁 3. 环境评估:环境整洁、光线充足、温湿度适宜	
准备	1. 照护人员准备:衣着整齐,洗双手,戴口罩 2. 检查所需物品:治疗盘、治疗巾、胃肠营养袋及流质食物、温开水、50ml注射器、尺子、输液架及标签	
实施	1. 备齐用物携至老年人床旁,核实老年人的床号、姓名、腕带 2. 操作前洗手、戴口罩 3. 协助患者采取半坐卧位 4. 将胃肠营养液袋挂于输液架上,贴好标签 5. 铺治疗巾于患者造瘘导管下方 6. 用尺子测量造瘘导管末端至造口的距离 7. 将造瘘导管放低,用空针抽温水20~50ml冲洗导管 8. 将胃肠营养袋输出管放低,排净气体,与造瘘插管连接 9. 调整营养液输入速度 10. 灌食结束后夹闭造瘘插管,将20~50ml冲入造瘘导管内,使导管内的食物残渣完全流入胃或空肠内 11. 提高导管取下胃肠营养袋,并将造瘘导管用封盖盖紧,用纱布包裹,固定在合适位置	1. 胃肠营养液与静脉液体挂在同一输液架上 2. 40~50cm 3. 评估造瘘导管有无漏出或堵塞 4. 灌食量、速度、浓度依医嘱而定。温度以38~40℃为宜 5. 灌食过程中若患者感到腹胀、恶心或腹部绞痛等不适,立即停止灌注 6. 若造瘘管不通畅、脱出或有食物从造瘘口渗出,立即通知医生处理 7. 避免造瘘导管堵塞及残存食物腐败
操作后护理	1. 整理用物 2. 观察、询问老年人有无不适,协助老年人取舒适卧位 3. 整理床单元,处理用物 4. 洗手,记录操作时间、患者反应及灌食量及老年人的反应 5. 健康教育	指导患者灌食时和灌食后30min保持半卧位,防止食物反流

2. 并发症及处理措施

(1) 机械性并发症:①导管脱出,应熟练掌握操作程序;②导管堵塞,选择颗粒小、混悬性好、少沉淀的肠内营养制剂,定时冲洗导管。

（2）胃黏膜的损伤：导管不能太粗，插入时动作轻柔。

（3）感染性并发症：避免制剂受细菌污染；防止吸入性肺炎的发生。

（4）胃肠道并发症：①胃、食管反流，避免使用粗的营养管；②腹胀、痉挛性腹痛，营养液温度应接近体温。

第二节　留置导尿管的照护

导尿技术是临床上经常采用的护理操作手段，尤其是对于一些尿失禁、尿潴留及昏迷的老年患者具有十分重要的临床价值。但是，老年人的免疫力低下，且常患有多种疾病，如合并脑梗死、糖尿病、营养不良等，是并发尿路感染的高危人群。因此，加强对老年患者导尿管的照护，科学使用导尿技术，减少使用导尿管的并发症，在临床工作中具有重要意义。

导尿管是一种由尿道插入膀胱以便引流尿液的导管，引流管连接尿袋收集尿液。导尿管插入膀胱后，靠近导尿管头端有一个气囊使导尿管留在膀胱内，使其不易脱出。老年人可能因慢性病、泌尿系统疾病、手术等诸多因素影响正常排尿而需留置导尿管。留置导尿管易出现导尿管堵塞、尿路感染、脓毒症等并发症。导尿管护理的目的在于保证老年人尿路通畅，减少尿路感染的发生。导尿管护理技术包括：一次性导尿术、留置导尿术、膀胱冲洗等。

一、一次性导尿术

1. 导尿术　是指在严格无菌操作下，用导尿管经尿道插入膀胱引流尿液的方法。

2. 目的

（1）为尿潴留的老年人引流出尿液，以减轻痛苦。

（2）协助临床诊断，如留取未受污染的尿标本作细菌培养，测量膀胱容量、压力及检查残余尿液，测量腹内压，进行尿道或膀胱造影等。

（3）为膀胱肿瘤的老年人进行膀胱化疗。

3. 禁忌证

（1）泌尿道急性感染的老年人禁忌导尿，以免加重感染。

（2）如果存在泌尿道损伤不可导尿，以免加重损伤，如尿道断裂或骨盆骨折等。

（3）凝血功能障碍的老年人，不建议导尿。

（4）患有急性前列腺炎或急性副睾炎的老年人。

4. 一次性导尿术操作流程（表9-5）

表9-5　一次性导尿术操作流程

流程	操作步骤	要点及说明
沟通与评估	1. 核对老年人信息（床号、姓名、腕带等），评估老年人的年龄、病情、临床诊断、导尿的目的、意识状态、生命体征、合作程度、心理状况、生活自理能力；评估影响导尿的因素，包括膀胱充盈度、阴部局部皮肤情况及清洁度，患者对导尿的了解程度 2. 向老年人说明有关导尿术的目的、方法、注意事项和配合要点。根据老年人的自理能力，嘱其清洁外阴 3. 环境评估：环境整洁、光线充足、温湿度适宜	核实老年人身份
准备	1. 照护人员准备：衣着整齐，洗双手，戴口罩 2. 检查所需物品：导尿包、小橡胶单、治疗巾、消毒液棉球、镊子、弯盘、无菌手套、集尿袋、快速手消剂	防止受凉

流程	操作步骤	要点及说明
实施	1. 备齐用物携至老年人床旁,核实老年人的床号、姓名、腕带	1. 严格无菌操作,防止发生感染
	2. 操作前洗手、戴口罩	
	3. 移床旁椅至操作同侧的床尾,将便盆放床尾床旁椅上	
	4. 松开床尾盖被,帮助老年人脱去对侧裤腿,盖在近侧腿部,并盖上浴巾,对侧腿用盖被遮盖	
	5. 协助老年人取屈膝仰卧位,两腿略外展,暴露外阴	
	6. 将小橡胶单和治疗巾垫于老年人臀下,弯盘置于近外阴处。消毒双手,核对检查并打开导尿包,取出初步消毒用物,操作者一只手戴上手套,将消毒液棉球倒入小方盘内	
	7. 消毒、导尿(女性)	2. 每个棉球限用一次
	(1)初步消毒:操作者一手持镊子夹取消毒液棉球初步消毒阴阜、大阴唇,另一戴手套的手分开大阴唇,消毒小阴唇和尿道口;污棉球置弯盘内;消毒完毕脱下手套置弯盘内,将弯盘及小方盘移至床尾处	3. 第一次消毒顺序是由外向内、自上而下
		4. 嘱老年患者勿动肢体,保持安置的体位,避免无菌区域污染
	(2)打开导尿包:用快速手消剂消毒双手后,将导尿包放在老年人两腿之间,按无菌技术操作原则打开治疗巾	5. 孔巾和治疗巾内层形成一连续无菌区,扩大无菌区域,利于无菌操作,避免污染
	(3)戴无菌手套,铺孔巾:取出无菌手套,按无菌技术操作原则戴好无菌手套,取出孔巾,铺在老年人的外阴处并暴露会阴部	6. 润滑导尿管可减轻导尿管对黏膜的刺激和插管时的阻力
	(4)整理用物,润滑导尿管:按操作顺序整理好用物,取出导尿管,用润滑液棉球润滑导尿管前段,检查导尿管,根据需要将导尿管和集尿袋的引流管连接,取消毒液棉球放于弯盘内	7. 再次消毒顺序是内,外,内,自上而下
	(5)再次消毒:弯盘置于外阴处,一手分开并固定小阴唇,一手持镊子夹取消毒液棉球,分别消毒尿道口、两侧小阴唇。污染棉球、弯盘、镊子放床尾弯盘内	8. 消毒尿道口时稍停片刻,充分发挥消毒液的消毒效果
	(6)导尿:将方盘置于孔巾口旁,嘱老年人张口呼吸,用另一镊子夹持导尿管对准尿道口轻轻插入尿道4~6cm(图9-2),见尿液流出再插入1cm左右,松开固定小阴唇的手下移固定导尿管,将尿液引入集尿袋内	9. 张口呼吸可使老年患者肌肉和尿道括约肌松弛,有助于插管
		10. 插管时,动作要轻柔,避免损伤尿道黏膜
		11. 绝经期妇女卵巢功能低下,激素水平下降,尿道口周围组织和生殖器官均发生退行性变,上皮细胞扁平,黏膜干燥,胶原组织增生,失去弹性,导致尿道口狭窄,插管时应仔细观察、辨认,避免误入阴道;为老年女性插导尿管时,如导尿管误入阴道,应更换无菌导尿管,然后重新插管
	8. 消毒、导尿(男性)	12. 每个棉球限用一次
	(1)初步消毒:操作者一手持镊子夹取消毒棉球进行初步消毒,依次为阴阜、阴茎、阴囊。另一戴手套的手取无菌纱布裹住阴茎将包皮向后推暴露尿道口,自尿道口向外向后旋转擦拭尿道口、龟头及冠状沟。污棉球、纱布置弯盘内;消毒完毕将小方盘、弯盘移至床尾,脱下手套	13. 自阴茎根部向尿道口消毒
		14. 包皮和冠状沟易藏污垢,应注意仔细擦拭,预防感染
		15. 嘱老年人勿动肢体,保持安置体位,避免无菌区域污染
	(2)打开导尿包:用快速手消剂消毒双手后,将导尿包放在老年人两腿之间,按无菌技术操作原则打开治疗巾	16. 孔巾和治疗巾内层形成一连续无菌区,扩大无菌区域,利于无菌操作,避免污染
	(3)戴无菌手套,铺孔巾:取出无菌手套,按无菌技术操作原则戴好无菌手套,取出孔巾,铺在老年人的外阴处并暴露阴茎	17. 避免尿液污染环境

流程	操作步骤	要点及说明
实施	（4）整理用物，润滑导尿管：按操作顺序整理好用物，取出导尿管，用润滑液棉球润滑导尿管前段，根据需要将导尿管和集尿袋的引流管连接，放于方盘内，取消毒液棉球放于弯盘内 （5）再次消毒：弯盘移至近外阴处，一手用纱布包住阴茎将包皮向后推，显露尿道口。另一只手持镊子夹消毒棉球再次消毒尿道口、龟头及冠状沟。污棉球、镊子放床尾弯盘内 （6）导尿：一手继续持无菌纱布固定阴茎并提起，使之与腹壁成60°（图9-3），将方盘置于孔巾口旁，嘱老年人张口呼吸，用另一镊子夹持导尿管对准尿道口轻轻插入尿道20～22cm，见尿液流出再插入1～2cm，将尿液引入集尿袋内（在插入尿管时应注意男性尿道的三个生理狭窄：尿道内口，尿道膜部和尿道外口。当向尿道插入导尿管时，以通过尿道膜部狭窄处最困难。同时，阴茎在松弛下垂时尿道还有2个生理弯曲，一个弯曲为耻骨下弯，位于耻骨联合下方2cm处，此弯曲位置固定不能改变；另一弯曲为耻骨前弯，位于耻骨联合前下弯，突向后下，在阴茎根与体之间，将阴茎上提起，此弯曲可消失变直。导尿管在经过上述狭窄和弯曲处需要动作轻柔、缓慢，以防局部组织受到机械性损伤） 9. 将尿液引入集尿袋内至合适量 10. 若需做尿培养，用无菌标本瓶接取中段尿5ml，盖好瓶盖，放置合适处	18. 由内向外消毒，避免已消毒的部位再污染 19. 提起阴茎，使耻骨前弯消失，利于插管 20. 插管时，动作要轻柔，男性尿道有三处狭窄，切忌用力过快过猛而损伤尿道黏膜 21. 对膀胱高度膨胀且极度虚弱的老年患者，第一次放尿不得超过1 000ml。大量放尿可使腹腔内压急剧下降，血液大量滞留在腹腔内，导致血压下降而虚脱；另外膀胱内压突然降低，还可导致膀胱黏膜急剧充血，发生血尿
操作后护理	1. 导尿完毕，轻轻拔出导尿管，撤下孔巾，擦净外阴，整理导尿用物弃于医用垃圾桶内，撤出老年人臀下的小橡胶单和治疗巾放在治疗车下层。测量尿量，尿标本贴标签后送检 2. 观察、询问老年人有无不适，协助老年人穿好裤子，取舒适卧位 3. 整理床单元，处理用物 4. 脱去手套，用快速手消剂消毒双手，记录操作时间及老年人的反应	

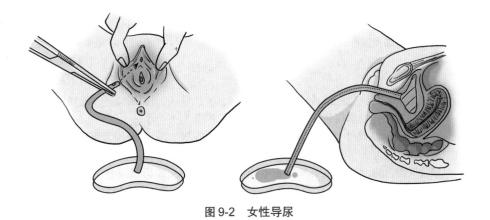

图9-2　女性导尿

二、留置导尿术

1. **概念**　留置导尿术是在导尿后，将导尿管保留在膀胱内，引流尿液的方法。

2．目的

（1）抢救危重、休克老年人时正确记录每小时尿量、测量尿比重，密切观察老年人的病情变化。

（2）为盆腔手术排空膀胱，使膀胱持续保持空虚状态，避免术中误伤。

（3）某些泌尿系统疾病手术后留置导尿管，便于引流和冲洗，并减轻手术切口的张力，促进切口的愈合。

（4）为尿失禁或会阴部有伤口的老年人引流尿液，保持会阴部的清洁干燥。

（5）为尿失禁老年人行膀胱功能训练。

3．禁忌证　同"一次性导尿术"。

4．留置导尿术操作流程（表9-6）

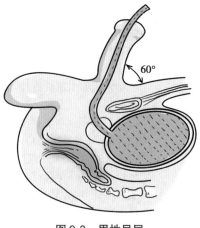

图9-3　男性导尿

表9-6　留置导尿术操作流程

流程	操作步骤	要点及说明
沟通与评估	1．核对老年人信息（床号、姓名、腕带等），评估老年人的年龄、病情、临床诊断、导尿的目的、意识状态、生命体征、合作程度、心理状况、生活自理能力、膀胱充盈度、会阴部皮肤黏膜情况及清洁度 2．向老年人说明导尿术的目的、方法、注意事项和配合要点。根据老年人的自理能力，嘱其清洁外阴 3．环境评估：环境整洁、光线充足、温湿度适宜	
准备	1．照护人员准备：衣着整齐，洗双手，戴口罩 2．检查所需物品：外阴消毒包、治疗碗、一次性碘伏消毒棉球12块、弯盘、血管钳、手套或指套、无菌导尿包、治疗盘、小橡胶单和一次性垫巾、无菌持物钳和容器、无菌手套、一次性双腔气囊导尿管（注明：其中1条备用）、一次性1 000ml集尿袋、便盆及便盆巾、必要时准备屏风	老年女性因尿道萎缩，常在留置导尿管时出现漏尿的情况，如不处理会引起压力性损伤。应该加强对老年女性外阴部的观察，保持外阴部清洁干燥，或者选用大一号的导尿管
实施	1．备齐用物携至老年人床旁，核实老年人的床号、姓名、腕带 2．操作前洗手、戴口罩 3．消毒导尿。同"一次性导尿术"：初步消毒、再次消毒会阴部及尿道口，插入导尿管 4．固定导尿管。见尿液后再插入7～10cm。夹住导尿管尾端或连接集尿袋，连接注射器根据导尿管上注明的气囊容积向气囊注入无菌溶液，男性尿管气囊内注水量为7～10ml，女性则为10～15ml，轻拉导尿管有阻力感，即证实导尿管固定于膀胱内（图9-4）	1．气囊导尿管：因导尿管前端有一气囊，当向气囊注入一定量的液体后，气囊膨大可将导尿管头端固定于膀胱内，防止尿管滑脱 2．集尿袋妥善地固定在低于膀胱的高度 3．别针固定要稳妥，既避免伤害老年人，又不能使引流管滑脱。引流管要留出足够的长度，防止因翻身牵拉，使导尿管脱出。防止尿液逆流造成泌尿系感染。此外要注意不能过度牵拉导尿管，以防膨胀的气囊卡在尿道内口，压迫膀胱壁或尿道，导致黏膜组织的损伤。可以固定在大腿内侧，预留一段导管，防治牵拉

续表

流程	操作步骤	要点及说明
实施	5. 固定集尿袋。导尿成功后,将导尿管固定于大腿内侧,夹闭引流管,撤下孔巾,擦净外阴,用安全别针将集尿袋的引流管固定在床单上,集尿袋固定于床沿下,开放导尿管	
操作后护理	1. 整理导尿用物弃于医用垃圾桶内,撤出老年人臀下的小橡胶单和治疗巾放治疗车下层,脱去手套 2. 观察、询问老年人有无不适,协助老年人穿好裤子,取舒适卧位 3. 整理床单元,处理用物 4. 洗手,记录操作时间及老年人的反应	

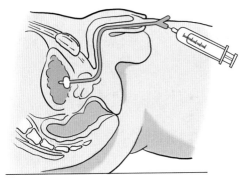

图 9-4　留置导尿管

5. 留置导尿管的护理

(1)预防泌尿系统逆行感染的护理措施

1)保持尿道口清洁:对于老年女性,要用消毒棉球以导尿术消毒法擦拭尿道口、外阴及导尿管;对于老年男性,要擦拭尿道口、龟头、包皮及导尿管,每日 1～2 次。排便后及时清洗肛门及会阴部皮肤。

2)集尿袋的更换:注意观察并及时排空集尿袋内尿液,并记录尿量。通常每周更换集尿袋 1～2 次,若有尿液性状、颜色改变,需及时更换。

3)导尿管的更换:定期更换导尿管,硅胶导尿管一般为 1～4 周更换 1 次。

(2)饮水:若病情允许应鼓励老年人每日摄入 2 000ml 以上水分(包括口服和静脉输液等),达到冲洗尿道的目的。

(3)训练膀胱反射功能:可采用间歇性夹管方式夹闭导尿管,每 3～4h 开放 1 次,使膀胱定时充盈和排空,促进膀胱功能的恢复。

(4)观察:注意老年人的主诉并观察尿液情况,发现尿液混浊、沉淀、有结晶时,应及时处理,每周检查尿常规 1 次。

三、膀胱冲洗

1. 概念　膀胱冲洗是利用三通的导尿管,将无菌溶液灌入到膀胱内,再利用虹吸原理将灌入的液体引流出来的方法。

2. 目的

(1)对留置导尿的老年人,保持其尿液引流通畅。

(2)清除膀胱内的血凝块、黏液及细菌等,预防感染。

(3)治疗某些膀胱疾病,如膀胱炎、膀胱肿瘤。

3. 膀胱冲洗操作流程（表9-7）

表9-7 膀胱冲洗操作流程

流程	操作步骤	要点及说明
沟通与评估	1. 核对老年人信息（床号、姓名、腕带等），评估老年人的年龄、病情、临床诊断、膀胱冲洗的目的、意识状态、生命体征、合作程度和心理状况 2. 向老年人说明膀胱冲洗的目的、方法、注意事项和配合要点，取得配合 3. 环境评估：环境整洁、光线充足、温湿度适宜	
准备	1. 照护人员准备：衣着整齐，洗双手，戴口罩 2. 检查所需物品：冲洗液体、输液架、尿袋、消毒液、导尿管、引流管	
实施	1. 备齐用物携至老年人床旁，核实老年人的床号、姓名、腕带 2. 操作前洗手、戴口罩 3. 导尿、固定。按"留置导尿术"安置并固定导尿管 4. 打开尿袋，将膀胱内尿液排出	1. 便于冲洗液顺利滴入膀胱，有利于药液与膀胱壁充分接触，并保持有效浓度，达到冲洗的目的
	5. 准备冲洗膀胱：①连接冲洗液体与膀胱冲洗器，将冲洗液倒挂于输液架上，排气后关闭导管；②分开导尿管与集尿袋引流管接头连接处，消毒导尿管尾端开口和引流管接头，将导尿管和引流管分别与Y形管的两个分管相连接，Y形管的主管连接冲洗导管（图9-5）	2. 膀胱冲洗装置类似静脉输液导管，其末端与Y形管的主管连接，Y形管的一个分管连接引流管，另一个分管连接导尿管。应用三腔管导尿时，可免用Y形管
	6. 冲洗膀胱：①关闭引流管，开放冲洗，使溶液滴入膀胱，调节滴速。待老年人有尿意或滴入溶液200～300ml后，关闭冲洗管，放开引流管。将冲洗液全部引流出来后，再关闭引流管；②按需要反复冲洗	1. 瓶内液面距床面约60cm，以便产生一定的压力，使液体能够顺利滴入膀胱 2. 滴速一般为60～80滴/分，滴速不宜过快，以免引起老年人强烈尿意，迫使冲洗液从导尿管侧溢出尿道外 3. 冲洗时嘱老年人深呼吸，尽量放松，以减少疼痛 4. 若老年人出现腹痛、腹胀、膀胱剧烈收缩等不适情形或有出血情况，立即停止冲洗，并与医生联系
操作后护理	1. 冲洗完毕，取下冲洗管，消毒导尿管口和引流接头后重新连接 2. 清洁外阴部，固定好导尿管 3. 整理用物 4. 观察、询问老年人有无不适，协助老年人取舒适卧位 5. 整理床单元，处理用物 6. 洗手，记录操作时间、冲洗液名称、冲洗量、引流量、引流液性质、冲洗过程中老年人反应等	冲洗后如出血较多或血压下降，应立即报告医生给予处理，并注意准确记录冲洗液颜色、性状及量

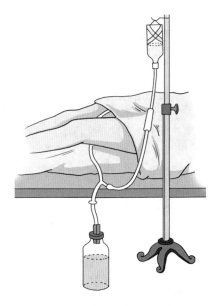

图 9-5　膀胱冲洗装置连接

第三节　留置常见引流装置的照护

引流技术在临床工作中应用广泛，可以帮助患者排除体内的积血、积液，促进康复，预防感染。若引流装置使用不当或照护人员操作失误，会导致创面无法在预期时间内愈合，可能会导致败血症等。老年人抵抗力较弱，机体的修复和再生能力差，引流管护理不当会影响老年人的生活质量。护士应规范引流装置的使用方法及护理措施，加强观察，及时采取科学有效措施进行预防和治疗，同时减轻老年患者的治疗痛苦，促进疾病康复。

引流装置可将人体积血、积气、脓血及胃内容物等引出体外，对引流物量、颜色及性质的观察，可判定有无大出血及老年人的恢复情况。因此，应对有引流装置的老年人做好护理。

一、胸腔闭式引流

1．目的　除去胸膜腔的积液和积气，维持胸膜腔的正常负压，防止纵隔移动，促进肺复张（图 9-6）。

2．适应证　治疗脓胸、气胸和血胸，开胸手术后可防止胸腔积液和预防感染。

3．胸腔闭式引流操作流程（表 9-8）

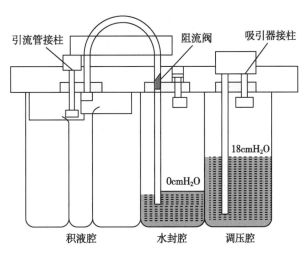

图 9-6　胸腔闭式引流装置

表 9-8　胸腔闭式引流操作流程

流程	操作步骤	要点及说明
沟通与评估	1．核对老年人信息（床号、姓名、腕带等），评估老年人的年龄、病情、生命体征、意识、病史、身体状况、有无操作禁忌证、心理状态以及合作程度；挤压胸腔闭式引流管，观察引流通畅情况	评估老年人的生命体征及病情变化

流程	操作步骤	要点及说明
沟通与评估	2. 向老年人说明胸腔闭式引流的目的、方法、注意事项和配合要点,取得配合 3. 环境评估:环境整洁、光线充足、温湿度适宜	
准备	1. 照护人员准备:衣着整齐,洗双手,戴口罩 2. 准备用物:在治疗室按无菌方法打开换药盘,将碘伏倒在换药盘内的棉球上,打开一次性无菌胸腔引流装置,连接引流瓶及水封瓶,按无菌方法将0.9%生理盐水500ml加入水封瓶内	1. 检查棉签、纱布等时要注意检查包装、有效期、质量(无漏气) 2. 检查引流装置的密闭性能,保持连接处紧密,防止滑脱
实施	1. 备齐用物携至老年人床旁,核实老年人的床号、姓名、腕带 2. 操作前洗手、戴口罩 3. 更换导管:将一次性治疗巾垫于老年人的引流管下方,在适当处用两把止血钳双重夹闭引流管,打开换药盘于治疗巾上,戴好无菌手套,取无菌纱布包裹住引流管的连接处,一手捏住引流管,一手捏住引流瓶自接口处分离,上提引流瓶前段使液体流入引流袋内。取碘伏棉球以螺旋方式消毒引流管关口周围,将一次性无菌胸腔引流装置与胸腔引流管连接,松开止血钳,挤压胸腔引流管,嘱老年人深呼吸,观察引流瓶内水柱波动和气泡溢出情况,保持引流瓶低于老年人的引流口,水封液面低于胸壁引流口平面60～100cm,撤去治疗巾,脱手套,在引流瓶上注明更换日期及时间	1. 保持伤口敷料清洁、干燥;告知老年人,不可抓挠伤口 2. 观察长管内水柱波动,正常为4～6cm,咳嗽时有无气泡溢出 3. 观察引流液颜色、性质、量 4. 观察伤口敷料有无渗出液,有无皮下气肿
操作后护理	1. 整理用物 2. 观察、询问老年人有无不适,协助老年人取舒适卧位 3. 整理床单元,处理用物 4. 洗手,记录操作时间、引流液的颜色、性状、量及老年人的反应 5. 健康教育	1. 告知老年人注意保持引流管的通畅,翻身时防止引流管打折、弯曲、滑脱、受压 2. 鼓励患者进行适度的活动,有助于促进引流液体的排出。在医生允许的情况下,协助患者进行体位调整,以提高引流的效果。 提供患者及其家属对引流系统的理解,解释系统的功能和维护要点。 3. 提供心理支持,鼓励患者表达疑虑和问题,解答并提供情绪上的支持

4. 胸腔闭式引流的日常护理注意事项

(1)引流瓶低于胸壁引流口平面60～100cm,水封瓶长管没入无菌生理盐水中3～4cm,并保持直立。

(2)引流装置应保持密闭和无菌,保持胸壁引流口处的敷料清洁干燥,敷料渗出液较多时应及时通知医生更换。

(3)引流瓶内无菌生理盐水每日更换,引流瓶每周更换;床旁备血管钳,更换时必须夹闭引流管,防止空气进入胸膜腔引起气胸。

(4)定时挤压引流管,引流液多或有血块时按需正确挤压:捏紧引流管的远端,向胸腔方向挤压,再缓慢松开捏紧的引流管,防止引流瓶中液体倒吸;如接有负压装置,应注意吸引压力是否适宜,过大的负压易引起胸腔内出血及老年人疼痛。

（5）根据病情需要定时准确记录引流量。

（6）一般开胸手术后2h内引流量为100～300ml，24h引流量为500ml。8h内多为血性液体，后逐渐变为淡红色，量逐渐变少，若引流液的速度快且量大，每小时大于200ml，应考虑为胸腔内出血，及时报告医生处理。

（7）引流管自胸壁伤口脱出，立即用手顺皮肤纹理方向捏紧引流口周围皮肤（注意不要直接接触伤口），并立即通知医生处理。

（8）水封瓶打破或接头滑脱时，要立即夹闭或反折近胸端引流管。

（9）告知老年人胸腔引流的目的及配合方法。

（10）尽可能采取半卧位，可根据病情调整。

（11）根据病情鼓励老年人咳嗽、深呼吸及变换体位，并告知正确咳嗽、深呼吸及变换体位的方法。

（12）老年人下床活动时，引流瓶的位置应低于膝盖且保持平稳，保证长管没入液面下；外出检查前须将引流管夹闭，漏气明显的不可夹闭胸引管。

（13）拔管后注意观察老年人有无胸闷、憋气、皮下气肿、伤口渗液及出血等症状，有异常及时通知医生。

二、三腔二囊管

1. 目的

（1）抽吸尽胃管内积液（血）、积气，减轻胃扩张。

（2）罹患肝硬化的老年人食管静脉、胃底静脉破裂出血时进行压迫止血。

（3）了解胃液的量及性质，为临床上判断疾病和治疗提供依据。

2. 适应证 为食管静脉、胃底静脉曲张破裂大出血者压迫止血（图9-7）。

3. 三腔二囊管装置操作流程（表9-9）

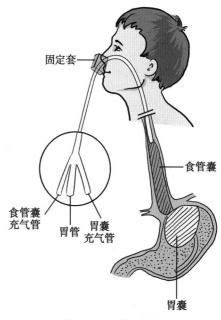

图9-7　三腔二囊管

表9-9　三腔二囊管装置操作流程

流程	操作步骤	要点及说明
沟通与评估	1. 核对老年人信息（床号、姓名、腕带等），评估老年人情况，观察老年人的神志，询问老年人有无鼻息肉、鼻甲肥大、有无义齿等 2. 向老年人说明三腔二囊管的重要性及注意事项，强调老年人配合的必要性，并向其介绍三腔二囊管的特点，以减轻恐惧感，引导老年人接受留置三腔二囊管的现实 3. 环境评估：环境整洁、光线充足、温湿度适宜	
准备	1. 照护人员准备：衣着整齐，洗双手，戴口罩 2. 检查所需物品：治疗车，快速手消剂，治疗盘内治疗巾半铺半盖；内置：中心负压吸引装置一套、弯盘内备纱布数块、清洁剪刀一把、无菌治疗巾一块、三腔二囊管、50ml注射器、小药杯（内盛清水）、液状石蜡、500g重物及牵引带、牵引架、胃肠减压器、听诊器、血压计、记录本、胶贴。生活垃圾桶、医用垃圾桶、锐器盒	

流程	操作步骤	要点及说明
实施	1. 备齐用物携至老年人床旁,核实老年人的床号、姓名、腕带 2. 操作前洗手、戴口罩 3. 取下义齿,取平卧位,头偏向一侧,铺治疗巾于老年人的枕旁。检查老年人的鼻腔、清洁并润滑鼻腔,将治疗巾铺于老年人的下颌处,嘱老年人口服5~10ml液状石蜡,连接负压吸引装置并调试负压 4. 戴手套,充分润滑食管囊以下的导管,将弯盘置于老年人的下颌角,测量插入导管长度。嘱老年人深呼吸,自鼻腔将三腔二囊管插入。管端达咽喉部(14~16cm)时,嘱老年人做吞咽动作 5. 插管成功后(60~65cm),注入20~30ml气体,用听诊器听到上腹部有无气过水声后,接胃肠减压器 6. 遵医嘱向胃管囊或食管囊内注入气体 7. 向外牵拉三腔管,有阻力时将导管固定于老年人的面部,连接500g重物,缓慢放置于牵引架,重物距床面20~30cm,牵拉角度为45° 8. 取纱布擦净老年人鼻腔周围及面部血渍、污迹;撤去治疗巾,脱去手套;贴标示,标明导管的名称及时间	1. 检查三腔二囊是否存在漏气情况,并充气检查二囊是否充气均匀。根据患者鼻腔实际情况选择适宜导管 2. 照护人员讲解三腔二囊管处理过程和优势,介绍成功案例,解答患者疑问,消除患者顾虑 3. 操作时动作轻柔,监测患者面部及意识情况比如老年人的呼吸、咳嗽等情况,判断其能否耐受 4. 每隔2~3h检查1次,判断是否漏气,置管后8~12h放出气囊气体,放松牵引,在放气操作前后均给予患者口服液状石蜡,保护口腔黏膜 5. 遵医嘱拔管,血停止后1d,取出牵引带并将气囊放气,在胃内留置24h,若无再出血情况,患者口服液状石蜡,随后将双囊气体抽尽拔出,同时使用过程中注意抗菌处理,保证口腔、会阴部位清洁,适当给予抗生素处理
操作后护理	1. 整理用物 2. 观察、询问老年人有无不适,协助老年人取舒适卧位 3. 整理床单元,处理用物 4. 洗手,记录操作时间、引流液的量、颜色、性状及老年人的反应 5. 正确方法拔管:①查对;②解释说明;③协助老年人口服5~10ml液状石蜡,15~20min后拔管;④放松牵引架,动作缓慢轻柔;⑤脱手套,整理床单位,礼貌告退;⑥正确处理用物	

三、胆道T管

1. 目的

(1)引流胆汁。

(2)引流残余结石。

(3)支撑胆道。

(4)进行T管胆道造影。

(5)进行二次取石术。

2. 适应证

(1)有典型胆管炎发作史者。

(2)胆总管明显增厚或扩张。

(3)胆囊炎合并胰腺病变。

(4)胆囊内有多个小结石。

3. 胆道T管护理操作流程(表9-10)

表9-10　胆道T管护理操作流程

流程	操作步骤	要点及说明
沟通与评估	1. 核对老年人信息(床号、姓名、腕带等),评估环境(安静、整洁、舒适、安全),携病历至病床核对老年人床号、姓名等,观察老年人引流管是否通畅	

流程	操作步骤	要点及说明
沟通与评估	2. 向老年人说明胆道 T 管护理的目的、方法、注意事项和配合要点,取得配合 3. 环境评估:环境整洁、光线充足、温湿度适宜	
准备	1. 照护人员准备:衣着整齐,洗双手,戴口罩 2. 准备用物:在治疗室按无菌方法打开换药盘,将碘伏倒在换药盘内的棉球上	检查棉签、纱布等时要注意检查包装密封、有效期、质量
实施	1. 备齐用物携至老年人床旁,核实老年人的床号、姓名、腕带 2. 操作前洗手、戴口罩 3. 将一次性治疗巾垫于老年人引流管下方,暴露引流管及腹部 4. 用止血钳夹闭引流管近端适宜处,打开换药盘于治疗巾上,戴好无菌手套,取无菌纱布包裹住引流管的连接处,一手捏住引流管,一手捏住引流袋自接口处分离,上提引流袋前段使液体流入引流袋内 5. 取碘伏棉球以螺旋方式消毒引流管管口周围,与 T 管相连接 6. 松开止血钳,观察引流液是否引流通畅 7. 撤去治疗巾,脱手套,在引流袋上写明更换日期及时间	
操作后护理	1. 整理用物 2. 观察、询问老年人有无不适,协助老年人取舒适卧位 3. 整理床单元,处理用物 4. 洗手,记录操作时间、引流液的颜色、性状、量及老年人的反应 5. 健康教育	1. 告知老年人注意保持引流管通畅,平卧时引流管应低于腋中线,站立或活动时不可高于腹部引流口平面 2. 向患者及其家属提供关于 T 管引流口护理的详细教育。解释引流系统的功能、维护要点和预期效果。演示正确的引流口护理技巧,并强调避免牵拉 T 管 3. 提供心理支持,鼓励患者表达疑虑和问题,解答并提供情绪上的支持讨论可能的生活质量变化,包括饮食、活动和社交方面的影响

4. 胆道 T 管的日常护理注意事项

(1)术后 1~2d 胆汁呈混浊的淡红色或淡黄色,以后逐渐加深,呈黄色。若引流液为血性,应考虑胆道出血,需及时应用止血药。

(2)妥善固定 T 管:将 T 管用缝线固定于腹部皮肤,操作时防止牵拉,以防 T 管脱落。避免将导管固定在床上。指导老年人在身体活动过程中保护 T 管(图 9-8),防止老年人翻身或活动时拉出或误拔。躁动老年人应专人看护。

(3)观察并记录引流出胆汁的性状、颜色及量,记录 24h 总量。正常情况下,每日分泌的胆汁量在 800~1 000ml,色呈黄绿色,清亮无沉渣,有一定黏性;术后 24h 内引流量为 300~500ml;恢复进食后,每日可有 600~700ml,以后逐渐减少至每日 200ml 左右;术后 1~2d 胆汁的颜色可呈淡黄色混浊状,以后逐渐加深,清亮。

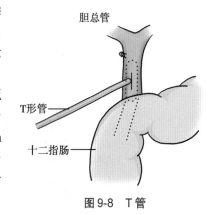

图 9-8 T 管

（4）保持引流管通畅：避免 T 管受压、扭曲及折叠，以免胆汁引流不畅，胆管内压升高而致胆汁渗漏和腹腔感染。

（5）保护老年人引流口周围皮肤，局部涂氧化锌软膏，防止胆汁浸渍引起局部皮肤破溃和感染。

（6）告知老年人放置或者更换引流袋的注意事项。每周更换引流袋，注意无菌操作，观察引流口有无胆汁渗出。

（7）T 管放置 2 周者，若体温正常、食欲增加，大便颜色正常，黄疸消退，说明胆道炎症消退，下端通畅，可以拔管。

四、腹腔引流

1. 目的

（1）预防血液、消化液、渗出液等在腹腔或手术野蓄积。

（2）排除腹腔脓液和坏死组织，防止感染扩散，促使炎症早日消退。

（3）治疗腹、盆腔积液，以及明确积液性质、确定诊断等。

2. 适应证

（1）空腔脏器穿孔或外伤破裂。

（2）腹膜及脏器内的脓肿，为了治疗目的可用穿刺置管或手术切开引流。

（3）手术创面很大，局部渗液、渗血多，易继发感染时。

（4）腹、盆腔积液已明确诊断或未明确诊断者。

3. 腹腔引流操作流程（表 9-11）

表 9-11 腹腔引流操作流程

流程	操作步骤	要点及说明
沟通与评估	1. 核对老年人信息（床号、姓名、腕带等），评估老年人的病情、意识、合作程度、生命体征及腹部体征情况，了解手术方式，导管留置的时间、长度、是否通畅，伤口敷料有无渗漏液，引流液的量、色、性状 2. 向老年人说明引流管护理的目的，取得配合 3. 环境评估：环境整洁、光线充足、温湿度适宜	1. 注意观察引流管周围皮肤有无红肿、皮肤损伤等情况 2. 引起老年人引流口处疼痛常是引流液对周围皮肤的刺激，或由于引流管过紧地压迫局部组织引起继发感染或迁移性脓肿所致，这种情况也可能会引起其他部位疼痛，局部固定点的疼痛一般是病变所在。剧烈腹痛突然减轻，应高度怀疑脓腔或脏器破裂，注意观察老年人腹部体征的变化
准备	1. 照护人员准备：衣着整齐，洗双手，戴口罩 2. 检查所需物品：碘伏、无菌棉签、无菌手套 1 副、无菌纱布 2 块、无菌引流袋 1 个、防水垫 1 块、洗手液、弯盘、止血钳、胶带、安全别针、治疗盘、垃圾筒、量筒	
实施	1. 备齐用物携至老年人床旁，核实老年人的床号、姓名、腕带 2. 操作前洗手、戴口罩 3. 协助老年人半卧位或平卧位 4. 充分暴露引流管，将防水垫置于引流管下方，放置弯盘，戴手套 5. 止血钳夹闭引流管近端，取出新引流袋备用 6. 在无菌纱布的保护下分离引流袋与引流管 7. 消毒棉签沿引流管内口由内向外消毒两遍 8. 在无菌纱布的保护下将新的引流袋与引流管连接 9. 取下止血钳，观察引流是否通畅	1. 注意无菌操作 2. 妥善固定引流管和引流袋，将引流管用别针固定于床旁，防止老年人在变换体位时压迫、扭曲或因牵拉引流管而脱出，每根引流管均应标明放置部位以及安置时间；腹腔 3. 引流袋固定的位置应低于腹壁戳孔平面

流程	操作步骤	要点及说明
实施	10. 将换下引流袋中的引流液倒入量筒里,测量引流量,脱手套,在引流袋上写明更换日期及时间 11. 将引流管用胶带 S 形固定于皮肤上,防止滑脱 12. 连接管用安全别针固定于衣服或床单上	
操作后护理	1. 整理用物 2. 观察、询问老年人有无不适,协助老年人取舒适卧位 3. 整理床单元,处理用物 4. 洗手,记录操作时间、引流液的颜色、质、量、有无残渣及老年人的反应 5. 健康教育	1. 告知老年人更换体位或下床活动时保护引流管的措施 2. 告知老年人引流管勿打折、牵拉、避免脱出,活动时引流袋位置必须低于切口平面。如无特殊禁忌,保持半卧位,利于引流

4. 腹腔引流的日常护理注意事项

(1)保持引流管通畅:应经常挤压引流管,一般每隔 1～2h 挤压 1 次。

(2)密切观察引流液:引流液为鲜红色,每小时引流量大于 100ml 时,提示引流部位有出血。

(3)根据病情需要观察腹腔内可能含有的引流物及引流管数量,老年人转入病房必须清点,最好根据作用或名称作好标记再接引流瓶。

(4)分别观察记录引流出物质的性状和量,外层敷料浸湿时及时更换并估计液体量,引流管如无引流物流出可能存在导管堵塞,如引流液为血液且流速快或多,应及时通知医生处理。

(5)需负压引流者应调整好所需负压压力,并注意维持负压状态。

(6)预防性应用的引流管应在 48～72h 拔除,若为防止吻合口破裂后消化液漏入腹腔则应在 4～6d 拔除,若引流腹膜炎的积液应视具体情况而定。

(7)腹腔内引流管若 2～3d 不能拔除,则每 2～3d 应转动引流管一次,以免长期固定压迫造成继发性损伤。

(8)如需用引流管注入抗生素等药物或作管腔冲洗,应严格执行无菌操作。

(9)告知老年人更换体位或下床活动时要注意保护引流管。老年人翻身、下床、排便时应防止引流管脱出或折断滑入腹腔,滑出者应更换新管插入。

(10)观察可能的并发症,如引流管压迫组织坏死出血、肠瘘、继发感染、疼痛等。必要时,及时拔除或换管,积极处理并发症。

(11)拔管后注意观察伤口渗出情况,渗出液较多应及时通知医生处理。

第四节　留置静脉导管的照护

静脉治疗是临床最常用、最直接的治疗手段之一,在疾病预防、治疗及挽救患者生命过程中发挥着不可替代的作用。据统计,全球超过 60% 的患者需要使用静脉导管进行静脉治疗。静脉治疗在为患者带来益处的同时,常会发生静脉炎、渗液、导管堵塞、导管相关性感染等一系列并发症。不仅影响静脉导管的功能及治疗效果,甚至危及患者生命安全。因此,规范的静脉治疗操作及正确的静脉导管护理对预防静脉治疗带来的并发症具有重要意义。

静脉输液治疗是临床护理常见的治疗手段,传统的静脉输液都是采用头皮针,反复穿刺导致血管壁的破坏,同时也容易发生药物外渗。为减轻老年人的痛苦,建立更安全、适合、有效的静脉通路是照护人员研究的方向之一。目前常见的静脉输液导管有外周静脉导管和中心静脉导管。外周静脉导管包括静脉留置针及中等长度导管,以静脉留置针常见。中心静脉导管包括外周静脉穿刺中心静脉置管(peripherally inserted central catheter,PICC)、中心静脉置管(central venous catheter,CVC)及输液港(implantable venous access port,IVAP)。

一、静脉留置针

1. 静脉留置针的意义　静脉留置针适用于需要输液治疗超过1d的老年人,一般留置时间为72~96h。留置针导管为软管,输液期间可以活动肢体,保护静脉的同时减少了反复穿刺的痛苦。使用静脉留置针时应选择相对粗直、有弹性、血流丰富、无静脉瓣、避开关节且易于固定的血管。因久病卧床的老年人易形成血栓,所以应尽量避免在其下肢远端使用静脉留置针,且留置时间不宜过长。

2. 留置针型号的选择　留置针的大小依据老年人的病情及血管情况分别选用18~24G等型号。主张在不影响输液速度的前提下,应用细、短留置针。因为相对小号的留置针进入血管后漂浮在血液中,能减少机械性摩擦及对血管内壁的损伤,从而降低机械性静脉炎及血栓性静脉炎的发生,可相对延长留置时间。

3. 穿刺方法　选择粗直、弹性好且活动度佳的血管,在距穿刺点10~15cm处扎止血带,使肢体远端的静脉充盈度达最佳状态是穿刺成功的关键。消毒穿刺部位后,旋转松动留置针外套管(转动针芯),以15°~30°角进针,见回血后降低穿刺角度(放平针翼),继续沿血管进针1~2mm。当外套管尖端全部进入血管后,右手固定针芯,左手推入外套管,松开止血带固定。

4. 固定的操作流程　使用无菌透明敷料,采用以穿刺点为中心的无张力放置、塑形、抚压方法固定,并将延长管以L形弯折向上固定于皮肤,在贴膜上注明置管日期和时间。固定后应无血液进入到留置针的延长管内(图9-9)。

5. 封管操作流程

(1)方法:采用脉冲式正压封管方法,即"推-停-推"方法冲洗导管。

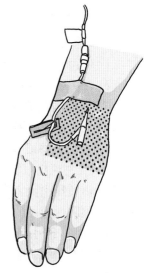

图9-9　留置针的固定

(2)工具:一般选择5~10ml注射器或10ml管径的预充式导管冲洗器进行封管,可减少导管相关感染和回血率。

(3)封管液的选用:封管液宜使用一次性单剂量的生理盐水,不应使用无菌注射用水冲洗导管。输注药物与生理盐水不相容时,应先使用5%葡萄糖注射液冲洗,再使用生理盐水封管。

6. 留置针维护

(1)指导老年人避免碰撞或按揉留置针部位,避免留置针肢体剧烈运动或用力,适当限制留置针肢体的活动;下肢应用留置针输液时,应抬高肢体20°~30°,促进下肢静脉血液回流。

(2)保持穿刺部位干燥、清洁。照护人员应提高工作责任心,加强巡视,随时观察掌握老年人的病情和输液留置针的使用情况。对于不能配合、昏迷、躁动、精神失常的老年人给予置管肢体约束,避免留置针滑出,发现异常及时处理,保证留置针的使用效果。

(3)不输液时,也尽量避免肢体下垂姿势,以免由于重力作用造成回血而堵塞导管。

7. 注意事项

(1)更换贴膜后,也要记录当时穿刺日期。

(2)每次输液前后应当检查老年人穿刺部位及静脉走向有无红肿,询问老年人有关情况,发现异常时及时拔除导管,给予处理。

二、经外周静脉置入中心静脉导管

1. 经外周静脉置入中心静脉导管的意义   经外周静脉置入的中心静脉导管是一根细小、柔软而弹性良好的静脉输液导管,从肘部或上臂的表浅静脉置入(首选贵要静脉,其次肘正中静脉、头静脉)。然后沿着静脉的走向前行,导管最终被送至上腔静脉内。它主要适用于缺乏外周静脉通道,需要反复输入刺激性药物(如化疗药)或高渗黏稠的液体以及需要长期输液治疗的老年人。导管输液方便、快捷、安全,在体内可留置 1 年左右,既能减少多次静脉穿刺的痛苦和不适,也能有效保护外周静脉,实现静脉输液全程"一针治疗"(图 9-10)。

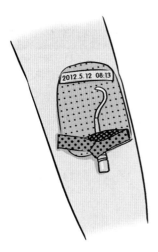

图 9-10　经外周静脉置入中心静脉导管

2. 经外周静脉置入中心静脉导管操作流程(表 9-12)

表 9-12　经外周静脉置入中心静脉导管操作流程

流程	操作步骤	要点及说明
沟通与评估	1. 核对老年人信息(床号、姓名、腕带等),评估老年人的病情、意识、合作程度、生命体征、既往史、过敏史、出血倾向及感染风险,输液接头、穿刺点、敷料等 2. 向老年人说明 PICC 置管输液的目的,指导患者在置管过程中的体位及如何配合 3. 环境评估:环境整洁、光线充足、温湿度适宜	
准备	1. 照护人员准备:衣着整齐,洗双手,戴口罩 2. 导管选择:一般治疗选择 4~5 号,化疗选择 3 号 3. 静脉选择:首选贵要静脉,次选肘正中静脉、头静脉	1. 使用前检查包装完整性及有效期 2. 置入体内前需要先使用生理盐水预冲导管
实施	1. 备齐用物携至老年人床旁,核实老年人的床号、姓名、腕带 2. 操作前洗手、戴口罩 3. 测量定位:患者平卧位,穿刺一侧上臂外展,与躯干呈 90°。从预穿刺点沿静脉走向到右胸锁关节再向下至第 3 肋间隙,注意腋静脉长度(图 9-11) 4. 戴无菌手套,将 1 块无菌治疗巾垫在患者手臂下 5. 以穿刺点为中心消毒,先用 75% 乙醇消毒 3 遍,再用碘伏消毒 3 遍,直径 20cm,两侧至臂缘。更换无菌手套 6. 无菌物品准备:将注射器、PICC、导管、肝素帽、生理盐水、透明敷料、输液贴等无菌用品准备于无菌区内 7. 铺巾:铺孔巾,暴露穿刺点,并根据需要铺治疗巾,保证无菌区足够大 8. 预冲:预冲导管、连接器和肝素帽 9. 扎止血带 10. 静脉穿刺:穿刺者一手固定皮肤,另一手以 15°~30° 角进针行静脉穿刺,见回血,减小穿刺角度,推进 1~2mm,保持钢针针芯位置,单独向前推进鞘管,避免由于推进钢针造成血管壁损伤	1. 可以在此测量基础上根据衣物阻挡、患者胖瘦等情况减去 2~5cm。 2. 为了监测患者情况,应测量臂围。方法:肘窝以上四横指处,以后每次测量应于同一位置 3. 消毒第一遍顺时针,第二遍逆时针,第三遍顺时针 4. 碘伏消毒范围需略小于乙醇消毒范围 5. 让助手在消毒区外扎止血带,使静脉膨胀

续表

流程	操作步骤	要点及说明
实施	11. 撤出穿刺针针芯：松止血带，一手拇指固定鞘管，示指或中指按压鞘管末端处静脉，防止出血，另一手撤出针芯	
	12. 固定鞘管，将 PICC 导管自鞘管内缓慢、匀速地推进	6. 置 PICC 导管时开始 1～2cm 快进，然后缓慢置入
	13. 撤出鞘管：插管至预定长度后，在鞘的末端处压迫止血并固定导管，然后撤出鞘管	7. 至腋静脉时，嘱患者向静脉穿刺侧转头并低头，以防止导管误入颈静脉
	14. 撤出支撑导丝：将导管与导丝的金属柄分离，轻压穿刺点上，以保持导管的位置，缓慢将导丝撤出	
	15. 修剪导管长度：保留体外 5cm 导管以便于安装连接器，以无菌剪刀剪断导管	8. 注意不要剪出斜面或毛碴 9. 导管最后的 1cm 一定要剪掉，以确保导管弹性良好，安装连接器后固定更佳
	16. 安装连接器：先将减压套筒套到导管上，再将导管连接到连接器翼形部分的金属柄上，注意一定要推进到底，导管不能起褶，将翼形部分的倒钩和减压套筒上的沟槽对齐，锁定两部分	10. 连接器一旦连接就不可以再拆开重装使用
	17. 抽回血和冲管：用注射器抽吸回血，然后用生理盐水 20ml 脉冲式冲管、正压封管，安装肝素帽	
	18. 安装固定翼：清理穿刺点周围血迹，将导管脱出在皮肤处逆血管方向盘绕一流畅的 S 弯，取出白色固定翼，捏住白色固定翼的两个翼形部分使其自然张开，将白色固定翼与在距穿刺点 1cm 的导管连接，并用无菌胶布加以固定	
	19. 导管固定：先用无菌胶布固定 PICC 导管的连接器，穿刺点置纱布，透明贴膜加压粘贴。透明贴膜覆盖到连接器的翼形部分的一半，然后以抗过敏胶布交叉固定连接器和肝素帽	
	20. 测量并记录上臂周长，测量部位要做好标记	
	21. 尽快复查胸片，以再次确定导管位置，必要时调整导管长度及位置	
操作后护理	1. 整理用物 2. 观察、询问老年人有无不适，协助老年人取舒适卧位 3. 整理床单元，处理用物 4. 洗手，记录操作时间及老年人的反应 5. 健康宣教	向患者及其家属提供详细的护理教育，解释中心静脉导管的目的、护理要点和可能的并发症。教授患者对导管的自我监测方法。提供患者和家属的心理支持，回答他们的问题，缓解焦虑和疑虑

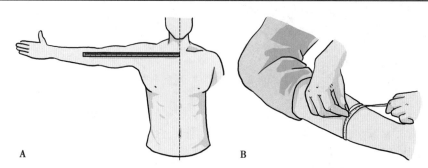

图 9-11　经外周静脉置入中心静脉导管操作流程
A. 测量导管预置长度及臂围　B. 测量导管预置长度及臂围　C. 预冲导管　D. 修剪导管长度

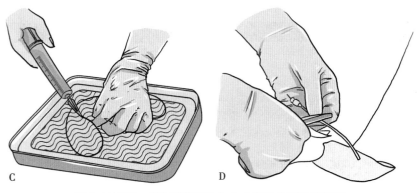

C   D

图 9-11（续） 经外周静脉置入中心静脉导管操作流程

3. 经外周静脉置入中心静脉导管维护操作流程（表 9-13）

表 9-13　经外周静脉置入中心静脉导管维护操作流程

流程	操作步骤	要点及说明
沟通与评估	同"经外周静脉置入中心静脉导管操作"	
准备	1. 照护人员准备：衣着整齐，洗双手，戴口罩 2. 检查所需物品：治疗车（含污物桶、锐器盒、快速手消剂、治疗盘）、75% 乙醇或 0.5% 氯己定乙醇溶液（乙醇过敏者也可用碘伏、碘酊等）、无菌棉签若干、PICC 换药包 1 个（内含乙醇棉签、碘伏棉签、垫巾、纸质尺子、乙醇棉片、胶带、纱布）、思乐扣、10ml 预充式冲洗器 1 个（或单剂量生理盐水和 10ml 注射器）、无菌输液接头、无菌手套、透明敷料、签字笔、维护记录单	检查无菌物品有效期
实施	1. 备齐用物携至老年人床旁，核实老年人的床号、姓名、腕带 2. 操作前洗手、戴口罩 3. 打开换药包，在穿刺肢体下铺垫巾 4. 用皮尺测量肘窝（肘横纹）上方 10cm 处臂围 5. 揭开固定输液接头的胶布，如有胶痕给予清除，用乙醇棉签清洁输液接头下皮肤 6. 手消毒 7. 打开预冲注射器，释放压力（或按照无菌操作方法抽取生理盐水），连接输液接头，预冲输液接头待用 8. 更换输液接头：①卸下旧输液接头；②手消毒；③戴手套，打开乙醇棉片包，用乙醇棉片消毒接头横截面及侧面，给予用力多方位擦拭大于 15s；④连接新的输液接头 9. 冲洗导管：①抽回血，判断导管的通畅性；②用预冲注射器（或抽好 10ml 生理盐水注射器）脉冲方式冲洗导管；③实行正压封管；④脱手套 10. 更换透明敷料：①去除透明敷料外胶带，0° 或 180° 角平拉敷料。②自下而上去除原有透明敷料，用乙醇棉签充分浸润、溶解思乐扣固定装置下方的黏合剂。③手消毒，将思乐扣投入换药包内。④再戴手套拆除旧思乐扣，即脱离、卸除。轻轻打开锁扣，小心从锁扣上卸除导管，将思乐扣固定装置从皮肤上移开。⑤左手持纱布覆盖在输液接头轻向上提起导管，右手持乙醇棉签一根，避开穿刺点直径 1cm 处，以穿刺点为中心顺时针去脂、消毒，直径 15cm，应大于贴膜的面积；再取第二、三根乙醇棉签同样的方法逆、顺时针消毒皮肤。⑥待乙醇完全干后，取碘伏棉签一根，放平导管以穿刺点为中心直径 15cm（或略小于乙醇消毒面积）顺时针消毒皮肤及导管；取第二、三根碘伏棉签以同样的方法逆、	1. 注意手卫生操作规程 2. 严格遵循无菌操作 3. PICC 置管应使用无粉无菌手套，若使用有粉无菌手套必须在接触导管前用生理盐水冲洗手套并擦干 4. 禁用小于 10ml 的注射器，以免损坏导管

续表

流程	操作步骤	要点及说明
实施	顺时针消毒皮肤及导管范围。⑦固定思乐扣,即皮肤处理、按压、撕开、贴放。消毒皮肤完全待干,导管出皮肤处逆血管方向摆放弧形,在摆放思乐扣处涂抹皮肤保护剂,待干15s,按思乐扣上箭头所示方向(箭头应指向穿刺点)摆放思乐扣,将导管安装在思乐扣的立柱上,锁定纽扣,依次撕除思乐扣的背胶纸,将思乐扣贴在皮肤上。10cm×12cm透明敷料无张力粘贴,透明敷料应完全覆盖思乐扣。胶带蝶形交叉固定贴膜下缘,再以胶带横向固定蝶形交叉和延长管,在记录胶带上标注操作者姓名、日期及PICC名称,贴于透明敷料下(或上)缘	5. 导管露出体外部分及导管固定器应全部覆盖于透明敷料内 6. 禁止在导管上贴胶布
操作后护理	同"经外周静脉置入中心静脉导管操作"	

4. **堵塞的处置**　如若经外周静脉置入中心静脉的导管不慎发生阻塞,可利用负压技术将 5 000U/ml 尿激酶 0.5ml 注入中心静脉导管的管腔内,停留 15～20min 后用注射器回抽,有血液抽出即表明溶栓成功。若无血液抽出则可反复重复上述操作,使尿激酶在导管内停留一定时间,直至有血液抽出。要注意的是,尿激酶的总量不宜超过 15 000U。导管通畅后,回抽 5ml 血液以确保抽回所有药物和凝块。

5. 三向瓣膜式 PICC 置管术(盲穿)操作流程(表 9-14)

表 9-14　三向瓣膜式 PICC 置管术(盲穿)操作流程

流程	操作步骤	要点及说明
沟通与评估	同"经外周静脉置入中心静脉导管操作"	
准备	1. 照护人员准备:衣着整齐,洗双手,戴口罩 2. 检查所需物品:PICC 置管包 1 个,PICC 导管 1 套,无针输液接头 1 个,10ml 注射器 2 支,20ml 注射器 1 支,生理盐水 100ml、50ml 或按需备肝素盐 100ml(1～10U/ml 肝素盐水),抗过敏胶布、弹力绷带,消毒剂:2% 葡萄糖酸氯己定乙醇溶液、0.5% 的碘伏或 2% 碘酊溶液、75% 乙醇	患者签署知情同意书
实施	1. 备齐用物携至老年人床旁,核实老年人的床号、姓名、腕带。查对医嘱及知情同意书的签署材料 2. 操作前洗手、戴口罩 3. 测量定位:老年人平卧、术侧手臂外展 90°,从预穿刺点沿静脉走向至胸锁关节再向下至第 3 肋间的距离;双侧上臂臂围(肘窝上 10cm 处) 4. 快速手消剂消毒:打开 PICC 置管包,戴无菌手套 5. 将第一块无菌治疗巾垫在术肢下,助手放置止血带 6. 消毒:①用 75% 乙醇棉球消毒 3 遍(顺、逆、顺方向),消毒范围以穿刺点为中心,上下直径大于 20cm,两侧至臂缘。② 75% 乙醇待干后,碘伏棉球消毒 3 遍(消毒方法、范围同乙醇消毒) 7. 脱手套,快速手消剂消手,穿无菌手术衣,更换无菌手套 8. 铺大治疗巾及孔巾,保证无菌区足够大;用 20ml 注射器抽取生理盐水冲导管 9. 预冲导管、减压套管、延长管、输液接头;查导管完整性并将导管外充分用生理盐水浸湿 10. 扎止血带:让助手在上臂倒扎止血带,使止血带末端远离无菌区;嘱老年人握拳,保证静脉充盈 11. 去掉穿刺针保护套(不接注射器使用穿刺针,直接穿刺不需预冲) 12. 实施穿刺:①绷紧皮肤,以 15°～30° 角实施穿刺;②见到回血后降低穿刺角度,再进针 0.5～1cm,使插管鞘尖端进入静脉;③固定钢针,单独向前推进插管鞘,将插管鞘送入静脉 13. 从插管鞘内取出穿刺针:①助手协助松开止血带,嘱老年人松拳;②左手示指按压插管鞘前端静脉,拇指固定鞘的尾端,右手撤出针芯;鞘下垫无菌纱布 14. 置入导管:①用右手将导管缓慢、匀速送入静脉;②嘱老年人向穿刺侧转头并向下颌贴肩;③导管进入测量长度后,头恢复原位	1. 评估老年人静脉情况:柔软、粗直、有弹性、充盈、易触及,推荐使用肘前血管 2. 确定静脉和插管穿刺点,测量导管置入长度以及手臂围 3. 抽回血切忌过分用力 4. 必须使用澄清生理盐水冲管,而不可依赖使用回抽已混有血液的生理盐水 5. 安装白色固定翼 6. 导管出皮肤处到白色固定翼之间段必须成一定的弧度,这对当导管被动牵拉时起有效的缓冲作用

流程	操作步骤	要点及说明
实施	15. 退出插管鞘：①插管至预定长度，可退出插管鞘；②穿刺点上覆盖无菌纱布，按插管鞘上端静脉，退出插管鞘使其远离穿刺部位 16. 撤出支撑导丝：将导管与导丝的金属柄分离，左手轻压穿刺点上方固定导管，右手撤出导丝，移去导丝时要轻柔、缓慢 17. 修剪导管长度：保留体外 5cm 导管以便安装连接器，以无菌剪刀剪断导管，注意不要剪出斜面或毛碴 18. 安装减压套筒及延长管：将导管穿过减压套筒与延长管上的金属柄连接，注意一定要推进到底，导管不能起褶，将翼形部分的倒钩和减压套筒上的沟槽对齐，锁定两部分 19. 抽回血和冲封管：抽回血确认穿刺成功后（在延长管内见到回血即可）用 10ml 生理盐水脉冲方式冲管，导管末端连接输液接头，并正压封管 20. 安装导管固定器：①移去孔巾；②清洁穿刺点周围皮肤；③涂皮肤保护剂，待干 10～15s，按思乐扣上箭头所示方向（箭头应指向穿刺点）摆放思乐扣；④将导管安装思乐扣的立柱上，锁定纽扣；⑤导管出皮肤处逆血管方向摆放弧形（L 形或 U 形）依次撕除思乐扣的背胶纸，将思乐扣贴在皮肤上；⑥穿刺点上方放置小方纱，10cm×12cm 透明敷料无张力粘贴，透明敷料应完全覆盖住思乐扣，胶带蝶形交叉固定贴膜下缘，再以胶带横向固定贴膜下缘 21. 整理用物，脱手套。助手在胶布上注明穿刺者姓名、穿刺日期。根据需要使用弹力绷带包扎 22. 拍 X 线片确定导管尖端位置；向老年人及家属交代置管后注意事项 23. 术后记录：①置入导管的长度、X 线胸片显示的导管位置；②导管的型号、规格、批号；③所穿刺的静脉名称、双侧臂围；④穿刺过程描述是否顺利、老年人有无不适的主诉等	
操作后护理	同"经外周静脉置入中心静脉导管操作"	

三、输液港

1. 植入输液港的意义　输液港是一种埋植于人体内的闭合输液系统。利用小手术将导管经皮下穿刺植于人体大静脉中，如锁骨下静脉、上腔静脉。部分导管埋藏在皮下组织，将另一端的穿刺座留置在胸壁皮下组织中并缝合固定，手术后皮肤外观只看到一个小的缝合伤口，愈合拆线后人体表面可触摸到一个突出圆球。治疗时将针经皮穿刺垂直进入穿刺座的储液槽，既可以进行采血、注射，也可以长时间连续输液，而且适用于高浓度的化疗药物、完全胃肠外营养、血液制品的输注。输液港植入后，老年人的日常生活不受限制，接受药物治疗方便又轻松，可在人体内存留使用 5 年甚至更长时间。

2. 输液港的维护

（1）戴无菌手套，以穿刺点为中心用消毒液进行皮肤消毒，消毒面积应大于敷料面积。

（2）穿刺：触诊定位穿刺隔，一手找到输液港注射座的位置，拇指与示指、中指呈三角形，将输液港拱起；另一手持无损伤针自三指中心处垂直刺入穿刺隔（不要过度绷紧皮肤），直达储液槽基座底部；有阻力时不可强行进针。

（3）穿刺成功后，抽回血，冲净无损伤针套件及输液港后，用无菌纱布垫在无损伤针尾下方，可根据实际情况确定纱布垫的厚度，用透明敷料固定无损伤针。

（4）注明更换敷料和无损伤针的日期和时间。

（5）当注射液剩下最后 0.5ml 时，以两指固定泵体，边推注边撤出无损伤针，正压封管。

0903

知识拓展

（臧　爽）

第十章　用药照护技术

学习目标

情景模拟　　　李奶奶,87 岁,既往有高血压病、2 型糖尿病病史。2 个月前曾行"冠脉支架植入术",现入住某家医养结合机构。近 1 周来李奶奶出现咳嗽、咳痰症状,遵医嘱给予雾化吸入治疗。因李奶奶多病共存,口服多种药物,并皮下注射胰岛素,如果你是李奶奶的照护者,能否安全正确协助李奶奶用药。

　　随着年龄的增长,老年人各器官功能出现退行性变化,机体对药物代谢也发生改变,发生药物不良反应的概率相对增高。照护人员应根据老年人的个体情况,遵循用药原则,选择正确的给药剂量、时间及途径,才能够充分发挥药物的作用,减少药物不良反应。因此照护人员必须掌握相关的用药知识,最终达到安全、合理用药。

第一节　口　服　给　药

　　口服给药指的是经口吞服,通过胃肠道吸收进入血液,经过血液循环到达局部或全身组织系统,起到治疗疾病的作用。

　　口服给药是治疗慢性疾病的治疗手段之一,操作相对简单,大部分老年人可以接受,但由于药物剂型、给药途径不同,操作流程也不同,它的作用也会不同,本章我们分别介绍。

一、口服给药的目的

　　通过口服给药可以减轻疾病症状,达到治疗疾病、维持正常生理功能、以协助诊断、起到预防疾病的作用。口服给药操作简单、方便,老年人容易接受,积极配合。

二、口服给药操作流程(表 10-1)

表 10-1　口服给药操作流程

流程	操作步骤	要点及说明
沟通与评估	1. 核对老年人的姓名、年龄和服药单,服药单与药物剂量是否相符 2. 评估老年人意识是否清楚,能否配合服药;老年人是否有饮水呛咳及口腔、食管疾病;是否留置鼻饲管,若有导管要判断鼻饲管是否在胃内;注意观察老年人有无恶心、呕吐症状,若有上述症状暂停服药 3. 环境评估:环境整洁,空气清新,温湿度适宜,光线明亮	1. 严格执行查对制度,遵医嘱协助老年人服药,不得私自增加、减少药物或者停药 2. 老年人对药品有质疑时,需要再次核对无误方能给药,并向老年人解释说明药物的作用与不良反应 3. 用药后发现老年人出现异常时,应立即报告医护人员或协助就医

流程	操作步骤	要点及说明
准备	1. 照护人员准备：着装整齐，修剪指甲，七步法洗净擦干并温暖双手（双手无长指甲或指环）、配戴口罩 2. 检查所需物品：护理车、治疗盘、药物、切药器（碾药装置）、吸管、空针（鼻饲给药）、汤匙、量杯（必要时）、服药本、水杯（内盛开水）、干净药杯、医用垃圾桶、免洗洗手液、口罩、记录本、笔	1. 对于有吞咽困难的老年人，照护人员首先要咨询药剂师或根据药物的说明书来，决定是否可以将药物切割成小块或者研碎服用 2. 协助患有精神疾患的老年人服药，必须要求其张口，检查药物是否全部咽下 3. 服药通常用40～60℃温开水送服，不可以用茶水、果汁等饮料服药
实施	1. 协助老年人排便、排尿、取坐位或半坐卧位，盖好盖被保暖，抬高床头 2. 老年人能自理，将药杯递给老年人，告诉老年人先喝一小口水润滑咽喉，再看着老年人将药物服下 3. 不能自理的老年人；①照护人员要协助老年人取半坐位，抬高床头或在老年人背后垫靠棉被或靠垫支撑身体，协助其服药②用汤勺或者吸管先喂一小口水，将药物放入老年人口中，再用汤勺或者吸管协助老年人饮水将药物全部服下，保持半坐位30min，再协助老年人取舒适卧位	1. 服用大药片吞咽有困难时，可将药片研碎后用水调成稀糊状再服用，不可掰成两半吞服 2. 服水剂药物时，应先将药水摇匀，倒药液所需刻度。老年人需同时服用几种水剂药时，每次要洗净量杯 3. 服用大蜜丸类药物时，可根据老年人情况，将大药丸搓成小粒丸或嚼服 4. 胶囊药一般不宜将胶囊拆开服用，服用时应多喝水，以便将胶囊冲下，避免粘在口中 5. 服用中药冲剂应将药粉用温开水冲调并搅匀后再服用，不可将药粉直接倒入口中用水冲服 6. 注意药物之间，食物与药物之间的配伍禁忌 7. 协助老年人服用降糖药物时，照护人员要清楚药物的服用时间，有空腹的，餐前半小时的，及随餐一起服用的 8. 服用降糖药物时应注意观察老年人有无低血糖反应，并要求其身边备有糖果，巧克力或含糖量高的饮料 9. 服用降糖药物的老年人可以在饭后1h左右开始活动，避免发生低血糖
操作后处理	1. 整理用物，将药物按照原包装盒放置，不可混放，避免发生错误 2. 观察老年人用药效果及不良反应	

三、老年人口服给药后的观察要点

1. 服用血管药物后的观察要点

（1）服用扩张血管药物、降血压药物时，应注意观察老年人血压波动情况。

（2）服用抗凝药物，严密观察老年人有无出血现象如牙龈出血、消化道出血、呕血、黑便等。

（3）服用心律失常药物、强心药物时，应注意观察老年人有无心率、心律的变化。

2. 呼吸系统疾病药物的观察要点

（1）服用平喘药物时，注意观察老年人是否有胃肠道病状如恶心、呕吐，神经系统症状如手指震颤、头晕、视物模糊等，心血管系统症状如心慌、心律失常等。

（2）服用祛痰药物时，注意观察老年人有无恶心、呕吐、低钾血症等。

（3）服用镇咳药物时，注意观察老年人有无头晕、轻度嗜睡、口干、食欲不振等。

3. 消化系统疾病药物的观察要点

（1）服用抗酸药物时，注意观察老年人有无嗳气、腹胀、继发性胃酸分泌增加等。

（2）服用抑制胃酸分泌药物时，注意观察老年人有无腹泻、腹胀、胃胀、肠胀气、皮疹等。

（3）服用保护胃黏膜药物时，注意观察老年人有无恶心、呕吐、食欲不振等。

4. 服用神经系统疾病药物的观察要点

（1）服用脱水剂时，注意老年人尿量、血压情况。

（2）服用血管活性药物时，注意观察老年人有无头晕、头痛、出汗、心率快等。

（3）服用镇静剂药物，注意观察老年人神志、意识、呼吸变化等。

5. 服用内分泌系统疾病药物的观察要点　如服用降糖药物，要注意观察老年人有无低血糖发生。

第二节　吸　入　给　药

雾化吸入是临床上常用的一种治疗方法，因药物可直接到达病灶局部，不仅可以稀释痰液，还可以解除支气管痉挛及改善通气功能。与其他治疗手段相比，雾化吸入具有用药量少、见效快、不良反应少等优点，是治疗呼吸系统疾病的一种有效手段。雾化吸入是应用专用雾化器吸入装置（图 10-1）将吸入药物分散成液体或固体微粒气溶胶形式，使其悬浮于气体中，吸气时随气流进入呼吸道及肺内，使药物直接作用于气道黏膜，达到洁净、湿化气道、局部治疗的目的。常用的雾化吸入法有超声雾化吸入法、氧气雾化吸入法、压缩雾化吸入法和手压式雾化吸入法四种。

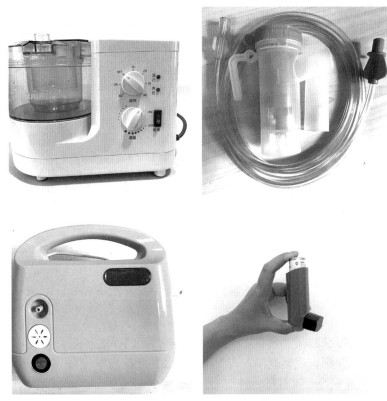

图 10-1　常用的雾化吸入装置

一、雾化吸入的目的

（1）湿化气道。

（2）控制呼吸道感染。

（3）解除支气管痉挛。

（4）祛痰镇咳。

二、雾化吸入剂的种类（表 10-2）

表 10-2　雾化吸入剂的种类

种类	作用
祛痰药（α-糜蛋白酶、乙酰半胱氨酸）	痰液溶解剂，吸入后痰液稀释，使痰液易于咳出
平喘药（氨茶碱、沙丁胺醇、地塞米松）	气管扩张剂，可以缓解支气管平滑肌的痉挛
抗生素（庆大霉素）	有利于炎症消退
糖皮质激素（地塞米松、布地奈德）	减弱局部炎症作用，预防哮喘发生

三、雾化吸入的操作流程

（一）超声雾化吸入操作流程（表 10-3）

表 10-3　超声雾化吸入操作流程

流程	操作步骤	要点及说明
沟通与评估	1. 核对老年人信息（床号、姓名、腕带等），向老年人说明雾化吸入的目的和配合方法，以取得配合 2. 评估老年人的意识、病情、治疗情况、用药史、过敏史、面部及黏膜有无溃疡或感染、肢体活动情况、呼吸道是否通畅，有无呼吸困难、咳嗽，查看有无操作禁忌证、心理状态和配合程度 3. 环境评估：环境整洁、光线充足、室温适宜	1. 应选择在餐前进行雾化吸入，以防治疗时引起患者恶心、呕吐 2. 雾化吸入前要保持呼吸道通畅，应注意观察老年人痰液排出情况，如痰液未能咳出，可给予拍背、吸痰等方法协助排痰
准备	1. 照护人员准备：衣着整齐，洗双手，戴口罩 2. 物品准备：超声雾化器 1 套、弯盘、水温计、冷蒸馏水、生理盐水、药物、一次性注射器、治疗巾、速干手消毒剂、执行单、笔、生活垃圾桶、医用垃圾桶。治疗室连接、检查：①将雾化器主机与各附件连接，选择口含嘴；②水槽内加蒸馏水，水量应浸没雾化罐底部的透声膜；③按医嘱加药，将药液用生理盐水稀释至 30～50ml 倒入雾化罐内，检查无漏水后，将雾化罐放入水槽，盖紧水槽盖	1. 因温度增加而降低药效的药物，如布地奈德、蛋白及肽类等，不宜使用超声雾化器 2. 水槽和雾化罐内切忌加温水或热水，水槽内无水时，不可开机，以免损坏仪器，水温不宜超过 50℃ 3. 水槽底部的晶体换能器和雾化罐底部的透声膜薄而质脆，在操作及清洗过程中，动作要轻，防止损坏
实施	1. 携用物至老年人床旁，核实老年人的床号、姓名、腕带 2. 协助老年人取坐位或半坐位 3. 接通电源，打开电源开关，预热 3min。打开雾化开关调节雾量。设定时间 15～20min 4. 二次核对 5. 将口含嘴放入老年人口中（也可用面罩），指导老年人采用正确的呼吸方式（双唇含住口含器，缓慢吸气，深吸气后屏气 2～3s，缓慢呼气，尽可能通过鼻腔呼出），如此反复，直到药液吸完为止选择 6. 再次核对 7. 在雾化吸入过程中，随时观察老年人的情况，有无呼吸困难、能否耐受雾化吸入等，若发现异常应立即停止雾化吸入，并及时报告医护人员进行处理 8. 吸入完毕，取下口含嘴（或面罩），先关雾化开关，再关电源开关 9. 协助老年人擦净面部，漱口，取舒适卧位，整理床单位	1. 老年人尽可能选择坐位，可使雾滴深入到细支气管及肺泡 2. 治疗过程需加入药液时，不必关机，直接从盖上小孔内添加即可；若要加水入水槽，必须关机操作 3. 连续使用雾化器，中间需间隔 30min 4. 雾化后要及时漱口，面罩式吸入者还需擦干净口鼻以外的雾珠，这样可以防止残留雾滴刺激口鼻皮肤，以免引起皮肤过敏或受损

续表

流程	操作步骤	要点及说明
操作后处理	1. 整理用物、按医疗废物处置 2. 放掉水槽内的水,擦干水槽。将口含嘴、雾化罐、螺纹管浸泡于消毒液内 1h,再洗净晾干备用 3. 洗手,记录操作时间、老年人的反应及效果	1. 雾化吸入后叩背排痰,保持呼吸道通畅 2. 观察雾化吸入后效果

（二）氧气雾化吸入操作流程（表 10-4）

氧气雾化吸入操作流程

表 10-4　氧气雾化吸入操作流程

流程	操作步骤	要点及说明
沟通与评估	1. 核对老年人信息（床号、姓名、腕带等),向老年人说明雾化吸入的目的和配合方法,以取得配合 2. 评估老年人的意识、病情、呼吸道是否通畅、有无呼吸困难、咳嗽、痰液情况、过敏史、面部及黏膜有无溃疡或感染、肢体活动情况、查看有无操作禁忌证、心理状态和合作程度 3. 环境评估:环境整洁、光线充足、室温适宜、室内应避免火源	1. 应选择在餐前 30min 或饭后 2h 进行雾化吸入为宜,避免治疗时引起老年人恶心、呕吐等不适 2. 雾化吸入前要保持呼吸道通畅,应注意观察老年人痰液排出情况,如痰液未能咳出,可给予拍背、吸痰等方法协助排痰
准备	1. 照护人员准备:衣着整齐,洗手,戴口罩 2. 物品准备:氧气雾化吸入器、氧气装置（湿化瓶勿放水）、雾化药物、弯盘、毛巾、速干手消毒剂、执行单、笔、锐器盒、生活垃圾桶、医用垃圾桶。必要时备吸痰装置、一次性吸痰管	1. 氧气雾化吸入器专人专用,避免交叉感染 2. 在氧气雾化过程中应严禁烟火和易燃物存在 3. 雾化时氧气湿化瓶内不要加湿化水,以免稀释药液,降低疗效
实施	1. 携用物至老年人床旁,核实老年人的床号、姓名、腕带 2. 协助老年人取坐位或半坐位 3. 连接氧源,再次检查壁式氧气表状态 4. 药物注入储药器内,将雾化器底部的进气口连接于氧气筒或中心吸氧装置的氧气输气管上 5. 氧气雾化吸入时打开氧气流量调节气阀,调节氧流量为 6~8L/min,观察出雾情况 6. 核对患者姓名、床号、腕带信息 7. 指导老年人手持雾化器,将雾化器含嘴置于口中含住口含嘴或戴上面罩（不能配合的老年人宜使用面罩）,开启雾化设备;嘱老年人用口吸气,用鼻呼气。在雾化过程中宜间断深呼吸。使用面罩时尽量与面部贴合,避免药物进入眼睛 8. 治疗结束后,移去雾化器,关闭氧气开关 9. 协助老年人咳嗽排痰、漱口洁面,取舒适卧位,整理床单位	1. 老年人尽可能选择坐位,可使雾滴深入到细支气管及肺泡 2. 重度和极重度慢阻肺病老年人如使用氧气驱动雾化器,不宜超过 15min 3. 氧流量以 6~8L/min 为宜,流量过大会导致导管脱落 4. 治疗过程中老年人如有咳嗽、咳痰时,应取下口含嘴或面罩,关闭氧气,及时协助老年人排痰后再继续完成吸入治疗 5. 雾化吸入时老年人定时做深吸气动作,有利于药液沉积 6. 雾化吸入后给予叩背排痰,保持呼吸道通畅 7. 观察氧气雾化吸入后效果
操作后处理	1. 洗净并擦干雾化器,避污保存,备用 2. 整理用物、按医疗废物处置 3. 洗手,记录操作时间、老年人的反应及效果	

（三）气雾剂吸入操作流程（表 10-5）

气雾剂吸入操作流程

表 10-5　气雾剂吸入操作流程

流程	操作步骤	要点及说明
沟通与评估	1. 核对老年人信息（床号、姓名、腕带等），向老年人说明气雾剂吸入的目的和配合方法，以取得配合 2. 评估老年人的意识、病情、用药史、过敏史，呼吸道是否通畅，有无呼吸困难、咳嗽，心理状态和合作程度 3. 环境评估：环境整洁，光线充足、室温适宜	1. 药品放在干燥易取处，避免突然出现气喘时用 2. 药品应低温保持，避免高温、阳光直射的地方
准备	1. 照护人员准备：衣着整齐，洗手，戴口罩 2. 物品准备：老年人需要的气雾剂 1 瓶、速干手消毒剂、执行单、笔	
实施	1. 压力定量气雾吸入器：用此种装置的药物有万托林（沙丁胺醇）（图 10-2） （1）打开吸口的防尘盖，使用前上下摇动储药瓶，将药液摇均匀 （2）缓慢呼气，尽可能呼出肺内空气 （3）将吸入器吸嘴含在口中，屏住呼吸，以示指和拇指按紧吸入器，使药物释放出来，并同时做与喷药同步的缓慢深吸气，最好大于 5s（有的装置带笛声，没有听到笛声则表示药物未吸入） （4）尽量屏住呼吸至少 10s，使药物充分挥发到达下气道，以达到良好的治疗效果 2. 干粉吸入器（图 10-3）：常用药物有布地奈德福莫特罗粉吸入剂和沙美特罗替卡松吸入粉雾剂。下面介绍布地奈德福莫特罗粉吸入剂操作流程： （1）旋转并移去瓶盖 （2）检查剂量指示窗，看是否有足够剂量的药物 （3）一手握住瓶身部分，另一手握住瓶底盖，先向右转动到底再向左转到底，听到"咔"一声，即完成一次剂量的充填 （4）吸入之前，先轻轻地呼出一口气（勿对药物吹气），将吸嘴含于齿间，双唇包住吸嘴，并深深地用力吸口气，直到无法再吸入气体为止，即完成一次吸入动作 （5）吸药后约屏气至少 10s，恢复呼吸	1. 使用后用清洁纸巾擦拭，将防尘盖套回喷口上，放置清洁干燥处 2. 大约 5min 后用清水漱口 3 次左右，去口腔残留的药物 3. 观察老年人用药后反应及效果 4. 用完后用清洁纸巾擦拭，不可用水冲洗，将瓶盖盖紧放置清洁阴凉干燥处 5. 大约 5min 后用清水漱口 3 次左右，去口腔残留的药物 6. 观察老年人用药后的反应及效果
操作后处理	1. 整理用物 2. 将药品用后立即盖上防尘帽，装入包装盒中以备下次使用 3. 洗手，记录操作时间、患者的反应及用药效果	

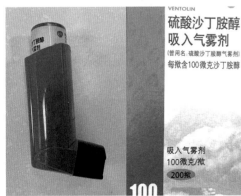
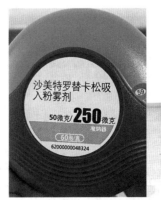
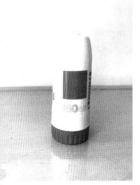

图 10-2　压力定量气雾吸入器　　　　　　　图 10-3　干粉吸入器

（四）雾化吸入的不良反应及处理方法

（1）在雾化吸入过程中若出现咽干、咳嗽、恶心、呕吐、手部震颤等反应可改为间歇雾化，严重时应暂停雾化。

（2）若雾化液温度过低、浓度过高或雾量过大诱发支气管痉挛时，应适当减小雾量，若仍不缓解时可暂停雾化治疗。

（3）在雾化吸入过程中若出现胸闷、气促、心悸、呼吸困难、血氧饱和度下降等反应，应暂停雾化治疗，持续加重者应立即通知医生处理。

第三节 外 用 药

通过皮肤、五官的贴、涂、洗、擦、敷等方法给药，给药后在局部起到保护、治疗作用，或经皮肤吸收发挥全身作用的药物统称外用药。根据给药途径，外用药分为滴眼剂、滴耳剂、滴鼻剂、腔道用药、皮肤用药等类型。下文介绍三种常见的外用给药方法，包括滴药法、插入法和皮肤给药。

一、滴药法

滴药法主要包括滴眼药法、滴耳药法、滴鼻药法。

（一）滴眼药法

滴眼液指由药物制成的供滴眼用的溶液。由于滴眼液属于灭菌制剂，由结膜直接吸收，因此使用滴眼液时一定要注意手部卫生。

1. 常见滴眼液的种类及作用

（1）抗生素滴眼液：用于治疗敏感菌所致的眼部感染，如盐酸左氧氟沙星滴眼液、阿奇霉素滴眼液等，适用于沙眼、结膜炎、角膜炎等。

（2）抗病毒滴眼液：具有抵抗病毒感染的滴眼液，如利巴韦林滴眼液、阿昔洛韦滴眼液等，适用于病毒引起的结膜炎、泪囊炎、角膜炎、眼睑炎等多种眼部感染症状。

（3）糖皮质激素类滴眼液：如氢化可的松滴眼液、妥布霉素＋地塞米松滴眼液等，用于治疗眼部炎性反应。

（4）非甾体类滴眼液：如普拉洛芬滴眼液、双氯芬酸钠滴眼液等，一般用于非感染性眼部炎症，如过敏性结膜炎、巩膜炎等。

（5）抗组胺类滴眼液：如色甘酸钠滴眼液、盐酸氮卓斯汀滴眼液等，可以用于局部过敏反应。

（6）人工泪液：是模仿人体泪液的成分做出的一种替代品，如玻璃酸钠滴眼液、聚乙烯醇滴眼液等，主要用于滋润眼睛。

2. 滴眼药法操作目的　用于缓解眼部干涩、疲劳，预防、治疗眼部疾病。

3. 滴眼药法的操作流程（表10-6）

表10-6　滴眼药法的操作流程

流程	操作步骤	要点及说明
沟通与评估	1. 核对老年人信息（床号、姓名、腕带等），评估老年人的身体状况及眼部情况，以确认是否可进行滴眼液的操作 2. 向老年人说明滴眼液的目的、注意事项、方法和配合方法，以取得配合 3. 环境评估：环境整洁、光线充足、温湿度适宜	
准备	1. 照护人员准备：衣着整齐，洗双手，戴口罩 2. 检查所需物品：治疗盘、滴眼液、消毒棉签、执行单、笔、生活垃圾桶、医用垃圾桶	

流程	操作步骤	要点及说明
实施	1. 备齐用物携至老年人床旁，核实老年人的床号、姓名、腕带 2. 操作前洗手、戴口罩，核对药物（名称、浓度、给药途径、给药时间、药品质量、有效期等） 3. 协助老年人取坐位或仰卧位，确认是滴左眼、右眼还是双眼 4. 先用棉签擦净眼部分泌物，嘱老年人头稍向后仰并向患侧倾斜 5. 拔开瓶塞，应将瓶塞侧面或瓶塞口向上，最好将其置放于一张干净纸或器皿上 6. 用左手示指或干净棉签拉开老年人下眼睑并固定，嘱老年人向上方注视，右手持滴管或眼药水瓶将药液点入下穹隆的结膜囊内 7. 用手指将上眼睑轻轻提起，使药液在结膜囊内弥散 8. 用棉签擦去流出的药液，嘱老年人闭眼休息 5～10min，轻轻转动眼球	1. 滴眼液使用前先摇一摇药瓶，观察滴眼液有无变色或沉淀，若发现药液浑浊或有絮状团块，表明药水已被污染，切勿再用 2. 滴药时，滴管口或瓶口应距离眼部 2～3cm，勿触及眼睑缘、睫毛和手指，以免造成污染 3. 滴眼药时勿压迫眼球，尤其注意有角膜溃疡和角膜有伤口的老年人 4. 滴眼药水动作应轻柔，避免损伤黏膜
操作后处理	1. 滴药完毕，整理用物，协助老年人取舒适卧位 2. 观察、询问老年人有无不适 3. 整理床单位，处理用物 4. 洗手，记录操作时间、老年人的反应及用药效果	

4. 注意事项

（1）使用滴眼液前应先混匀药液，并观察药液是否变质。

（2）滴入阿托品类药物时，应压迫泪囊部 2～3min，以免鼻腔黏膜吸收引起中毒。

（3）同时需滴多种眼药时，应先滴刺激性弱的药物，再滴刺激性强的药物。眼药液与眼药膏需要同时使用时，先滴眼药液，再涂眼药膏，每次每种药需间隔 5～10min。

（4）用药时避免交叉感染。两眼都用药时，先滴健眼、后滴患眼，先滴病情轻眼、后滴病情重眼。

（5）滴眼液的保存应参照相关说明执行，放在阴凉、干燥、通风的地方保存，需要时放入冰箱保存。

（二）外耳道滴药法

滴耳液是用于耳道内的液体制剂，主要用于外耳道感染或局部治疗。

1. 常见滴耳液的种类及作用

（1）碳酸氢钠滴耳液：主要用于外耳道耵聍栓塞。

（2）苯酚滴耳液：主要用于外耳道炎，急性中耳炎未穿孔时。

（3）硼酸乙醇滴耳液：主要起到消炎止痒干燥的作用。

（4）过氧化氢溶液：主要用于化脓性中耳炎。

（5）氧氟沙星滴耳液和氯霉素滴耳液：主要用于急慢性化脓性中耳炎。

2. 外耳道滴药法操作目的　用于软化耵聍，治疗外耳道、中耳疾病。

3. 外耳道滴药法的操作流程（表 10-7）

表 10-7　外耳道滴药法的操作流程

流程	操作步骤	要点及说明
沟通与评估	1. 核对老年人信息（床号、姓名、腕带等），评估老年人的身体状况及外耳道情况，以确认是否可进行外耳道滴药法的操作 2. 向老年人说明滴耳液的目的、注意事项、方法，以取得配合 3. 环境评估：环境整洁、光线充足、温湿度适宜	

续表

流程	操作步骤	要点及说明
准备	1. 照护人员准备：衣着整齐，洗双手，戴口罩 2. 检查所需物品：治疗盘、滴耳液、消毒棉签、干棉球、执行单、笔、生活垃圾桶、医用垃圾桶	
实施	1. 备齐用物携至老年人床旁，核实老年人的床号、姓名、腕带 2. 操作前洗手、戴口罩，核对药物（名称、浓度、给药途径、给药时间、药品质量、有效期等） 3. 确认是滴左耳或右耳还是双耳 4. 协助老年人取侧卧位，头偏向健侧，使患耳向上；也可取坐位，头侧向一侧的肩部，使患侧外耳道口朝上 5. 用消毒棉签将耳道内分泌物反复清洗至干净，用干棉签拭干 6. 用左手将老年人的耳郭向后上方轻轻牵拉，将外耳道拉直。用右手持药瓶，将掌跟轻置于耳旁。将滴耳液顺耳道后壁滴入2～3滴 7. 协助老年人反复轻轻按压耳屏几下，使药液流入耳道四壁及中耳腔内 8. 嘱老年人保持体位3～4min 9. 外耳道口塞入干棉球，以免药液流出 10. 用干净的毛巾或纸巾擦拭面部外溢的药水	1. 滴耳液使用前先摇一摇药瓶，观察滴耳液有无变色或沉淀，若发现药液浑浊或有絮状团块，表明药水已被污染，切勿再用 2. 药液温度以接近体温为宜，不宜过热或太凉，以免刺激迷路，引起眩晕、恶心呕吐等不适感 3. 滴耳液的管口或瓶口不要碰到耳郭及外耳道口，滴药时让药液沿外耳道壁滴入耳道深部，忌将药液直接滴到鼓膜上
操作后处理	1. 滴药完毕，整理用物 2. 观察、询问老年人有无不适，协助老年人取舒适卧位，取下棉球 3. 整理床单元，处理用物 4. 洗手，记录操作时间、老年人的反应及用药效果	

4. 注意事项

（1）滴药前，应先清理外耳道分泌物。

（2）如滴盯聍软化液，应事先告知老年人滴入药液量要多，滴药后可能有耳塞、闷胀感，以免老年人不安。

（3）告知老年人睡前给药效果较好。

（4）老年人耳聋、耳道不通或耳膜穿孔时，不宜使用滴耳剂。

（5）多种滴耳药同时使用时，应间隔1～2h交替滴入。

（三）滴鼻法

滴鼻剂是在鼻腔内使用，经鼻黏膜吸收而发挥局部和全身作用的制剂，剂型有滴剂、喷雾剂等。

1. 常见滴鼻剂的种类及作用

（1）血管收缩剂：如盐酸麻黄素滴鼻液，可用于治疗急性鼻炎、急性鼻窦炎。鼻少量出血时，用药棉蘸少许盐酸麻黄素滴鼻液塞于出血侧鼻腔内，有止血作用。

（2）抗过敏滴鼻剂：如麻黄素苯海拉明滴鼻液、色甘酸二钠滴鼻液等，主要用于过敏性鼻炎患者。

（3）抗生素与磺胺类滴鼻剂：如麻黄碱新霉素滴鼻液等，主要用于鼻塞伴脓涕的患者。

（4）鼻黏膜刺激剂和润滑剂：如复方薄荷油，1%碘甘油等是常用的鼻黏膜刺激剂，可用于萎缩性鼻炎。常用的黏膜润滑剂有清鱼肝油、液状石蜡等，可以治疗干燥性鼻炎。

（5）黏膜腐蚀剂和黏膜硬化剂：5%硝酸银等是常用的黏膜腐蚀剂，用于治疗黏膜局部糜烂、出血。黏膜硬化剂常用5%鱼肝油酸钠、80%甘油等，可用于鼻甲黏膜内注射，治疗慢性单鼻炎。

2. 滴鼻法的操作目的　润滑鼻腔，防止干燥结痂；保持鼻腔通畅，用于治疗。

3. 滴鼻法的操作流程（表 10-8）

表 10-8 滴鼻法的操作流程

流程	操作步骤	要点及说明
沟通与评估	1. 核对老年人信息（床号、姓名、腕带等），评估老年人的身体状况及鼻腔情况，以确认是否可进行滴鼻法的操作 2. 向老年人说明滴鼻药的目的、注意事项、方法和配合方法，以取得配合 3. 环境评估：环境整洁、光线充足、温湿度适宜	
准备	1. 照护人员准备：衣着整齐，洗双手，戴口罩 2. 检查所需物品：治疗盘、滴鼻液、消毒清洁棉球、纸巾、执行单、笔、生活垃圾桶、医用垃圾桶	
实施	1. 备齐用物携至老年人床旁，核实老年人的床号、姓名、腕带 2. 操作前洗手、戴口罩，核对药物（名称、浓度、给药途径、给药时间、药品质量、有效期等） 3. 确认是滴左鼻腔或右鼻腔还是双侧鼻腔 4. 协助老年人清理鼻腔分泌物 5. 协助老年人取仰卧位，肩下垫枕头或头悬于床沿，头尽量后仰，使头部与身体成直角，头低肩高 6. 滴药前嘱老年人先吸气，每侧鼻腔滴 3~4 滴药水，轻轻按压鼻翼，使药液均匀分布在鼻黏膜上 7. 嘱老年人保持原位 2~3min 后坐起 8. 用棉球或纸巾擦去外流的药液	1. 药液使用前先摇一摇药瓶，观察滴鼻剂有无变色或沉淀，若发现药液浑浊或有絮状团块，表明药水已被污染，切勿再用 2. 若鼻腔内有干痂，应先用干净棉签蘸温盐水浸软、取出并擦拭干净
操作后处理	1. 滴药完毕，整理用物 2. 观察、询问老年人有无不适，协助老年人取舒适卧位 3. 整理床单元，处理用物 4. 洗手，记录操作时间、老年人的反应及用药效果	

4. 注意事项

（1）患有高血压的老年人不宜采用仰卧垂头体位滴鼻，可采用侧卧垂头体位滴鼻。

（2）滴药时，滴管口或瓶口勿触及鼻孔，以免污染药液。

（3）体位要正确，滴药时嘱老年人勿吞咽，以免药液进入咽部引起不适。

（4）滴药后可嘱老年人将头部略向两侧轻轻转动，以使药液均匀分布。

（5）若药液流入口腔，可嘱老年人将其吐出并漱口。

二、插入法给药

插入法给药主要包括直肠给药和阴道给药。常用药物为栓剂，包括直肠栓剂和阴道栓剂。栓剂是药物与适宜基质制成的固体制剂，以供腔道给药。栓剂的熔点在 37℃左右，其插入腔道后缓慢融化从而产生治疗作用。

（一）直肠栓剂插入法给药

直肠栓剂插入法给药是指将药物通过肛门送入肠管，通过直肠黏膜将药物吸收，从而达到治疗疾病为目的的一种给药方法。直肠黏膜内血管丰富，通过直肠给药可发挥药物的局部或全身治疗作用，从而避免肝脏首过效应，同时防止胃酸及酶对药物的破坏作用，减少胃的刺激。因此直肠栓剂插入法给药是一种安全的替代给药方式。

1. 直肠栓剂插入法给药的目的

（1）软化粪便，以利排出：如直肠插入甘油栓。

（2）全身治疗作用：如解热镇痛栓剂。

2. 直肠栓剂插入法给药的操作流程（表 10-9）

表 10-9　直肠栓剂插入法给药的操作流程

流程	操作步骤	要点及说明
沟通与评估	1. 核对老年人信息（床号、姓名、腕带等），评估老年人的身体状况、病情及肛周状况，以确认是否可进行直肠栓剂插入法给药的操作 2. 向老年人说明直肠栓剂插入法给药的目的、注意事项、方法和配合方法，以取得配合 3. 环境评估：环境整洁、光线充足、温湿度适宜，评估环境隐蔽程度，需要时可用屏风或围帘遮挡，以保护老年人的隐私	
准备	1. 照护人员准备：衣着整齐，修剪指甲，洗双手，戴口罩 2. 检查所需物品：治疗盘、治疗巾、直肠栓剂、指套或手套、纸巾、执行单、笔、生活垃圾桶、医用垃圾桶	
实施	1. 备齐用物携至老年人身旁，核实老年人的床号、姓名、腕带 2. 操作前洗手，戴口罩，核对药物（名称、剂量、有效期等） 3. 协助老年人取侧卧位，膝部弯曲，暴露肛门 4. 戴上指套或手套，以免污染手指 5. 嘱老年人张口深呼吸，尽量放松，以便肛门括约肌松弛 6. 将栓剂插入肛门，并用示指将栓剂沿直肠壁朝脐部方向送入 6～7cm 7. 置入栓剂后，保持侧卧位 15min，若栓剂滑脱出肛门外，应予重新插入	1. 认真执行"三查八对"制度 2. 充分暴露，以便操作 3. 确保药物放置在肛门括约肌以上，并确定栓剂靠在直肠黏膜上 4. 防止栓剂滑脱或融化后渗出肛门外
操作后处理	1. 协助老年人穿好裤子，取舒适体位 2. 观察、询问老年人有无不适 3. 整理床单元，处理用物 4. 洗手，记录操作时间、老年人的反应及用药效果	1. 不能下床的老年人，将便器、卫生纸、呼叫器放置其易取处 2. 记录栓剂的名称、剂量、插入时间等

3. 注意事项

（1）注意保护老年人的隐私部位。

（2）指导老年人放松以及配合的方法，采取提高用药效果的措施。

（3）直肠活动性出血或腹泻者，不宜直肠给药。

（4）确保药物放置在肛门括约肌以上，并确定栓剂靠在直肠黏膜上。

（5）向老年人解释置入药物后至少保持侧卧位 15min 的原因。

（二）阴道栓剂插入法

阴道栓剂插入法是将治疗性栓剂自阴道插入，达到局部治疗的作用。

1. 阴道栓剂插入法的目的　局部治疗，如插入消炎、抗菌药物治疗阴道炎。

2. 阴道栓剂插入法的操作流程（表 10-10）

表 10-10　阴道栓剂插入法的操作流程

流程	操作步骤	要点及说明
沟通与评估	1. 核对老年人信息（床号、姓名、腕带等），评估老年人的身体状况及病情，以确认是否可进行阴道栓剂给药的操作 2. 向老年人说明阴道栓剂给药的目的、注意事项、方法和配合方法，以取得配合 3. 环境评估：环境整洁、光线充足、温湿度适宜，评估环境隐蔽程度，需要时可用屏风或围帘遮挡，以保护老年人的隐私	给药前可嘱老年人排空膀胱

流程	操作步骤	要点及说明
准备	1. 照护人员准备：衣着整齐,修剪指甲,洗双手,戴口罩 2. 检查所需物品：治疗盘、治疗巾、阴道栓剂、指套或手套、纱布、卫生棉垫、尿垫或治疗巾、执行单、笔、生活垃圾桶、医用垃圾桶	
实施	1. 备齐用物携至老年人床旁,核实老年人的床号、姓名、腕带 2. 操作前洗手、戴口罩,核对药物(名称、剂量、有效期等) 3. 协助老年人取屈膝仰卧位,双腿分开,暴露会阴部 4. 铺一次性尿垫或治疗巾于会阴下 5. 一手戴上指套或手套取出栓剂 6. 嘱老年人张口深呼吸,尽量放松 7. 用纱布分开小阴唇,用戴上手套或指套的手将栓剂沿阴道下后方轻轻送入5cm,达阴道穹隆 8. 嘱咐老年人至少平卧15min,以利药物扩散至整个阴道组织,利于药物吸收	1. 认真执行"三查八对"制度 2. 充分暴露,以便操作 3. 保护老年人床单位,以免污染 4. 戴上指套,以免污染手指 5. 必须先确定阴道口再给药,避免将药物误送入尿道 6. 置入的深度应在5cm以上,以免滑脱 7. 平卧15min,以确保用药效果
操作后处理	1. 取出尿垫或治疗巾,为避免药物或引导渗出物弄污内裤,可使用卫生棉垫 2. 协助老年人取舒适体位,观察、询问老年人有无不适 3. 整理床单元,处理用物 4. 洗手,记录操作时间、老年人的反应及用药效果	记录栓剂的名称、剂量、插入时间等

3. 注意事项

(1) 注意保护老年人的隐私部位。

(2) 准确判断阴道口,必须置入5cm以上深度,以防滑出。

(3) 在操作过程中,应动作轻柔、力度适中,防止损伤阴道。

(4) 阴道、子宫出血者,不应从阴道给药。

(5) 告知老年人睡前用药可延长药物作用时间,提高疗效。

(6) 嘱老年人注意个人卫生,用药期间避免性生活。

三、皮肤给药

皮肤给药是将药物直接涂于皮肤,从而起到局部治疗的作用。皮肤用药有多种剂型,包括溶液、油膏、粉剂、糊剂等。不同剂型的常用药物及作用见表10-11。

表10-11 不同剂型的常用药物及作用

药物剂型	性状	常用药物	作用	主要治疗
溶液剂	一般为非挥发性药物的水溶液	3%硼酸溶液、依沙吖啶溶液	清洁、收敛、消炎	急性皮炎伴有大量渗液或脓液
糊剂	含有多量粉末的半固体制剂	氧化锌糊,甲紫糊	保护受损皮肤、吸收渗液和消炎	亚急性皮炎,有少量渗液或轻度糜烂者
软膏	药物与适宜基质制成有适当稠度的膏状制剂	硼酸软膏、硫酸软膏	保护、润滑和软化痂皮	一般用于慢性增厚性皮损
乳膏剂	药物与乳剂型基质制成的软膏	樟脑霜、尿素脂	止痒、保护、消除轻度炎症	轻度皮炎
酊剂	不挥发性药物的乙醇溶液	碘酊	杀菌、消毒、止痒	慢性皮炎苔藓样变
醑剂	挥发性药物的乙醇溶液	樟脑醑		

续表

药物剂型	性状	常用药物	作用	主要治疗
粉剂	一种或多种药物的极细粉均匀混合制成的干燥粉末样制剂	滑石粉、痱子粉	干燥、保护皮肤	急性或亚急性皮炎而无糜烂渗液的受损皮肤

1. 皮肤给药的目的　皮肤局部治疗。

2. 皮肤给药的操作流程（表10-12）

表10-12　皮肤给药的操作流程

流程	操作步骤	要点及说明
沟通与评估	1. 核对老年人信息（床号、姓名、腕带等），评估老年人的身体状况及病情，观察局部皮肤情况，以确认是否进行皮肤给药操作 2. 向老年人说明皮肤给药的目的、注意事项、方法和配合方法，以取得配合 3. 环境评估：环境整洁、光线充足、温湿度适宜	
准备	1. 照护人员准备：衣着整齐，修剪指甲，洗双手，戴口罩 2. 检查所需物品：治疗盘、皮肤用药、棉签、弯盘、一次性尿垫或卫生纸、干棉球、持物钳、需要时备清洁皮肤用物、执行单、笔、生活垃圾桶、医用垃圾桶	
实施	1. 备齐用物携至老年人床旁，核实老年人的床号、姓名、腕带 2. 操作前洗手、戴口罩，核对药物（名称、剂量、有效期等） 3. 协助老年人取舒适体位，充分暴露用药部位，需要时可用屏风或围帘保护老年人隐私 4. 涂抹药物前先用温水与中性肥皂清洁皮肤，如有皮炎则仅用清水清洁 5. 根据药物剂型不同，采用不同的操作方法 （1）溶液剂：用一次性尿垫或卫生纸垫于患处的下面，用持物钳夹持沾湿药液的棉球洗抹患处，至清洁后用干棉球抹干。也可用湿敷法给药 （2）糊剂：用棉签将药糊直接涂于患处，药糊不宜涂得太厚，也可将药糊涂在纱布上，然后贴在受损皮肤处，外加包扎 （3）软膏：用搽药棒或棉签将软膏涂于患处，不必过厚，若为角化过度的皮损，应略加摩擦，除用于溃疡或大片糜烂受损皮肤外，一般不需包扎 （4）乳膏剂：用棉签将乳膏剂涂于患处，禁用于渗出较多的急性皮炎 （5）酊剂和醑剂：用棉签蘸药涂于患处，注意因药物有刺激性，不宜用于有糜烂面的皮肤、黏膜以及眼、口的周围 （6）粉剂：将药粉均匀地扑撒在受损皮肤处。注意粉剂多次应用后常有粉块形成，可用生理盐水湿润后除去	注意观察用药后局部皮肤反应，了解老年人主观感受（如痒感是否减轻或消除），动态地评价用药效果
操作后处理	1. 协助老年人取舒适体位，观察、询问老年人有无不适 2. 整理床单元，处理用物 3. 洗手，记录操作时间、老年人的反应及用药效果	

3. 注意事项

（1）观察老年人用药后局部皮肤反应情况。

（2）了解老年人对用药处的主观感受，并有针对性地做好解释工作。

（3）药物要涂抹均匀。

（4）局部出现红肿或过敏反应时，应立即停止给药，并去除皮肤上残留的药物。

（5）动态评价用药效果，并实施提高用药效果的措施。

第四节　胰岛素注射

老年人是糖尿病的高发人群。目前临床上用于治疗糖尿病的药物有口服药物和胰岛素两大类。胰岛素是由胰脏内的胰岛 β 细胞受内源性或外源性物质如葡萄糖、乳糖、核糖、精氨酸、胰高血糖素等的刺激而分泌的一种蛋白质激素。胰岛素是机体内唯一降低血糖的激素，同时促进糖原、脂肪、蛋白质合成。外源性胰岛素主要用来治疗糖尿病。

一、胰岛素治疗

（一）适应证

（1）1 型糖尿病。

（2）各种严重糖尿病伴急、慢性并发症或处于应激状态，如手术前后、急性感染、妊娠和分娩等。

（3）2 型糖尿病经饮食、运动、口服降糖药物治疗后血糖控制不满意者，胰岛 β 细胞功能明显减退者，新诊断并伴有明显高血糖者，无明显诱因出现体重显著下降者。

（4）新发病且与 1 型糖尿病鉴别困难的消瘦糖尿病患者。

（二）制剂类型

胰岛素制剂一般为皮下或静脉注射。根据其来源不同可分为人胰岛素、动物来源的胰岛素（猪、牛）以及胰岛素类似物三种。人胰岛素比动物来源的胰岛素能更少地引起免疫反应。胰岛素类似物比人胰岛素更符合生理胰岛素分泌及作用模式。

按其作用快慢和维持时间长短，胰岛素可分为超短效（速效）胰岛素类似物，常规（短效）胰岛素、中效胰岛素、长效胰岛素和预混胰岛素五类。速效和短效胰岛素主要控制餐后高血糖。中效胰岛素主要控制两餐后高血糖，以第二餐为主。长效胰岛素主要提供基础水平胰岛素。另外，预混胰岛素为速效或短效与中效胰岛素的混合制剂。常用的胰岛素制剂类型及作用时间见表 10-13。

表 10-13 胰岛素制剂类型及作用时间

作用类型	制剂类型	皮下注射作用时间		
		开始	高峰	持续
速效胰岛素类似物	门冬胰岛素	10～15min	1～2h	4～6h
	赖脯胰岛素	10～15min	1～1.5h	4～5h
	谷赖胰岛素	10～15min	1～2h	4～6h
短效胰岛素	常规人胰岛素	15～60min	2～4h	5～8h
中效胰岛素	低精蛋白锌人胰岛素	2.5～3h	5～7h	13～16h
长效胰岛素	精蛋白锌人胰岛素	3～4h	8～10h	20h
长效胰岛素类似物	甘精胰岛素	2～3h	无峰	30h
	地特胰岛素	3～4h	3～14h	24h
预混胰岛素	30R	30min	2～12h	14～24h
	50R	30min	2～3h	10～24h
预混胰岛素类似物	预混门冬胰岛素 30	10～20min	1～4h	14～24h
	预混赖脯胰岛素 25	15min	30～70min	16～24h
	预混赖脯胰岛素 50，预混门冬胰岛素 50	15min	30～70min	16～24h

（三）使用原则与方法

1. 使用原则

（1）应在综合治疗的基础上进行胰岛素治疗。

（2）胰岛素一般从小剂量开始使用，应根据血糖水平进行逐渐调整。

（3）使用胰岛素应力求模拟生理性胰岛素分泌模式。

2. 使用方法

（1）基础胰岛素治疗：继续服用原有的口服降糖药，无须停用胰岛素促泌剂，联合中效或长效胰岛素睡前注射。

（2）强化治疗：对于空腹血糖 >11.1mmol/L 或 HbA1c>9.0% 的新诊断 2 型糖尿病患者提倡早期使用胰岛素强化治疗，在短期内将血糖控制在正常范围。

二、胰岛素笔注射

（一）胰岛素笔注射的目的

注射胰岛素，控制血糖。

（二）胰岛素笔注射的操作流程（表 10-14）

表 10-14　胰岛素笔注射的操作流程

流程	操作步骤	要点及说明
沟通与评估	1. 核对老年人信息（床号、姓名、腕带等），评估老年人的身体状况、病情、治疗情况、胰岛素使用情况，评估注射部位的皮肤及皮下组织情况，以确认是否可进行操作 2. 向老年人说明胰岛素笔注射的目的、注意事项、方法，以取得配合 3. 环境评估　环境整洁、光线充足、温湿度适宜	
准备	1. 照护人员准备：衣着整齐，修剪指甲，洗双手，戴口罩 2. 检查所需物品：注射盘（75% 乙醇、无菌棉签）、胰岛素注射笔、胰岛素笔芯、锐器盒、执行单、笔、生活垃圾桶、医用垃圾桶	
实施	1. 安装胰岛素笔芯：①胰岛素需提前 30min 从冰箱冷藏室取出，并在室温下回温；②核对胰岛素的剂型，检查笔芯中的药液性状以及有无破损或漏液，并确认胰岛素在有效期内；③旋开胰岛素笔的笔帽，拧开笔芯架，将笔芯装入笔芯架，拧紧；④将胰岛素笔平放于手心中，水平滚动 10 次，然后用手持胰岛素笔，通过肘关节和前臂的上下摆动，上下翻动 10 次，使瓶内药液充分混匀；⑤撕掉针头的保护片，顺时针拧紧针头；⑥将剂量调节旋钮拨至 2U，针尖向上直立，手指轻弹笔芯架数次，使空气聚集在顶部后，按压注射键，直至一滴胰岛素从针头溢出 2. 备齐用物携至老年人床旁，核实老年人的床号、姓名、腕带 3. 操作前洗手、戴口罩，再次核对胰岛素剂型 4. 定位消毒，选择注射部位，75% 乙醇消毒皮肤，待干 5. 调整剂量：剂量显示窗为零，调整剂量选择环，在显示窗中选择相应剂量 6. 核对排气：再次核对老年人的姓名、药名、浓度、剂量、给药方法和时间、有效期等 7. 进针推药：使用较短的针头时，大部分老年人无须捏起皮肤，并可 90° 进针；使用较长针头时，需要捏起皮肤，并呈 45° 角进针。快速按下注射键，应在拔出针头前至少停留 10s（图 10-4） 8. 拔针按压：注射完毕，用无菌干棉签轻压针刺处，快速拔针后按压片刻 9. 再次核对：再次核对老年人的姓名、药名、浓度、剂量、给药方法和时间	1. 胰岛素应在室温下回温，温度过低或过高均会影响其治疗效果 2. 使用胰岛素前以及更换笔芯后均需排尽笔芯内的空气 3. 认真执行"三查八对"制度 4. 选择合适的注射部位，注意轮换 5. 确保药物剂量全部注入体内，同时应防止药液外渗
操作后处理	1. 协助老年人取舒适体位，观察、询问老年人有无不适 2. 整理床单元，处理用物 3. 洗手，记录操作时间、胰岛素名称及剂量、老年人的反应及用药效果	注意针头应套上外针帽后规范丢弃

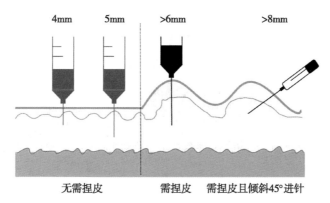

图 10-4　胰岛素注射进针角度示意图

三、使用胰岛素的注意事项

1. 准确用药

（1）熟悉各种胰岛素的名称、剂型及作用特点。

（2）准确执行医嘱，按时注射。

（3）对于 40U/ml 和 100U/ml 两种规格的胰岛素，使用时应注意胰岛素浓度与注射器的匹配。

（4）使用胰岛素笔时需注意笔和笔芯相互匹配，每次注射前确认笔内是否有足够的剂量，药液是否变质等。

（5）预混胰岛素一定要充分摇匀。

（6）每次安装新笔芯和针头时必须排气。

（7）注射完毕后套上内针帽，旋下针头，将废弃针头丢置锐器盒，戴回笔帽。

2. 胰岛素的保存　未开封的胰岛素应置于冰箱 2～8℃冷藏保存，正在使用的胰岛素在常温下（不超过 25～30℃）可使用 28～30d。应避免过冷、过热、太阳直晒、剧烈晃动等。

3. 注射部位的选择与轮换

（1）胰岛素采用皮下注射时，宜选择皮肤疏松部位，如上臂三角肌、臀大肌、大腿前侧、腹部等。吸收胰岛素速度从快到慢依次是腹部、上臂、大腿和臀部（图 10-5）。

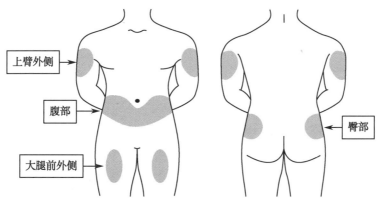

图 10-5　胰岛素注射部位示意图

（2）注射部位要经常轮换，长期注射同一部位可能导致局部皮下脂肪增生或萎缩、局部硬结。

（3）尽量每天同一时间在同一部位注射，并进行腹部、上臂、大腿外侧和臀部的"大轮换"；在同一部位注射时，也需要进行"小轮换"，每次的注射点宜相距 1cm 以上，且选择无硬结的部位。

4. 监测血糖　对于老年人血糖控制不可过分严格，空腹血糖控制在 9mmol/L 以下为宜，餐后 2h 血糖控制在 12.2mmol/L 以下即可。注射胰岛素的老年人一般常规监测血糖 2～4 次 /d，如发现血糖波动过大或持续高血糖，应及时反馈并建议就医。

5. 防止感染　注射胰岛素时应严格执行无菌操作，针头一次性使用。

四、注射胰岛素不良反应的观察及处理

1. 低血糖反应

(1) 观察老年人有无低血糖的临床表现，如肌肉颤抖、心悸、出汗、饥饿感、软弱无力、面色苍白、心率加快、四肢冰冷等。

(2) 对老年人血糖控制不宜过严。

(3) 应做好血糖监测及记录。

(4) 一旦确定老年人发生低血糖，应尽快补充糖分，监测血糖，严重者应立即送医。

(5) 了解老年人发生低血糖的诱因，给予健康指导，以免再次发生。

2. 过敏反应

(1) 表现：注射部位瘙痒或荨麻疹样皮疹。

(2) 处理：更换胰岛素制剂、使用抗组胺药和糖皮质激素以及脱敏疗法。严重者需停止或暂时中断胰岛素治疗。

知识拓展

3. 注射部位皮下脂肪萎缩或增生　采用多点、多部位皮下注射和针头一次性使用可预防其发生。若发生则停止该部位注射后可缓慢自然恢复。

（王彩虹　龚兵艳）

第十一章　常见老年综合征照护

情景模拟　　　　住在某医养结合机构的王爷爷，近来因老伴去世，情绪低落，时常对着身旁的空床暗自落泪，吃不下饭，睡不好觉，消瘦明显。某天，在起身站立时不慎跌倒，臀部着地，伴疼痛。经过医院检查，骶尾骨骨折。如果你是王爷爷的照护人员，是否知道王爷爷的照护方法？

　　由于衰老、疾病、心理以及社会环境等多种因素累加，老年人中有一些情况特别常见，如跌倒、认知障碍、尿失禁、抑郁、疼痛、衰弱、谵妄、营养不良、睡眠障碍等，这些由多种原因或多种疾病造成的非特异性的同一临床表现或问题概括为老年综合征（geriatric syndrome，GS）。老年综合征是一种复杂的健康状态，它倾向于只发生在老年期，而且不属于任何具体的疾病类别，它经常是多种潜在因素和多种器官功能不良的结果。但是，老年综合征若能早期筛查、及早预防，结局是可以改变的。

第一节　跌倒的预防与照护

　　跌倒是老年人常见的综合征，也是65岁以上老年人常见的伤害类型。全球范围内，每3位老年人中就有1位每年跌倒1次。中国老年人跌倒的发生率为20.8%，社区老年人跌倒的发生率为14.3%。约30%的住院患者因跌倒而受伤；其中4%～6%患者受到严重伤害，包括骨折、脑出血、死亡等。有数据显示，70岁以上髋部骨折的老年人1年内的死亡率达30%。医疗和社会经济成本也随之增加。所以，跌倒是老年人重要的卫生保健问题，预防跌倒的发生远比处理跌倒显得重要。

　　跌倒（fall）是指突发、不自主的、非故意的体位改变，倒在地上或更低的平面上。按照国际疾病分类（ICD-10），跌倒可以分为两类：即从一个平面至另一个平面的跌落，同一平面的跌倒。跌倒是我国伤害死亡的第4位原因，而在65岁以上的老年人中则为首位。

一、跌倒的原因

（一）老年人内在因素所致的跌倒

1. 生理因素

（1）视/听能力：老年人的视力、视觉敏感度降低，听力下降，老年性耳聋、身体的平衡性降低等综合感觉功能下降，增加了跌倒发生的风险。

（2）行动能力：老年人骨骼、关节、肌肉和韧带功能退化甚至损害，步态不稳、步幅变短、行走不连续，使得老年人很容易发生跌倒。骨质疏松的老年人在跌倒后极易发生骨折，尤其是髋部骨折。

189

（3）反应能力：老年人的神经反应能力降低，对事物的反应时间延长，身体的协同运动能力降低等神经系统因素增加了跌倒发生的风险。

2. 病理因素

（1）神经系统疾病：如帕金森病。患有帕金森病的老年人起步困难，称为"冻结步态"。迈步后，常以极小的步伐向前冲去，越走越快，不能及时停步或转弯，称为"慌张步态"。这些步态行走常发生走路不稳、跌倒的情况，尤其在转弯和上下楼梯时更容易发生。

（2）心脑血管疾病：如脑梗死。常表现为偏瘫、肢体无力、"画圈步态"、平衡功能下降、反应迟钝等，会增加老年人跌倒的风险。

（3）眼部疾病：如白内障、黄斑变性、偏盲、青光眼等均可使老年人的视力下降、视物模糊，视觉分辨率和灵敏度下降。导致老年人在日常生活中很难正确的判断活动范围的安全度，会因为看不清周围环境的实际情况、摆放的家具、物品等增加跌倒的风险。

（4）慢性退行性骨关节病：如半月板损伤。导致老年人膝关节肿胀、疼痛、功能障碍，老年人在行走、活动时常因为疼痛感、突发的身体不适而重心不稳，增加了跌倒的风险。

3. 药物因素　我国 65 岁以上老年人，75% 至少患有 1 种慢性疾病，需要长期服药，如抗抑郁药、抗精神病药、催眠药、镇痛药、抗帕金森药等。这些药物的不良反应会影响人的意识，使人感觉迟钝、产生眩晕，增加了跌倒的风险。

4. 心理因素

（1）情绪低落：有些老年人已认识到自身的衰老，而且这种衰老已经影响到了自己的日常生活。他们常常会感到生活无趣、苦闷，感到烦恼甚至抑郁。这种不良情绪反应会削弱老年人的注意力，导致老年人的反应能力下降，增加了跌倒的风险。

（2）害怕跌倒：有部分老年人曾经跌倒过，尤其是跌倒导致身体伤害者，对跌倒产生了畏惧心理。因此在走路时放不开脚步，畏畏缩缩，行动受限，从而影响到了自身的平衡能力，容易诱发跌倒。

（3）不服老：有部分老年人，年龄比较大，但不服老，经常做一些容易引发跌倒的危险活动，证明自己的能力。如登高、攀爬，大大增加了跌倒风险。

（二）老年人外在因素所致跌倒

1. 环境因素

（1）室内环境：室内光线暗淡，地面凹凸不平（如放置小块地毯）、湿滑，活动区域有障碍物，家具或日常用品摆放位置不合理，卫生间、楼梯没有扶手等，增加了老年人活动时的跌倒风险。

（2）室外环境：路面不平整，台阶没有醒目的色差，坡道或台阶旁没有扶手，上下自动扶梯，十字路口信号灯通行时间过短，老年人行动能力、平衡力下降增加了跌倒的风险。

2. 社会因素　独居的老年人，有些需要他人帮助的事物不得不自己去做，如购物、取药，跌倒的风险会增加。拓展社会和卫生服务的途径，会降低跌倒的发生率。文化程度高的老年人，防范自身跌倒的认知和意识较强，能主动规避跌倒。老年人社会交往越多，自身的心情愉悦，注意力和对环境的反应能力会比较好，反之则弱。

二、跌倒的风险评估

（一）跌倒风险评估的时机

老年人在入住医院（含医养结合机构）时，应进行跌倒风险评估。住院期间出现病情变化、使用高跌倒风险药物、跌倒后、跌倒高风险患者出院前，应再次评估。

（二）跌倒风险评估的方法

1. 跌倒风险因素的评估　跌倒常见的风险因素包括但不限于下列因素：①头晕、眩晕；②视力障碍；③肌力、平衡及步态异常；④直立性低血压；⑤大小便失禁，且紧急和频繁的排泄；⑥使用高跌倒风险药物，如镇痛、抗惊厥、降压利尿剂、催眠、泻药、镇静剂和精神类药；⑦有跌倒史；⑧携带导管；⑨认知功能受损。

2. 判定跌倒的风险等级（临床判定法）　临床判定法是基于对患者的实际观察并结合主观和客观数据得出结论的过程。即根据老年人年龄、既往史、用药史、疾病状态等，直接判断风险等级。

（1）昏迷或完全瘫痪则为跌倒低风险。

（2）存在以下情况之一则为跌倒中风险：①过去 24h 内曾有手术镇静史；②使用两种及以上高跌倒风险药物。

（3）存在以下情况之一则为跌倒高风险：①年龄≥80 岁；②住院前 6 个月内有 2 次及以上跌倒经历，或此次住院期间有跌倒经历；③存在步态不稳、下肢关节和 / 或肌肉疼痛、视力障碍等；④6h 内使用过镇静、镇痛、安眠药物。

3. 跌倒风险评估工具选择　当患者不符合临床判定法中任何条目时，宜使用 Morse 跌倒风险评估量表（表 11-1）进行评估。

表 11-1　Morse 跌倒风险评估量表

项目	评价标准	得分
1. 跌倒史	近 3 个月内无跌倒史	0
	近 3 个月内有跌倒史	25
2. 超过 1 个医学诊断	没有	0
	有	15
3. 使用助行器具	不需要 / 完全卧床 / 有专人扶持	0
	拐杖 / 手杖 / 助行器	15
	依扶家居行走	30
4. 静脉输液 / 导管 / 监护设备	没有	0
	有	20
5. 步态	正常 / 卧床休息 / 轮椅代步	0
	虚弱乏力	10
	平衡失调 / 不平衡	20
6. 认知状态	了解自己能力，量力而行	0
	高估自己能力 / 忘记自己受限制	15

评分标准：

跌倒低危人群：<25 分；跌倒中危人群：25～45 分；跌倒高危人群：>45 分

量表使用说明：该量表由 6 个条目组成，每个条目均为单选，计分方式为各条目分值累计相加，得分越高表示跌倒风险越大。

三、跌倒的预防措施

1. 跌倒低风险老年人

（1）警示标识：应在床边、就餐区、卫生间、盥洗间等跌倒高危区域及腕带上放置防跌倒警示标识。

（2）物品摆放：应将日常用物、呼叫铃放在老年人方便取用的位置。

（3）降低风险：宜减少跌倒风险的因素，如协助肌力、平衡及步态功能训练改善步态不稳。

（4）安全举措：使用带轮子的床、轮椅等器具时，静态时应锁定轮锁，转运时应使用安全带或护栏。

2. 跌倒中风险老年人

（1）应执行跌倒低风险的预防措施。

（2）等级护理：应执行等级护理规定，确定老年人需要照护的程度，按实施要求提供护理。

（3）活动陪伴：告知患者离床活动时应有他人陪同。

3. 跌倒高风险老年人

（1）应执行跌倒低、中风险的预防措施。

（2）专人看护：应有专人24h看护，保持老年人在照护人员的视线范围内。

（3）床边交接：应每班床边交接跌倒风险因素及跌倒预防措施的执行情况。

4. 针对风险因素的预防措施

（1）头晕、眩晕：①将头晕、眩晕引起跌倒的可能性提前告知老年人；②可鼓励老年人记录头晕、眩晕病史日记，寻找、分析原因和规律，也可以由照护人员记录；③评估头晕及眩晕感受、诱发因素、持续时间和强度、性质、相关症状、缓解方法等；④指导老年人头晕及眩晕时及时蹲下或扶靠牢固稳定物体；⑤鼓励老年人参加由康复治疗师实施的前庭疗法。

（2）视力障碍：①若有不同用途的两副以上眼镜，应贴上相应的标签；②指导因视力减弱曾有跌倒史或跌倒风险的老年人使用单光眼镜；③在护理偏盲老年人时，宜站在盲侧，并通过声音等方法增强患者对空间、位置的感知；④发现老年人存在尚未诊断的视力问题时，应报告医生。

（3）肌力、平衡及步态异常：①观察和询问老年人在行走或平衡方面遇到的问题；②鼓励老年人参加由康复治疗师制订的肌力、平衡及步态训练计划，并督促实施；③指导老年人正确使用助行器等保护性器具；④对严重骨质疏松、髋关节骨折的老年人，可协助其佩戴髋部保护器。

（4）直立性低血压：①指导老年人体位转换时速度缓慢，避免弯腰后突然站起，减少弯腰动作及弯腰程度；②指导老年人卧位转为站位时，遵循"三部曲"，即平躺 - 坐起 - 站立各停顿30s 再行走；③指导老年人睡眠时抬高床头 10°～30°，以舒适为宜；④指导老年人淋浴时水温以 37～40℃为宜；⑤对老年人要有计划地进行有氧耐力训练，站立时可行间歇踮脚尖或双下肢交替负重训练；⑥协助下肢静脉曲张或静脉回流差的老年人穿弹力袜、紧身裤或使用绷带等；⑦指导老年人一旦发生直立性低血压，或体位改变、外出行走出现头晕、肢体无力等不适症状时，应立即就近坐下或搀扶平躺休息；⑧指导陪同人员按摩四肢并立即呼救。

（5）大小便失禁且紧急和频繁的排泄：①将老年人安置在离厕所较近的区域，或在床旁提供洗漱和如厕的替代设施；②观察、识别老年人大小便失禁的原因；③对老年人进行大小便自控能力训练；④制订如厕计划，对频繁如厕的老年人，可使用大小便失禁护理裤、护理床等。

四、跌倒的综合管理

1. 跌倒的管理模型 　跌倒的发生与老年人所患的疾病、生理、心理、所用的药物及周围的环境密切相关。跌倒的预防措施必须是全面和多方位的，应该通过不同领域专业人员的合作来实施。

在众多的跌倒管理模型中，CATCH 模型应用较为广泛，即多学科合作 - 领导参与 - 技术支持 - 沟通文化。该模型建议多学科团队成员定期召开会议，讨论跌倒案例，发挥头脑风暴，提出可能有效减少跌倒发生的预防策略。包括：①制作住院患者跌倒预防宣传册；②为员工创建醒目的防跌倒教育海报；③制作适合本院的跌倒预防视频；④开发患者跌倒报告查检表；⑤将患者跌倒风险评估模板与跌倒预防措施结合到教育规划中；⑥重新评价医院或医养结合机构的防跌倒政策和程序是否与以证据为基础的跌倒预防实践相一致等。

2. 跌倒的预防与护理

（1）提高照护人员的知识和技能水平：通过知识、技能培训等方式提高照护人员防范跌倒的理论和技能水平。

（2）准确评估老年人的跌倒风险：运用跌倒的评估时机、评估方法对老年人进行跌倒的风险评估，并将评估结果、存在的风险因素以及针对性预防措施告知老年人，让他们主动参与跌倒的预防。

（3）健康教育：①饮食应选择富含钙和维生素 D 的食物，如牛奶、虾皮、海鱼、鸡蛋、榛仁等。

②运动宜根据老年人的身体状况,选择适宜的运动项目并达到预期的效果,项目常选择太极拳、八段锦,锻炼老年人的四肢肌力和身体协调、平衡功能。行走不稳的老年人可以选择坐位运动,借助弹力带锻炼下肢及腰背部的肌肉力量。③在日常生活中,勤晒太阳、衣着合身、裤脚不落地、鞋底防滑。避免去人多拥挤、湿滑的地方,避免走过陡楼梯和上下自动扶梯,尽量乘直梯。需要使用助行器者,教会其正确使用方法和注意事项。助行器放在老年人触手可及的地方。④老年人一旦发生跌倒,首要任务是判断伤情。着地部位疼痛明显,不能动弹,多半出现严重损伤。陪伴者不要硬搬,以免造成骨折部位的二次损伤,及时求助医务人员或拨打120电话呼救。搬动时切记,固定骨折部位要包含受伤部位在内的相邻2个关节。脊柱损伤,保持轴线搬运。

(4)改善可控因素:在老年人跌倒的相关因素中,包含了可控因素和不可控因素。可控因素中药物、心理、环境和社会因素可以通过团队成员的努力去改善老年人的身心状态。如药物因素,药师可以跟医生商讨患者病情,减少药物剂量甚至停止用药。环境因素,可以通过适老化改造,如在老年人活动或行走的范围内设置扶手、休息座椅,增加老年人居住、出行安全等。

(5)制订应急预案:医院或医养结合机构必须因地制宜地制订符合自身实际的防跌倒应急预案,并进行相应的培训、考核。

(6)不良事件上报:老年人发生跌倒,鼓励无惩罚上报。填写不良事件上报表。医院或医养结合机构组织召开不良事件分析会,查找原因,以起到警示、教育的作用。

第二节　认知障碍的照护

认知功能损伤(cognitive impairment)较痴呆(dementia)一词能更好地反映定向、记忆、判断以及其他方面的高级智能由正常状态逐渐衰退的过程,它包括一组症状,而非一个独立的病种。阿尔茨海默病(Alzheimer disease,AD)是老年人常见的神经系统变性疾病,是痴呆最常见的病因,65岁以上人群患病率约为5%,85岁以上人群患病率约为20%或更高。随着病程进展,患者的认知功能逐渐下降,出现记忆力消退、生活不能自理、精神行为问题日益增多,这就需要专业人员在病程的不同阶段为老年人提供相应的帮助,以提高老年人的生存质量,维护生命的尊严。

认知功能障碍是指大脑在记忆、注意、语言、执行、推理、计算力和定向力等方面出现任何一项及多项功能受损的现象。程度从轻度认知功能障碍(mild cognition impairment,MCI)到痴呆不等。MCI患者开始出现认知功能的下降,但个体的日常生活能力未受影响,往往未能引起重视。老年期痴呆是以认知障碍表现为核心,伴有精神行为症状,导致日常生活行为能力下降的一组疾病。

一、认知障碍的发病相关因素

AD起病徐缓,病程呈进行性,病因迄今未明。研究结果显示疾病发生与下列因素有关。

1. 性别差异　AD发病女性高于男性,女性为871.7/10万,男性为663.9/10万。
2. 文化程度　受教育程度越低发病率越高,依次为:文盲>小学>中学或中学以上。
3. 婚姻状况　丧偶者明显高于有配偶者。
4. 家庭结构　有配偶及子女一起居住发病较低。
5. 经济水平　地区经济发展水平低者发病率较高。

中国65岁以上老年人AD患病率为3.21%,其中农村地区AD患病率明显高于城市(4.25% *vs* 2.44%,$P<0.001$);高龄、女性、低教育程度、居住于农村地区是我国老年人口AD的高发危险人群。这些高发人群中,AD的知晓率、就诊率和治疗率非常低。

二、如何早期判断认知障碍的症状

1. **记忆力明显减退** 是认知障碍较早出现的临床表现。常常忘记最普通的事，而且事后不能记起。有时反复问一个问题，但总是记不住答案，甚至忘记自己曾问过这个问题。

2. **完成日常家务困难** 起初完成复杂的家务劳动变得困难，如忘记原本会做的饭菜。随着病程进展，简单的家务劳动也无法完成。

3. **语言障碍** 常常忘记一些字词，会用的词越来越少，或者不合理组合字词，有时患者讲话很难听懂。

4. **时间和地点定向能力丧失** 没有时间概念，在熟悉街道走失，在家门口迷路，不知身在何处。有时不认自己家门而走到邻居家。

5. **判断力明显减退** 看电视分辨不出正面和反面人物，分不清常用物品的区别，将塑料盆放火上加热。

6. **思考归纳能力极度下降** 稍复杂问题不能理解，不能用简短语言对事情进行总结概括。

7. **不合情理放置东西** 如电熨斗放冰箱，手表放鱼缸里，总也找不到。

8. **情绪行为异常改变** 无故出现情绪变化，在几分钟内，从喜悦到大哭，之后生气发怒，然后平静，也有本是悲伤的事情却表现得喜悦。

9. **个性显著改变** 原本性格发生了改变，如过去性格是温和的，现在却变得暴躁、易怒、疑心重等。

10. **主动性丧失** 对什么事情都没有兴趣，消极被动，需要旁人提示、催促才肯行动。

三、认知障碍的评估

认知障碍需要专科医生进行诊断，根据患者的临床表现、评估结果、影像学特征等综合判断。照护人员可以应用简易智能测试量表（Mini-Mental state examination，MMSE）（表 11-2）对发病初期、进展中及严重的 AD 患者进行评估。

表 11-2 简易智能测试量表（MMSE）

项目	指导语	评分项	得分 每项正确记 1 分 错误记 0 分	
			正确	错误
1. 定向力	现在是哪一年？几月？几号？星期几？什么季节？我们现在在哪个城市？哪个区？哪条街道？在什么地方？在第几层楼？ 注意：一个一个提问，得到回答后再问下一个问题	哪一年		
		几月		
		几号		
		星期几		
		什么季节		
		哪个城市		
		哪个区		
		什么街道		
		什么地方		
		第几层楼		
2. 记忆力	现在我要说三样东西的名称，在我讲完之后，请您重复说一遍。请您记住这三样东西，因为稍后要再问您的。"皮球""国旗""树木"请您把这三样东西说一遍 注意：东西的名称仔细说清楚，每一样东西 1s，以第一次答案记分	皮球		
		国旗		
		树木		

续表

项目	指导语	评分项	得分 每项正确记 1 分 错误记 0 分	
3. 注意力和计算力	请您算一算 100 减去 7，然后从所得的数目再减去 7，如此一直的计算下去，请您将每减一个 7 后的答案告诉我，直到我说"停"为止 注意：一个一个提问，得到回答后再问下一个。若错了，但下一个答案是对的，那么只记一次错误	100 减 7		
		再减 7		
		再减 7		
		再减 7		
		再减 7		
4. 回忆力	现在请您说出刚才我让您记住的那三样东西？	皮球		
		国旗		
		树木		
5. 语言能力	出示两件常见的物品请受试者说出物品的名字，不限于手表和铅笔	（出示手表）这个东西叫什么？		
		（出示铅笔）这个东西叫什么？		
	现在我要说一句话，请您跟着我清楚地重复一遍。"四十四只石狮子"	四十四只石狮子		
	我给您一张纸请您按我说的去做，现在开始："用右手拿着这张纸，用两只手将它对折起来，放在您的大腿上" 注意：不要重复说明，也不要示范，一个动作正确记 1 分	用右手拿着这张纸		
		用两只手将它对折起来		
		放在您的大腿上		
	请您念一念右边这句话，并且按上面的意思去做	闭上您的眼睛		
	请您在纸上写一个完整的句子 注意：句子必须有主语、动词、有意义，并记下所叙述句子的全文			
	这是一张图，请您在纸上照样把它画下来。 注意：两个五边形的图案，交叉处又有个小四边形为正确			
总分				

结果判断：总分为 30 分，27～30 分为正常，分数<27 为认知功能障碍。该量表测验成绩与文化水平密切相关。根据文化水平划分：文盲组（未受教育）≤17 分，小学组（教育年限≤6 年）≤20 分，中学或以上组（教育年限>6 年）≤24 分，即存在认知障碍。另外，关于认知障碍程度的判断，分为轻度≥21 分、中度 10～20 分、重度≤9 分。

四、认知障碍老年人日常健康照护原则

1. 根据患者的能力和特点，提供个性化的护理

（1）定期评估患者的生活能力：随着病程的进展，患者的生活能力会逐渐退化。起初，他们还不太需要别人帮忙；发展到最后，则需要全面护理。护理团队需要定期对老年人进行评估，确定患者还保留着哪些生活能力，在哪些方面已经需要照护人员的帮助，及时调整和制订护理计划。

（2）关注患者的喜好：每一位老年人的喜好都不一样。他们可能有自己最喜欢的牙膏、衣服、食物，以及最喜欢的活动，如音乐或书法。照护人员需要了解老年人的喜好，在日常生活中，多提供一些能让他们感到愉悦的物品，多安排一些能让老年人高兴的活动，这样有助于更

好地配合护理工作。

2. 观察老年人尚存的能力和长处　认知障碍会夺走老年人某一部分的能力，但还会保留一些其他能力。照护人员要善于发现并鼓励患者发挥尚存的能力，多参与生活事务。老年人在做事时，照护人员可以在一旁注意观察。如果以前会做的事情现在做不好了，照护人员可以进行口头或动作提示，或给老年人做示范，必要时再予以帮助。

总之，要动脑筋、想办法，充分发挥老年人尚存的能力，不要因为老年人做不好的事情而失望，而是要善于为老年人和照护人员自己创造更多的成功。

3. 维持老年人的自信和自尊　老年人的认知和生活能力虽然都在逐步衰退，但他们依然需要体现自身的存在感，需要通过一些事情来证明自己的生命依然有价值。

无论老年人是否生活在医养结合结构，照护人员都应该创造一些机会，鼓励老年人参与日常事务、兴趣活动以及小型聚会，让老年人有所表现。老年人做得好坏不是照护人员首要关注的问题。照护人员需要关注的是，老年人在尽力地做着有意义的事情，这就是成功。

照护人员要多鼓励和表扬老年人。当老年人独立完成了某项事务，无论做得好坏，照护人员都要以真诚之心赞美他们、感谢他们，让老年人觉得很有成就感。同时，照护人员要特别顾及老年人的自尊心，维护他们的尊严。

认知障碍的老年人在日常生活中难免出错，给照护人员带来一些麻烦。这些都是疾病造成的后果。正因为如此，照护人员要特别注意，在任何时候都不要去责备老年人，不要让他们感觉难堪。例如，当老年人因为控制不了大便，把裤子和座椅都弄脏了，照护人员告诉老年人：来，我帮您弄干净吧！

4. 营造舒适安全、具有支持性的生活环境　由于疾病的影响，认知障碍老年人的大脑和身体功能会发生一系列的变化。这些变化可能包括：①不记得自己的具体位置，找不到想要去的地方。②无法理解文字说明，看不懂指向标上的文字，沟通能力的缺损又让他们很难表达自己的需求。③在陌生的环境中，容易变得焦虑和恐惧，进而诱发精神行为症状出现。④老年人步态可能发生改变容易跌倒。随着病程进展，他们的行动需要借助拐杖、助行器、轮椅，而且需要他人的陪护。⑤感知能力缺损，老年人的视觉、听觉、敏感度，以及深度感知能力，均可能会发生变化。

正是由于这些变化，认知障碍的老年人更需要一个舒适、安全和具有支持性的生活环境。环境设置需遵从以下原则。

（1）安全性：①室内及院舍需提供充足的光线及照明。②地面需防滑，避免反光及凹凸不平。③房间内的桌子、茶几的边角应为圆角，椅子高度合适、结实。④居室环境需简化，减少可能带给老年人感受和行动上的负荷。如移走地面的小块地毯，以免绊倒。⑤卫生间需采用防滑的地面材料，并安置扶手。⑥老年人会出现游荡行为，机构最好安装防走失的监控设备。不能让老年人接触的物品或者区域，尽量利用色彩、工艺品等进行遮挡和掩盖，例如在不能让老年人出入的门上挂上帘幕或者大幅的图片，让老年人注意不到门，就可以避免其出入。

（2）支持性：良好的环境能够弥补一部分老年人的认知缺陷，有效地维持老年人的自立性，同时可以减轻照护压力。①在环境中加强导向或提示信息，如使用图形加文字的指示牌、日历、时钟等。②在室内的长走廊和室外的花园、小路上安置座椅供患者休息。座椅的颜色要与环境有鲜明的对比，帮助视觉和空间感知能力缺损的患者准确地坐到椅子上。③布告栏里的信息字体要大，最好配图。④在老年人的房门口贴上最为熟悉的照片或摆放喜欢的物件，帮助老年人找到自己的房间。

（3）适当的感官刺激：认知障碍老年人需要适当的感官刺激，用以维持他们的认知和感知世界的能力，维持他们的生活功能，并带给他们放松和愉悦的感受。可以采取的方法有：①了解老年人喜欢的音乐类别，择时播放；②在环境中放置老年人可以触摸和搂抱的物品，如大头娃娃、大黄鸭、维尼熊等；③在环境中提供某种芳香的刺激，如在活动室放置精油香薰，下午茶时间让空间飘荡茶香和烘焙点心的香气；④在活动空间挂上艺术画，让色彩、线条、图案给老年人以视觉上的刺激；⑤有条件的医养结合结构可以创建一个多感官环境活动室，布置互动韵律灯光、怀旧物件、五感（视听嗅味触）墙、自然角、时间角等，激活老年人长时间的回忆和注意力，训练认知功能。

5. 培养有规律的作息习惯 由于认知能力逐渐衰退，老年人的生活功能会受到影响，很容易因为生活中遇到的困难而感到迷糊和焦虑，因而特别需要稳定的感觉。熟悉而有规律的作息时间表，有助于稳定病情，维持他们的日常生活能力。生活作息的安排最好参考老年人过去的生活习惯，每项活动的时间和方式最好不要经常变动，当老年人清楚地知道下一阶段要做什么，他们的焦虑感就会减轻，生活的自主性和独立性能够维持更长的时间，照护人员也就相应地减轻了压力。

6. 注意安全，防止意外 老年人由于认知功能下降，对生活中可能构成伤害的不安全因素会丧失警觉。正常人认为很安全的物品或事情，对于老年人来说，却存在着安全隐患。因此，照护人员要时刻把老年人的安全放在心上，尽可能地防止各种意外的发生。

护理环境不同，潜在的安全风险也有所不同。照护人员需要采取有效措施，保障老年人的安全。

（1）避免接触使用危险物品：由于有认知障碍的老年人记忆力、判断力变差了，因此在使用某些物品时，易导致自己或他人受到伤害。这些危险物品包括刀具、电器、煤气炉、灭鼠药、杀虫剂、药品等等。要把此类物品收藏在不容易找到的地方，而且上锁。

（2）有认知障碍的老年人外出时，需要陪伴出行。环境中可能对老年人造成危险的因素包括：①马路。患者有时会忘记过马路要看红绿灯，有时会忘记行人是不可以走入高速路或快速路的。②陌生而嘈杂的环境。老年人在不熟悉的环境里，容易感到困惑和惊慌，尤其是人潮拥挤的公共场所，对于老年人来说是陌生而危险的。③夜晚或阴天。在夜晚或阴天这些光线不足的时候，老年人就容易迷失。某些老年人白天能找到回家的路，晚上就找不到了。

（3）规避日常操作中的危险。有认知障碍的老年人在自我照顾的时候，很有可能进行一些危险性的操作。例如：把身体伸出窗外或者阳台外去晾衣服；把金属制品放进微波炉；吃不洁的食物；忘记关水龙头；忘记关火，把锅烧干、烧焦；把塑料或搪瓷容器放到炉子上烧；在使用电热壶或烤箱的时候被烫伤。

（4）药物的安全管理：随着病情的进展，认知障碍的老年人会逐渐失去自我管理药物的能力，有时会忘记吃药，有时会忘记自己吃过药而重复吃药，有时看到药就吃，还有时则拒绝吃药。因此，一旦被确诊罹患认知障碍，照护人员就要为此类老年人进行药物管理，协助和监督服药。

五、有认知障碍的老年人病程不同阶段的照护重点

1. 早期阶段的照护要点

（1）帮助老年人维持记忆和认知功能：在疾病的早期阶段，虽然老年人丧失近期记忆，但是远期记忆，也就是很久以前发生的、有意义的及老年人很早就学会做的事情的记忆，还是能保留得比较完好。当然，要恢复认知障碍患者的大脑记忆是不太可能的，但是，照护人员可以尝试利用多种方法来帮助这一阶段的老年人尽可能地维持记忆，尤其是远期记忆，让老年人少一点失落感和恐惧感，尽可能地延缓老年人认知功能的衰退。

（2）引导和鼓励老年人积极参与生活事务，维持自理能力：疾病早期的老年人还保留着基本的日常生活能力。他们生活能力的下降主要表现在使用工具方面，例如忘记如何使用小家电，无法为自己准备饭菜等。但是，他们的躯体生活能力在这一阶段还是保留得比较完好，穿衣、洗漱、梳妆、吃饭等方面基本能够自理。他们也愿意通过独立处理日常生活来尽可能地证

明自己。照护人员应该在老年人切实需要的时候，才提供指导和帮助；而且，指导和帮助尽可能地不动声色地进行，避免挫伤老年人的积极性和自尊心。

需要注意的是，疾病早期老年人有时候意识不到做某些事情对他们来说是很复杂的，导致他们有时做错事，或者被一些细节搞糊涂了。因此，照护人员要注意观察和监督老年人的活动，以便能够及时提供帮助。

2. 中期阶段的照护要点

（1）加强对老年人的生活照顾：与早期相比，中期老年人的日常生活能力会出现非常明显的下降。老年人不仅无法很好地使用日常生活工具，其躯体自理能力也开始明显衰退。正常人很容易完成的事情，如穿衣、刷牙、梳妆、吃饭、洗澡、大小便等，对这一阶段的老年人来说，已经有难度了。因此，照护人员要帮助老年人应对生活上出现的各种障碍。

中期阶段的老年人已经无法独立完成一个复杂的事务。老年人所有的日常生活都需要监督、照顾和支持了。如果照护人员想要让老年人做些事情，那就要事先计划好，而且告诉老年人每一步应该做什么。要把老年人的日常生活安排得简单而有规律，简单有规律的重复，有助于老年人培养熟悉感，进而给老年人带来安全、舒适和自信的感觉。

（2）行为和精神症状的照护：中期认知障碍的老年人会出现比较严重的记忆丧失和混乱，同时伴随着众多的行为和精神症状。这是因为老年人的大脑受到许多的损伤，老年人会变得更加迷糊。同时，老年人的躯体自理能力也在明显衰退。而沟通能力的下降，又让老年人无法准确表达自己的真实需求。诸多因素叠加在一起，导致老年人在这个阶段出现更多让人难以理解的行为变化。

在这个阶段，照护人员的工作重点之一是预防和应对老年人的行为和精神症状，避免与老年人发生不必要的冲突，让护理工作变得更为顺畅。

3. 晚期阶段的照护要点

（1）加强基础护理，保持身体舒适：进入晚期阶段的老年人，将丧失全部的生活能力，完全依赖于照护人员的照顾。因此，照护人员要在老年人的生活功能方面多用心，关注老年人的营养、排泄等基本生理需求，观察老年人可能出现的疼痛与不适，避免口腔不洁、吸入性肺炎、压疮等可能导致的感染，并及时发现老年人的不适及异常，针对性处置。

（2）让老年人保持精神上的愉悦：晚期及临终阶段的老年人，认知功能和身体功能几乎全部丧失，但是，他们还有感觉。照护人员可以采取很多方法，例如，耐心地陪伴，小声地谈话，轻轻地握手、触摸，提供音乐、香熏、毛绒玩具、松软的食物，等等，让老年人感觉宁静和喜悦。

在这段最后的旅程中，无论是照护人员还是老年人的家庭成员，都要以尊敬之心维护老年人的尊严，让老年人保持情感和精神上的愉悦，直到生命的最后一刻。

六、认知障碍的老年人常见的异常行为及应对

1. 日落现象 在黄昏时分老年人会出现一系列的情绪和认知功能的改变，例如情绪紊乱、焦虑、亢奋、方向感消失等。持续时间几小时甚至整个晚上。

应对方法：如果是室内光线不足引起的，加强照明；佩戴个人信息手环防走失；睡前避免老年人摄入茶或咖啡，减少环境刺激。

2. 妄想 不实、但令老年人深信不疑的想法，如怀疑有人偷他东西；居住地不是自己的家，吵着回家；配偶有外遇、被遗弃等。

应对方法：①保持冷静，不要与老年人争辩，争辩是徒劳无功的。②认可和安慰，倾听他/她的表达。谁对谁错不是重点，深究没有意义，重要的是了解老年人需求、认同他的感受。共情的倾听能够帮助你从老年人的表达中，洞察他的感受和需要，用他感兴趣的事务试着转移注意力，维持良好的情绪。③帮助他/她处理麻烦。

3. 幻觉　与精神病老年人以听幻觉为主不同,失智老年人通常发生视幻觉现象。幻觉内容相当多元,包括看到熟人、已逝去的亲人、陌生人、小孩、动物、昆虫、蛇等。

应对方法:①如果是反光造成的问题,可以用窗帘把窗子遮住,或把玻璃换成磨砂玻璃。②照护人员可以拿东西去触碰、用手去摸老年人说有其他物体的地方,利用两个感官系统的冲突,让幻觉自然地消失。③加强夜间室内照明,也可以减少幻觉。

4. 不适当的行为　一再重复的活动,如动作、言语;不恰当地收或藏东西;在公共场所脱衣、抚摸生殖器、随地大小便等。

应对方法:①不要有太激烈的反应。这是因为疾病所导致,而非故意为之。②温柔而坚定地转移他的注意力,以停止他的行为。③准备大容器让老年人方便吐痰或吐骨头,尽快收拾好垃圾,垃圾桶放在柜子里,以防老年人捡拾垃圾。④随身携带说明卡,必要时帮助他人了解老年人病情,并致歉请包涵。

5. 暴力或攻击行为　通常因为被勉强或被阻止做某事,感觉受挫而产生的反应。中后期老年人变得易怒、激动,易产生幻觉。

应对方法:①保持冷静,试着不要表现出害怕和惊慌,放低声音。②利用老年人感兴趣的活动转移他的注意力。③暂时离开现场,寻找救援,如他最疼爱的人。④观察暴力行为发生的时间及诱发因素,避免日后再发生。⑤保护老年人和自身安全。⑥如果老年人经常发生暴力行为,则应寻求医生及专业人员帮助。

第三节　疼痛的照护

慢性疼痛是老年人寻求医疗救助的最常见的原因之一。有多达 50% 的社区居住老年人报告存在影响正常功能的疼痛,至少一半的养老机构居住者报告每日都有疼痛。老年人慢性疼痛的患病率可能超过 40%。我国有 60%～80% 的癌症疼痛患者没有得到有效的镇痛治疗。疼痛给老年人及其家属生活质量带来方方面面的负面影响。照护人员是老年人最直接、最密切、最连续的照顾者,最能发现老年人的需求并提供专业支持和辅导。

疼痛是一种复杂的主观感觉,反映真实的或可能的组织损害及由此引发的情感反应。疼痛被认定为是一种躯体知觉,包括组织损伤刺激时身体产生的感觉,伴随该感觉体验到的威胁,这种体验到的威胁产生的不愉快或其他负性情绪。疼痛持续时间超过机体损害或损伤所需痊愈的一般持续时间(通常为3～6个月)为持续性疼痛。

一、老年人疼痛的原因

1. 损伤　如跌倒所致的损伤。
2. 炎症　炎症反应、纤维化等导致的慢性骨骼肌肉、关节疼痛。
3. 神经病理性疼痛　如糖尿病周围神经病变引起的疼痛、三叉神经痛、带状疱疹后疼痛等。
4. 癌痛　2/3 的晚期癌症患者疼痛较为明显。
5. 其他　如不典型心绞痛等。

二、老年人疼痛的特点

1. 表述不清　患者因生理或疾病的原因导致视力、听力、记忆力下降及认知功能障碍等,沟通困难,痛阈降低,不能够准确表述疼痛。
2. 多病共存　多种疼痛性疾病并存。
3. 反应敏感　组织器官功能衰退,对药物反应敏感。
4. 病情易反复　多源于退行性疾病,治愈率低,复发率高。

5. 心理因素　疼痛与心理因素相互影响。

三、疼痛带来的影响

1. 日常生活　疼痛影响睡眠、活动、饮食,免疫力降低,治疗中断,加速疾病的发展。
2. 心理方面　老年人产生焦虑、暴躁、恐惧、抑郁、出现自杀倾向。
3. 社会方面　老年人因疼痛,社会活动减少、情感淡漠、依赖性增加。

四、疼痛的评估

美国著名教育专家 Ferrell 指出,假如我们不能恰当评估疼痛,将不能有效治疗疼痛。恰当准确的疼痛评估是保证疼痛管理质量的前提。

1. 疼痛评估的原则
(1) 疼痛评估应以患者主诉为依据。
(2) 遵循常规、量化、全面、动态的原则。
2. 常用疼痛评估工具
(1) 数字分级评估量表(numerical rating scale,NRS)(图 11-1)和修订版面部表情疼痛量表(faces pain scale-Revised,FPS-R)(图 11-2):

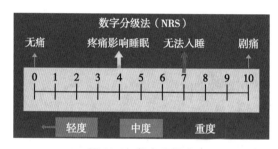

图 11-1　数字分级法

数字评分法要患者用 0 至 10 这 11 个数字描述疼痛强度,0 为无痛,0~3 为轻痛,3~7 为中痛,大于 7 为重痛,10 为剧烈疼痛。此法易于理解和表达,方便记录。

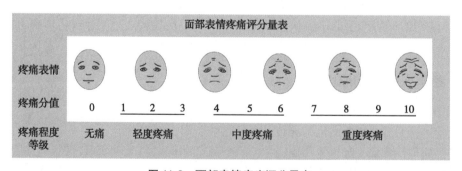

图 11-2　面部表情疼痛评分量表

照护人员根据患者疼痛时的面部表情状态,对照图 11-2 进行疼痛评估。适用于表达困难、存在语言或文化差异患者。

(2) 晚期认知障碍患者评估量表:认知障碍患者到了晚期,生理功能和认知功能会全面衰退,无法用语言交流,对外界的感知也明显减弱,但是对疼痛还是有感知的,只是敏感度会差一些。可以用晚期认知障碍患者评估量表(PAINAD)对疼痛进行评估。

3. 疼痛评估常规化
(1) 主动询问:入院 8h 完成首次评估。

（2）评估频次：①疼痛评分≤3分，每日1次；②疼痛评分4～6分，每日2次；③疼痛评分7～10分，每日3次。

4. **疼痛措施实施后评估时机**　口服给药后60min评估；肌内/皮下注射后30min评估；静脉注射后15min评估。

5. **全面评估疼痛**

（1）评估疼痛的一般情况：如部位、性质、起始时间、持续时间、疼痛强度、加重/缓解的因素、既往史等。

（2）评估疼痛对功能活动的影响：如疼痛对饮食、休息、睡眠、自理活动、如厕等影响。

（3）评估患者疼痛治疗依从性：如忍痛不说、拒绝用药、延迟服药、自行减量、自行停药、拒绝加量。

（4）评估家庭、社会支持系统：如用药、就医、预防和处理药物不良反应、心理情绪支持等。

（5）疼痛相关行为：①反射性疼痛行为，如惊恐、呻吟、叹气；②自发反应，如跛行、抚摸疼痛部位；③功能限制和功能障碍，如静止不动、过多的躺卧等被动行为；④生理方面的变化，如体温、脉搏、血压等的变化；⑤意识状态，如困倦、定向障碍、意识消失的睡眠状态；⑥其他，如患者服药的态度和频率、希望引起别人注意的举动、睡眠习惯的改变等。

五、疼痛的护理

1. **药物治疗护理**

（1）三阶梯镇痛方案及原则：①轻度疼痛用非甾体抗炎药；②中度疼痛用弱阿片类药物或加非甾体抗炎药；③重度疼痛用强阿片类药物或加非甾体抗炎药。

若能达到良好的镇痛效果，且无严重的不良反应，轻度和中度疼痛也可考虑使用强阿片类药物。如果患者诊断为神经病理性疼痛，应首选三环类抗抑郁药或抗惊厥类药等。

（2）药物治疗护理：①用药前了解患者的病情，如基础疾病、意识、肝肾功能。②掌握药物正确使用方法，按顿发药。③熟悉药物的主要不良反应，明确观察重点。④掌握药物不良反应的预防处理。

（3）老年患者疼痛药物治疗注意事项：①老年人因病理、生理特点与青壮年不同，易发生药物相关不良反应。②因用药起效慢、体内清除慢的特点，而要严格掌握药物适应证，合理选择镇痛药。③用药宜从小剂量开始使用，逐步调整到有效镇痛剂量，同时加强镇痛药物不良反应的预防及治疗。④加强对长期使用镇痛药治疗的老年人的关注和监测，及时发现、处理药物的不良反应，并对治疗效果进行反复评价，以及时调整镇痛治疗方案。

2. **非药物治疗护理**

（1）物理疗法：如冷、热疗法，电疗法，磁疗法，超声波疗法，水疗法，按摩等。

（2）了解治疗的禁忌证：如肿瘤骨转移。

（3）物理疗法时并发症的预防：冷疗、热疗时预防冻、烫伤，以及病理性骨折。

3. **舒适护理**

（1）环境舒适：情绪可以改变老年人对疼痛的反应。安静、整洁的居住环境，适宜的温湿度，可以减轻疼痛。

（2）动作轻柔：检查、治疗、护理时，动作应轻柔、准确，避免粗暴，尽量减少疼痛刺激。

（3）提前镇痛：进行清创、换敷料、导尿、灌肠、换床单、翻身等护理操作，必须移动患者时，应提前给予镇痛处理或支托，减少疼痛刺激。护理操作最好集中进行。老年人入睡后不进行疼痛评估。

4. **心理护理**

（1）减轻心理压力：安慰患者，稳定情绪，耐心倾听主诉。

（2）分散注意力：转移关注重点、听音乐、深呼吸。

（3）放松疗法：通过自我意识集中注意力，使全身肌肉从头到脚依次放松。

（4）暗示疗法：言语暗示、安慰剂药物暗示、有助于镇静老年人情绪的暗示等。

（5）自我控制疗法：靠坚强的意志和坚定的信心支持。

5. 病情观察和并发症预防

（1）病情观察：注意观察老年人疼痛改善情况和疼痛的伴随症状。

（2）并发症的预防：卧床老年人需要观察有无深静脉血栓、肺部感染、压疮等，指导老年人行深呼吸、翻身、拍背、踝泵运动、被动运动等。

6. 老年人和家属的教育

（1）主动报告：照护人员用通俗易懂的语言向老年人及其家属说明引起疼痛的原因，告知镇痛的重要性。鼓励主动描述疼痛。

（2）积极应对：采取积极有效的镇痛方法，告知镇痛药物的用法、常见的不良反应。

（3）纠正错误观念：纠正"药物会成瘾，尽量不要用"的观念，及早报告疼痛及时给予干预。

（梅克文）

第四节　营养不良的照护

良好的营养对维持健康长寿有重要的作用。进食及吞咽困难、服用多种药物、经济原因、社会问题、抑郁都是导致老年人营养不良的因素。研究显示，老年人营养不良或存在营养不良风险时，将严重影响组织器官功能，降低生活质量，增加再住院率，延长住院时间，甚至增加并发症的发生率和病死率。

老年人在1个月内体重减轻5%，在3个月内减轻7.5%，在6个月内减轻10%，或体重在理想体重的90%以下，血清白蛋白小于25mg/L，即诊断营养不良。

一、营养不良的临床表现

1. 体重减轻　臂围的大小可以用来评估人体肌肉组织的多少，与人体营养状况有关。上臂肌围的正常参考值：男性为22.8～27.8mm，女性为20.9～25.5mm。实测值占正常值90%以上为正常，80%～90%为轻度营养不良，60%～80%为中度营养不良，低于60%为重度营养不良。

2. 营养不良的特征性表现　脂肪及肌肉萎缩、皮肤弹性下降、毛发光泽与柔软度丧失、凹陷性水肿以及肝脏和腮腺肿大均是营养不良的特征性表现。营养素缺乏的常见临床表现有：缺乏维生素A导致眼干燥症、夜盲症；缺乏维生素D导致骨质疏松；缺乏维生素C导致牙龈出血、红肿；缺乏维生素B_1、维生素B_{12}导致肢体感觉异常或丧失、运动无力。

3. 体重指数（body mass index，BMI）　即体重（kg）/身高的平方（m^2）。体重指数过高或者过低的人群的死亡率与患病率都会增加。体重指数的正常范围为18.5～23.9；BMI≤18.4，则体重过低。从降低营养不良风险和死亡风险的角度考虑，老年人的BMI应不低于20为宜。

4. 实验室检查

（1）血浆蛋白：血浆蛋白水平可以反映机体蛋白质营养状况，是临床上最常用的营养评价指标之一。白蛋白能有效反映疾病的严重程度和预测手术的风险。白蛋白浓度的正常值为35～50g/L，半衰期是18d。白蛋白浓度低于35g/L属于低蛋白血症。代谢及营养支持对白蛋白浓度的影响需要较长时间才能表现出来。

（2）其他化验指标：其他化验指标包括血红蛋白、血浆运铁蛋白量或铁结合力、淋巴细胞数及甲状腺功能。

二、营养不良评估

（一）一般状况评估

一般状况评估包括饮食习惯、疾病史、用药情况、精神状态、社会状况等。

1. 饮食习惯　分析老年人的饮食习惯，饮食质量，包括进食困难、食欲减退、吸收不良、消化障碍等，这些在老年人营养状况评价中十分重要。同时饮食习惯还包括有无厌食、食物禁忌、食物过敏等情况。

2. 疾病史　正确采集病史。细心观察有助于发现已存在的营养不良的各种临床表现。

3. 用药情况　老年人服药品种较多，一些药物的不良反应会导致体重下降。

4. 精神状态　抑郁症是体重下降的原因之一。患阿尔茨海默病或帕金森病的老年人，进食较少。

5. 社会状况　老年人是否因经济问题、交通不便或活动不便难以自行烹饪；评估老年人就餐环境；评估是否有虐待老年人，不给予充足食物情况。

（二）营养评估量表

目前常用的营养评估量表有很多种，其中较为简单的有：主观整体评估量表（SGA）、微型营养评估量表（MNA、MNA-SF）等。一般应用微型营养评估量表对老年人营养状况进行评估，用以区分老年人有营养不良的危险和营养不良这两种状况（表 11-3）。

表 11-3　微型营养评估量表

姓名：_____　　体重（kg）：_____　　身高（cm）：_____

序号	筛查项目	评分方法	得分
1	在过去的 3 个月由于食欲下降、消化系统问题、咀嚼或吞咽困难，使食物摄入减少吗？	0= 严重的食物摄入减少 1= 中度的食物摄入减少 2= 食物摄入无改变	
2	在最近 3 个月中有体重减轻现象	0= 体重减轻>3kg 1= 不知道 2= 体重减轻在 1~3kg 之间 3= 无体重减轻	
3	移动	0= 只能在床或椅子上活动 1= 能离开床或椅子，但不能外出 2= 可以外出	
4	在过去的 3 个月中，遭受心理压力或急性疾病	0= 是 2= 否	
5	神经心理问题	0= 严重的精神紊乱或抑郁 1= 中等程度的精神紊乱 2= 无神经心理问题	
6	体重指数（BMI）（kg/m²）	0=BMI<19 1=19≤BMI<21 2=21≤BMI<23 3=BMI≥23	
	筛查分数（各分项总分：14 分） ≥12 分，正常或无危险，不需要完成评估 ≤11 分，可能有营养不良，继续进行评估		
7	生活独立（不住在护理院或医院）	0= 否　　　1= 是	
8	每日服用三种以上处方药	0= 是　　　1= 否	
9	压伤或皮肤溃疡	0= 有　　　1= 否	
10	患者每日进几餐（指一日三餐）	0=1 餐　　1=2 餐　　2=3 餐	

序号	筛查项目	评分方法	得分
11	选择摄入蛋白质的量： 每日至少进食（牛奶、酸奶）中的一种（是，否） 每周进食两种以上的豆类或蛋类 （是，否） 每日进食肉、鱼或禽类（是，否）	0.0=选择 0 或 1 个是 0.5=选择 2 个是 1.0=选择 3 个是	
12	每日食用两种以上的水果或蔬菜	0=否　　1=是	
13	每日进食液体情况（水、果汁、咖啡、茶、奶等）	0.0=至少 3 杯 0.5=3～5 杯 1.0=超过 5 杯	
14	进食的方式	0=必须在帮助下进食 1=独自进食但有些困难 2=独自进食无任何问题	
15	对自己营养状况的认识	0=认为自己有营养不良 1=对自己的营养状况不确定 2=认为自己没有营养问题	
16	患者认为与其他的同龄人相比自己的健康状况如何？	0.0=不好　　0.5=不知道 1.0=一样好　2.0=更好	
17	上臂围（MAC）/cm	0.0=MAC<21 0.5=21≤MAC<22 1.0=MAC≥22	
18	小腿围（CC）/cm	0=CC<31　　1=CC≥31	
	评估项目得分（最高 16 分）		

评估结果：筛查项目得分＝　　　　　评估项目得分＝　　　　　总分＝

营养不良指导：17～23.5 分，有营养不良的危险；<17 分，为营养不良

三、营养不良照护

（一）营养不良观察

（1）体重是营养中最简单、最直接而又最可靠的指标，定期测量体重，了解体重丢失量和恢复的情况。

（2）目前的饮食状态：包括饮食的内容，进食的时间、地点，进食前的情绪，进食时是否还从事其他活动（如看电视、阅读等）。

（3）头发、皮肤、指甲和牙齿的状态。

（4）咀嚼、吞咽和自我进食的能力。

（5）定期监测血浆蛋白、血红蛋白、血浆运铁蛋白或铁结合力、淋巴细胞数及甲状腺功能。

（二）养成良好的饮食习惯

老年人的消化功能减退、咀嚼能力减弱，因此食物的加工应该遵循软、细、松的原则，多采用煮、炖、熬、蒸等烹饪方法，以促进消化和吸收。少用煎、炸方法烹饪。

老年人应吃不油腻、少盐、不刺激的饮食。在菜肴中油、盐等各种调味品的量要适中。老年人钠盐摄入每天少于 6g，高血压、冠心病患者每天少于 5g。以少量多餐为好，避免过饥或过饱。应增加咀嚼次数，减慢进食速度，防止发生噎食，保证饮食安全。适度饮酒。

（三）膳食平衡，保证水的摄入

食物多样化，不挑食、不偏食，并且要注意主副食搭配、荤素搭配、粗细搭配、颜色搭配等，保持营养平衡。阿尔茨海默病、慢性衰弱性疾病及多种药物联合服用的老年人最容易脱水，要注意保证水的摄入，推荐水量是 30ml/（kg·d）。

（四）注意饮食环境与卫生

饮食时应选择光线充足、固定的进餐地点，同时还要注意餐具卫生，防止发生胃肠道疾病。也可鼓励老年人聚餐，既可加强社会活动能力，也可增加老年人的食物摄入量。

（五）选择适宜的营养进食方式

1. 经口进食　是指直接通过口腔摄入食物满足营养需要的方式。适用于口腔功能完善、吞咽功能正常的老年人。

2. 经鼻胃管进食　即鼻饲，是将导管经鼻腔插入胃内，经导管将流质食物、营养液、水和药物注入胃内的方法，以满足不能经口进食或病情危重的晚期老年人对营养的需求。

3. 经造瘘进食　是针对无法通过口腔进食的老年人，通过造瘘管为老年人提供营养物质，以满足他们对营养的需求。常见的造瘘进食的方式有经胃造瘘进食和经肠造瘘进食两种。

（六）健康指导

（1）进餐前喝适量的柠檬汁以刺激分泌唾液，进餐时增加液体的摄入，进餐后立即清洁口腔。

（2）指导老年人养成随时漱口的习惯，及时去除食物残渣、刺激齿龈、润滑并保持口腔清洁。

（3）对于吞咽困难的老年人，在喂食前，应仔细评估老年人的反应是否灵敏，有无控制口腔活动的能力，是否存在咳嗽和吞咽反射，能否吞咽唾液。

（4）餐前及餐后保持坐姿10~15min。

（5）对于脑血管意外的老年人，必须将食物放在其健侧的舌后方，吞咽食物不能太急，保证吞咽前进行充分咀嚼。

（6）进餐时关掉收音机或电视机，使患者在进食期间保持安静，以减少注意力的分散。

（7）忌吸烟和饮酒，以免烟酒刺激口腔和咽喉。

第五节　便秘的照护

全球老年人便秘发生率高达20%，常给老年人的身心健康带来严重的影响。尤其是患有高血压、冠心病的老年人，便秘时屏气用力，易突发心脑血管意外，危及生命。因此，对老年人便秘不容忽视，在长期照护过程中，必须对此给予高度重视。

便秘是指排便频率减少，1周内排便次数少于2~3次，排便时费力，粪便干硬，或粪块潴留在直肠内，便意不尽，且不符合肠易激综合征的诊断标准。必须符合诊断前症状出现至少6个月，且近3个月症状符合要求。必须包括以下两项或两项以上：>25%的排粪有感到费力；>25%的排粪为干球粪或硬粪；>25%的排粪有不尽感；>25%的排粪有肛门直肠梗阻（或堵塞）感；>25%的排粪需要手法辅助；每周自发排粪<3次；不用泻药时很少出现稀粪。

一、原因

（一）生理因素

随着年龄的增长，老年人的胃肠功能逐渐衰退，肠蠕动减弱而引起便秘。另外，老年人由于牙齿多不健全，喜欢进食少渣精细的食物，膳食中缺乏纤维素，使肠蠕动减少而引发便秘。

（二）疾病因素

受糖尿病、尿毒症、脑血管意外、帕金森病、甲状腺功能减退等疾病影响而导致的便秘。

（三）排便习惯

有些老年人没有固定的排便习惯，还有意识地控制便意或憋便，降低了直肠对肠内容物的敏感性，从而导致便秘或使原有便秘加重。

（四）运动减少

老年人由于活动量少，尤其是长期卧床或坐轮椅的老年人，缺乏活动可致肛力减退，肠蠕动减少而引发或加重便秘。

（五）药物因素

长期使用抗高血压药可引起便秘，抗胆碱能药物、抗抑郁药、钙离子拮抗剂等的使用也可诱发便秘。长期使用缓泻剂可使肠道失去自行排便的功能，而加重便秘。

（六）其他

有文献报道精神心理因素与便秘也有很大的关系。

二、便秘的评估

应用 Wexner 便秘评分量表（表 11-4）可以评估便秘严重程度及其对生活质量的影响，也可用于评估临床治疗效果与开展相关科学研究。在临床通过建立一个相对统一的评估方法，对于便秘的基线严重程度进行分类，并跟踪评估治疗效果。

表 11-4　Wexner 便秘评分

姓名：　　　　　　　　病案号：　　　　　　　　入院时间：

分值	0	1	2	3	4
大便次数	1～2 次 /1～2d	2 次 / 周	1 次 / 周	<1 次 / 周	<1 次 / 月
排便时很痛苦	从不	很少	有时	常常	总是
不完全排空感	从不	很少	有时	常常	总是
腹痛	从不	很少	有时	常常	总是
每次排便时间（分钟）	<5	5～10	10～20	20～30	>30
协助排便类型	没有协助	刺激性泻药	手指排便或灌肠	—	—
每 24h 排便不能成功的次数	从不	1～3	3～6	6～9	>9
便秘持续时间（年）	0	1	2	3	4

总分：

备注：总分为 30 分，最低 0 分，分值越高表明便秘的程度越严重。

三、照护

（一）健康指导预防便秘

照护人员应向老年人进行健康知识宣教，详细讲解便秘发生的原因、危害、治疗及预防措施，尤其要向老年人强调保持大便通畅对身体健康有重要作用。帮助老年人建立良好的生活方式，避免便秘的发生。

（二）养成良好排便习惯

照护人员应指导老年人养成定时排便的良好习惯，可增加排便肌力量和协调性。一般早晨睡醒后肠道蠕动会增强，有利于排便。可鼓励晨起或晚餐后排便，不论能否排便，均定时如厕。排便时注意力要集中，不要同时听音乐或看报纸、杂志。不要有意识地控制便意或憋便。保证隐私的排便环境和充分的排便时间，对预防便秘有很好的作用。

（三）均衡饮食促进消化

照护人员应指导老年人均衡饮食，进食易消化、清淡、富含维生素及纤维素的食物。调整饮食习惯，建立科学的饮食结构。增加膳食纤维的摄入：照护人员应指导老年人进食含纤维素较多的食物，如五谷杂粮、豆类制品、蔬菜及水果，如芹菜、菠菜、香蕉和梨等，以刺激肠道的蠕动，促进排便。在烹调菜肴时可适当多放一些食用油，如豆油、菜油、麻油及花生油等，也可适量增加脂肪食物的摄入。食物在烹调时应切成细末煮烂，便于消化吸收。保证充足的水分摄入：鼓励适时适量饮水，因多饮水会导致夜尿频、影响休息，最好在晨起和上午饮用保证每天饮水量在2 000ml左右,使肠道内保持一定的水分,起到软化大便的作用。禁食辛辣、刺激性的食物,如烈酒、浓茶、咖啡等。

（四）适量运动促进排便

参加健身运动,提高机体的紧张度,加强生理排便功能,是恢复正常排便反射机制的好方法。照护人员应指导老年人进行适当的有氧运动,如散步、打太极拳、练气功及徒手操等。避免久坐、久卧。还可采取以下方法。

1. 便秘腹式呼吸运动　吸气时鼓腹并放松肛门、会阴,呼气时收腰并缩紧肛门、会阴,气呼尽略加停顿,再进行呼吸,如此反复6～8次。

2. 腹部自我按摩　仰卧在床上,屈曲双膝,以脐为中心,顺时针方向按揉,每日2～3次,每次5～10min。按摩前应排空小便,不宜在饭后、过饱或饥饿情况下按摩腹部。结肠癌的老年人不宜按摩腹部。

（五）心理指导放松

便秘时老年人常会出现痛苦、烦躁、紧张、焦虑和抑郁等不良情绪,使胃肠功能紊乱而发生便秘。照护人员应帮助分析便秘的原因及处理方法,做好安慰解释工作。给予心理疏导,多与老年人沟通,保持良好的心态。培养广泛的兴趣爱好,疏解环境压力。对配合取得的效果及时给予肯定和鼓励,使老年人积极配合治疗,及早解除便秘。

（六）便秘的处理

照护人员应指导老年人合理应用药物治疗,应选择安全、不良反应小、起效慢的药物。

1. 泻剂　分容积性泻剂、润滑性泻剂、盐类泻剂、渗透性泻剂和刺激性泻剂。如植物纤维、开塞露、液状石蜡、硫酸镁、乳果糖、番泻叶等。服用容积性泻剂时应注意多饮水。液状石蜡适用于避免排便用力的老年人,如体弱以及患有高血压、冠心病、痔疮等疾病伴有便秘的老年人,但长期使用会导致脂溶性维生素缺乏,故不能长期使用。硫酸镁过量可引起高镁血症。刺激性泻药作用较强烈,不适于长期使用。使用泻剂的原则是交替使用各种泻药,避免用强烈的泻药,否则可使肠道失去自行排便的功能而加重便秘。应警惕治疗便秘的药物也可引起医源性便秘,长期应用后可降低肠壁神经感受细胞的应激性,使肠蠕动和排便反射麻痹,而形成"泻剂成瘾性"便秘。

2. 促动力剂　在功能性便秘患者中,一部分人是由于肠道动力减弱引起的便秘,所以促动力药可以起到良好效果。通过兴奋胃肠道胆碱能中间神经元及肋间神经丛的5-HT$_4$受体,刺激乙酰胆碱释放,增强胃肠蠕动收缩。如莫沙必利、伊托必利。

3. 微生态制剂　有助于缓解慢性便秘的症状。作用机制为改善肠道菌群,发酵糖产生大量有机酸,使肠腔内pH下降,促进肠蠕动。如双歧四联活菌片、乳酸菌素片。

4. 通便胶囊　系纯中药制剂,具有"健脾益肾""润肠通便"的功能。本品用量小、通便作用可靠,具有"通而不泻""补不滞塞"的特点。每次2～4粒,2～3次/d,1～2d即可通便,通便后改为1次/d,每次1～2粒。

5. 生物反馈疗法　是根据条件反射原理建立起来的一种治疗方法。包括气囊生物反馈法和肌电生物反馈法两种。生物反馈训练是盆底肌功能障碍所致便秘的有效治疗方法,能持续改善老年人的便秘症状、心理状况和生活质量。方法是将特制的测压器插入肛门内,通过仪器的显示器,可获得许多信息,包括肛门括约肌的压力、直肠顺应性、肛门直肠处的感觉敏感性等,使老年人自己感觉何时可有排便反应,然后再次尝试这种反应,启发排便感觉达到排除粪便的目的。

6. 针灸治疗　具有改变局部电生理及神经传导等作用,可疏通经络、促进气血运行,改善便秘症状。针灸可通过影响脑肠肽、肠神经递质,加强肠蠕动,调节肠动力,对老年便秘有效。

1102

知识拓展

（邓宝凤）

第十二章　身体约束技术

情景模拟　　　李奶奶,78岁。患精神疾病数年,长期服药,病情反复,时不时出现记忆力丧失、思维迟缓、语言困难,生活不能自理,更严重的还出现自伤行为。家属将李奶奶送至某家医养结合机构进行整体护理。由于李奶奶情绪不稳定,又有自伤行为,如果你是照护人员,你将如何科学的、人性化的照顾好李奶奶呢?

身体约束简称约束,是指在医学和长期护理实践中使用物理或化学手段来限制或控制患者的自由行动。在某些情况下可能是必要的,如在危险行为或自杀风险高的患者中;但也可能带来一系列负面影响,如身体和心理不良反应、自尊心丧失、依赖性增强等问题。对于长期需要照护的老年人,约束更是备受争议。老年人身体功能已经退化,再加上认知障碍等问题,更容易出现跌倒、走失等危险行为。然而,过度使用约束也会导致老年人的自尊心受损、身体损伤等负面后果。因此,在制订老年人照护计划时,需要权衡利弊,避免滥用约束,尊重老年人的人格尊严和自主权。

第一节　约　束　评　估

约束是对可能自伤或伤及他人的患者限制其身体或肢体活动,确保患者安全,保证治疗护理顺利进行。适用于谵妄、昏迷、躁动等意识不清的危重症老年人,特殊治疗期间的临时限制老年人,不配合治疗的老年人,精神障碍的老年人,病情危重、使用有创通气、伴有各类插管或引流管的老年人,易发生坠床、导管滑脱、抓伤、撞伤的老年人。

一、约束前评估

1. 老年人方面

(1)意识是否清楚,精神状态是否良好,是否有安全意识,警觉性如何。

(2)是否因年龄、身体状况或意识状况而需要安全协助或保护。

(3)感觉功能是否正常,是否舒适,是否能满足自己的需要。

(4)是否有影响安全的不良嗜好,如吸烟等。

(5)是否熟悉医院环境等。

2. 治疗方面

(1)老年人是否正在使用影响精神、感觉功能的药物。

(2)老年人是否正在接受氧气治疗或冷、热治疗。

（3）老年人是否需要给予行动限制或身体约束。

（4）房间内是否使用电器设备，老年人床旁是否有电器用品。

3. 环境方面

（1）医疗区域光线是否充足。

（2）地面是否干燥防滑。

（3）活动区域是否无障碍物。

（4）床单位及设施是否功能良好。

二、约束评估

照护人员参照身体约束评估量表（表12-1），对老年人进行系统评估，按照得分采取相应预防保护措施，为老年人建立和维护一个安全、舒适的环境。

表 12-1 身体约束评估量表

评估条目	0分	1分	2分	3分	4分	5分
年龄		18～64 岁	≥65 岁			
监护情况	家属陪护或者护患比 1:1	护患比 1:2	护患比 1:3	护患比 1:3 以上		
导管高危程度	无导管	低危	中危	高危		
双上肢肌力分级	≤Ⅱ级	Ⅲ级	Ⅳ级	Ⅴ级		
意识状态	昏迷	意识清醒，定向力正常	昏睡	嗜睡	意识模糊，定向力障碍	
镇静躁动程度谵妄	RASS≤-3 分阴性或者不可评估，睡眠中	RASS 评分 -2～0 分		RASS 评分 1～2 分		RASS 评分 3～4 分阳性
疼痛	无痛（CPOT 评分 0～2 分）	轻度疼痛（CPOT 评分 3～4 分）		中度疼痛（CPOT 评分 5～6 分）		重度疼痛（CPOT 评分 7～8 分）
自伤自杀风险	低自伤自杀风险（NGASR≤5 分）	中自伤自杀风险（NGASR 评分 6～8 分）		高自伤自杀风险（NGASR 评分 9～11 分）		极高自伤自杀风险（NGASR 评分 ≥12 分）
配合程度	患者治疗依从性好，完全能配合	治疗依从性差，劝说有效		治疗依从性差，治疗时较不配合，无对抗行为		非自愿住院，治疗时极不配合，有对抗行为

注：RASS 为 Richmond 躁动-镇静评分法；CPOT 为重症监护患者疼痛评估；NGASR 为自杀风险评估量表。

依据分值从低到高将约束等级划分为无约束、使用身体约束替代措施、约束 3 个等级：①得分<12 分，不约束。②得分 12～21 分，应用约束替代措施，约束替代措施有效，不约束；约束替代措施无效，约束。③得分≥22 分，根据情况选择合理的身体约束方式。

第二节　约束实施

随着人口老龄化的加剧以及失能、失智、患有慢性疾病老年人口的增多，老年人对长期照护的需求日益增加。医养结合机构是老年护理及长期照护服务的主体机构，照护任务重、风险高，这对医疗护理人员提出了更高的要求。机构为确保老年人安全，通常会给予老年人身体约束。但相关研究表明，对老年人实施身体约束不但不能减少跌倒/坠床、非计划性拔管等护理风险的发生,还有可能会造成生理(肌肉挛缩、压疮、深静脉血栓等)、心理(抑郁、恐惧、孤独、丧失尊严等)、社会(社会活动减少、攻击行为等)层面不同程度的伤害,甚至导致死亡,身体约束最小化已成为当前的发展趋势,故应进一步规范我国医养结合机构老年人身体约束的实施及管理,指导老年医养结合机构规范实施身体约束,保证约束工具的规范使用,切实为提高老年人安全和生活质量提供充分的保障。

一、适用范围

1. 坠床发生概率高者　如麻醉后未清醒者、意识不清、躁动不安、失明、痉挛或年老体弱者。
2. 实施某些眼科特殊手术者　如白内障摘除术后老年人。
3. 精神病老年人　如躁狂发作、自伤及自残者。
4. 易发生压力性损伤者　如长期卧床、极度消瘦、虚弱者。
5. 皮肤瘙痒者　包括全身或局部瘙痒难忍者。

在临床工作中,应评估老年人是否需要约束。需要约束时,应遵循使用原则。

二、使用原则

1. 知情同意原则　身体约束时,应告知老年人、监护人或委托人约束的相关内容,共同决策并签署知情同意书(表12-2)。紧急情况下,可先实施约束,再行告知。

表 12-2　身体约束知情同意书

姓名:		性别:		床号:		病案号:	
科室号:			年龄:				
使用目的	□限制不合作患者身体或肢体的活动,以防自伤或伤人 □保护患者安全,防止躁动患者坠床 □防止患者自行拔出各种重要导管(如气管插管、引流管、输液管等),延误治疗甚至危及生命 □其他(注明)						
可能发生的意外	作为一项护理操作技术,由于医学的特殊性和患者的个体差异性,在操作过程中或后期,有可能出现以下情况 □局部红肿 □局部疼痛 □皮肤瘀紫 □皮肤勒伤 □影响肢体血液循环,出现肿胀,甚至坏死 □其他						
患者本人或亲属及其相关人员意见	我(我们)已经清楚了解该措施的必要性和可能发生的后果,本人自愿接受进行该项措施,对于可能发生的上述情况,表示理解。 患者:　　　　　联系方式:　　　　　　　　　　年　月　日 委托代理人:　　　与患者关系:　　　电话:　　　年　月　日						
	照护人员签名:　　　　　　　　　　　　　　　　　　　年　月　日						
备注							

2. 最小化约束原则　当约束替代措施无效时实施约束。
3. 老年人有利原则　保护老年人隐私及安全,对老年人提供心理支持。
4. 随时评价原则　约束过程中应动态评估,医护患三方应及时沟通,调整约束决策。评价依据如下:

(1)能满足保护具使用老年人身体的基本需要,老年人安全、舒适,无血液循环障碍、皮肤破损、坠床、撞伤等并发症或意外发生。

（2）老年人及家属了解保护具使用的目的，能够接受并积极配合。各项检查、治疗及护理措施能够顺利进行。

三、约束带

约束带（restraint）主要用于保护躁动的老年人，限制身体或约束失控肢体活动，防止老年人自伤或坠床。根据部位的不同，约束带可分为肩部约束带、手肘约束带（图 12-1）或肘部保护器（图 12-2）、约束手套（图 12-3）、约束衣（图 12-4）及膝部约束带等。

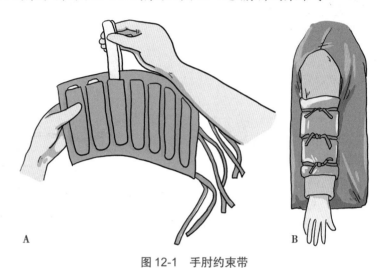

图 12-1　手肘约束带

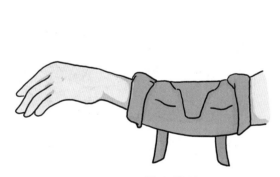

图 12-2　肘部保护器

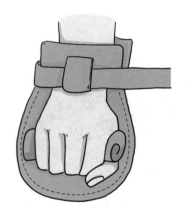

图 12-3　约束手套

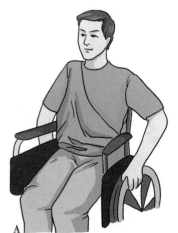

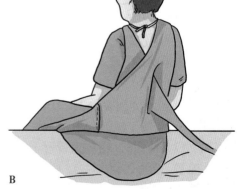

图 12-4　约束衣

1. 宽绷带　常用于固定手腕及踝部。使用时，先用棉垫包裹手腕部或踝部，再用宽绷带打成双套结（图12-5），套在棉垫外，稍拉紧，确保肢体不脱出（图12-6），松紧以不影响血液循环为宜，然后将绷带系于床沿。

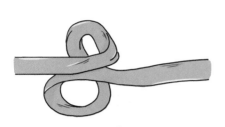

图 12-5　双套结打结法

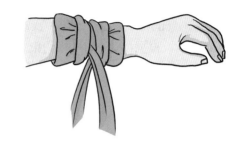

图 12-6　宽绷带腕部约束

2. 肩部约束带　用于固定肩部，限制老年人坐起。肩部约束带用宽布制成，宽8cm，长120cm，一端制成袖筒（图12-7）。使用时，将袖筒套于老年人两侧肩部，腋窝衬棉垫。两袖筒上的细带在胸前打结固定，将两条较宽的长带系于床头（图12-8）。必要时亦可将枕横立于床头，将大单斜折成长条，作肩部约束（图12-9）。

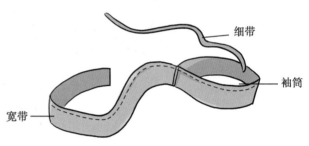

图 12-7　肩部约束带

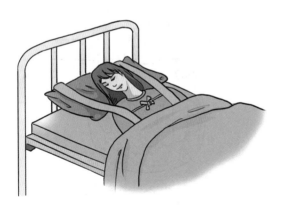

图 12-8　肩部约束带约束法

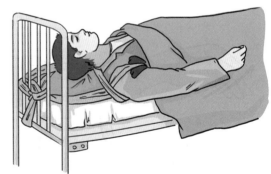

图 12-9　肩部大单约束法

3. 膝部约束带　用于固定膝部，限制老年人下肢活动。膝部约束带用宽布制成，宽10cm，长250cm，宽带中部相距15cm分别钉两条双头带（图12-10）。使用时，两膝之间衬棉垫，将约束带横放于两膝上，宽带下的两头带各固定一侧膝关节，然后将宽带两端系于床沿（图12-11）。亦可用大单进行膝部固定（图12-12）。

4. 尼龙搭扣约束带　用于固定手腕、上臂、踝部及膝部。操作简便、安全，便于洗涤和消毒。约束带由宽布和尼龙搭扣制成。使用时，将约束带置于关节处，被约束部位衬棉垫，松紧适宜，对合约束带上的尼龙搭扣后将带子系于床沿。

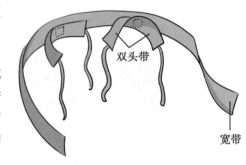

图 12-10　膝部约束带

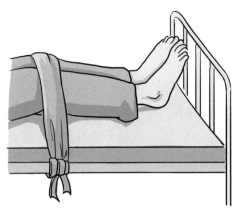

图 12-11　膝部约束带约束法

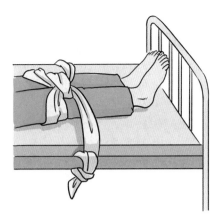

图 12-12　膝部大单约束法

四、约束方式和约束用具的选择

在临床护理工作中，对意识模糊、躁动、行动不便等具有安全隐患的老年人，照护人员应综合考虑老年人及其家属的生理、心理及社会等方面的需要，采取必要的安全措施，如使用约束带等，确保老年人的安全，提高老年人的生活质量，如何选择正确的约束方式详见表 12-3。

表 12-3　约束方式和用具的选择

患者情况	约束方式	约束用具
有抓伤、自行拔管等行为	上肢约束	约束带、约束手套
躁动、有攻击性行为	四肢约束	约束带
使用支持生命的治疗/设备、且有躁动和攻击性行为	同时行四肢和躯体约束，禁止约束头、颈部	约束带、约束衣、约束背心

五、约束操作流程

1. 全身约束　医养结合机构为老年人提供长期照护，照护人员为确保老年人安全，通常会给老年人实施身体约束。具体操作流程详见表 12-4。

表 12-4　全身约束操作流程

流程	操作步骤	要点及说明
沟通与评估	1. 符合护士职业规范要求 2. 核对医嘱 3. 护士洗手，核对，解释 4. 老年人病情、意识状况、肢体活动度 5. 约束部位皮肤色泽、温度及完整性 6. 心理状况及配合程度	告知老年人及家属实施约束的目的、方法、持续时间，使老年人和家属理解使用保护具的重要性、安全性，征得同意方可使用
准备	1. 照护人员准备：衣着整齐，洗双手，戴口罩 2. 检查所需物品：约束带、约束背心、约束衣、盖被、必要时备屏风	
实施	1. 携用物至患者床前 2. 核对，解释 3. 将大单折成老年人肩部至踝部的长度，将老年人放于大单中间 4. 用靠近护士一侧的大单紧紧包裹同侧手足至对侧，自腋窝下掖于身下，再将大单的另一侧包裹手臂及身体，紧掖于靠护士一侧身下	告知老年人及其家属在实施约束中，随时观察约束局部皮肤有无损伤、皮肤颜色、温度、约束肢体末梢循环状况，定时松解

流程	操作步骤	要点及说明
实施	5. 如老年人过分活动,可用绷带系好 6. 协助老年人躺卧舒适,盖好盖被,整理床单位 7. 核对	
操作后处理	1. 用物、生活垃圾及医疗废弃物分类正确处置 2. 流动水洗手 3. 观察老年人病情、约束部位皮肤并记录 4. 操作规范、熟练、节力 5. 患者卧位舒适,安全 6. 约束带松紧适宜,无血液循环不良,无皮肤破损、骨折等意外发生 7. 体现人文关怀 8. 老年人/家属知晓告知事项,接受约束措施,对服务满意	记录使用护具的原因、部位、用具、执行时间、实施者等

2. **肢体约束**　对意识障碍伴躁动的老年人,以及拔管、脱管、外伤、坠床等老年人,照护人员应采用约束带对肢体进行约束。具体操作流程详见表12-5。

表 12-5　肢体约束操作流程

流程	操作步骤	要点及说明
沟通与评估	1. 符合护士职业规范要求 2. 核对医嘱 3. 护士洗手,核对,解释 4. 老年人病情、意识状况、肢体活动度 5. 约束部位皮肤色泽、温度及完整性 6. 心理状况及配合程度	告知老年人及其家属实施约束的目的、方法、持续时间,使老年人和家属理解使用保护具的重要性、安全性,征得同意方可使用
准备	1. 照护人员:衣着整齐、洗双手、戴口罩 2. 检查所需物品:约束带、约束手套、盖被、必要时备屏风	
实施	1. 携用物至患者床前 2. 核对,解释 3. 暴露腕部或者踝部,用棉垫包裹腕部或者踝部 4. 将保护带打成双套结套在棉垫外,稍拉紧,使之不松 5. 将保护带系于两侧床沿 6. 协助老年人躺卧舒适,盖好盖被,整理床单位 7. 核对	告知老年人及其家属在实施约束中,随时观察约束局部皮肤有无损伤、皮肤颜色、温度、约束肢体末梢循环状况,定时松解
操作后处理	1. 正确指导老年人及其家属 2. 用物、生活垃圾及医疗废弃物分类正确处置 3. 流动水洗手 4. 观察老年人病情、约束部位皮肤情况并记录 5. 操作规范、熟练、节力 6. 老年人卧位舒适,安全 7. 约束带松紧适宜,无血液循环不良,无皮肤破损、骨折等意外发生 8. 体现人文关怀 9. 老年人及其家属知晓告知事项,接受约束措施,对服务满意	记录使用护具的原因、部位、用具、执行时间、实施者等

3. 肩部约束　固定肩部,防止老年人过度活动,以利于诊疗操作顺利进行。具体操作流程详见表12-6。

表 12-6　肩部约束操作流程

流程	操作要求	要点及说明
沟通与评估	1. 符合护士职业规范要求 2. 核对医嘱 3. 护士洗手,核对 4. 老年人病情、意识状况、肢体活动度 5. 约束部位皮肤色泽、温度及完整性 6. 心理状况及配合程度	告知老年人及其家属实施约束的目的、方法、持续时间,使老年人和家属理解使用保护具的重要性、安全性,征得同意方可使用
准备	1. 照护人员准备:衣着整齐、洗双手、戴口罩 2. 检查所需物品:肩部约束带、盖被、必要时备屏风	
实施	1. 携用物至老年人床前 2. 核对,解释 3. 暴露双肩,将双侧腋下垫棉垫 4. 将保护带从胸部两头置于双肩下 5. 双侧分别穿过腋下 6. 在背部交叉后分别固定于床头 7. 协助老年人躺卧舒适,盖好盖被,整理床单位 8. 核对	告知老年人及其家属在实施约束中,随时观察约束局部皮肤有无损伤、皮肤颜色、温度、约束肢体末梢循环状况,定时松解
操作后处理	1. 正确指导老年人及其家属 2. 用物、生活垃圾及医疗废弃物分类正确处置 3. 流动水洗手 4. 观察老年人病情、约束部位皮肤情况并记录 5. 操作规范、熟练、节力 6. 老年人卧位舒适,安全 7. 约束带松紧适宜,无血液循环不良,无皮肤破损、骨折等意外发生 8. 体现人文关怀 9. 老年人及其家属知晓告知事项,接受约束措施,对服务满意	记录使用保护具的原因、部位、用具、执行时间、实施者等

六、约束注意事项

(1)约束时应执行查对制度,并进行身份识别。

(2)保护具的使用应遵循产品使用说明。

(3)使用保护具时,应保持肢体及各关节处于功能位及一定活动度,并协助老年人经常更换体位,保证老年人的安全、舒适。

(4)使用约束带时,首先应取得老年人及其家属的知情同意。使用时,约束带下须垫衬垫,固定松紧适宜,松紧度以能容纳1~2横指为宜,并定时松解,每2h放松约束带1次。应动态观察老年人约束松紧度,局部皮肤颜色、温度、感觉,局部血运等情况。每15min观察1次,一旦出现并发症,及时通知照护人员。必要时进行局部按摩,促进血液循环。

(5)约束用具应固定在老年人不可及处,不应固定于可移动物体上。

(6)约束中宜使用床栏,病床制动并降至最低位。

(7)确保老年人能随时与照护人员取得联系,如呼叫器的位置适宜或有陪护人员监测等,保障老年人的安全。

（8）严格掌握约束用具的使用适应证，准确评价约束带的使用情况并记录，严格交接班，包括约束的原因、时间，约束带的数目，约束部位，约束部位皮肤状况，解除约束时间等。

七、约束解除指征

（1）老年人意识清楚，情绪稳定，精神或定向力恢复正常，可配合治疗及护理，无攻击、拔管行为或倾向。

（2）老年人深度镇静状态、昏迷、肌无力。

（3）支持生命的治疗/设备已终止。

（4）可使用约束替代措施。

第三节　常见约束异常情况处理措施

照护人员提前了解约束中的一些异常情况，并进一步加深照护人员对约束护理操作中出现的异常情况发生原因，掌握应对措施的方法。

一、老年人及其家属拒绝约束

1. 处理原则　耐心解释，取得配合。

2. 照护人员　向老年人及其家属告知约束的目的及重要性，取得配合。老年人躁动时，无法控制自己的行为，容易发生坠床、拔管等不良事件；出现自我伤害或伤人情况；无法配合治疗；照护人员不能进行正常的治疗、护理操作。对老年人进行保护性约束既可以保证老年人的安全，也能使疾病治疗工作顺利进行，有利于老年人的康复。

二、老年人及其家属担心约束损伤老年人

1. 处理原则　耐心解释，取得配合。

2. 照护人员　向老年人及其家属解释约束的安全性，约束用具是特制的，内有棉垫，非常柔软。老年人约束过程中，照护人员每2h给老年人放松约束带一次并活动肢体，每15min观察一次约束部位的血液循环情况，发现异常及时处理，定时协助老年人翻身、关节活动和皮肤护理，必要时进行局部按摩，促进血液循环。

三、老年人约束部位有损伤

1. 处理原则　避开损伤部位。

2. 照护人员　老年人约束部位如手腕、脚踝、膝盖、肩部有皮肤、软组织损伤，应先对损伤部位进行清创、消毒、包扎。约束时避开损伤部位，禁止在骨折、关节脱位处约束。

四、老年人挣脱约束

1. 处理原则　检查后重新约束。

2. 照护人员　若老年人活动剧烈、约束带过松，可能挣脱约束，拔除引流管、静脉通路，甚至发生伤人或自伤事件。老年人约束过程中，照护人员应加强巡视，约束带的松紧度以能伸进1~2横指为宜，剧烈躁动的老年人可告知医生，遵医嘱给予镇静治疗。

发现老年人挣脱约束，立即检查老年人呼吸导管、引流管、静脉通路、监测通路、伤口敷料等，若有异常，立即给予相应处理，并对老年人重新进行约束。约束带的打结处不得让老年人双手触及。加强巡视，检查约束带的松紧度，防止再次松脱。

五、老年人约束侧肢体血液循环障碍

1. 处理原则　松解约束，对症处理。

2. 照护人员　持续约束时间过长、约束过紧，可能造成老年人肢体血液循环障碍。在老年人约束过程中，照护人员应加强巡视，约束带的松紧度以能伸进1～2横指为宜。每2h放松约束带一次，活动肢体，每15min观察一次约束部位的血液循环情况。

发现老年人约束部位远端肢体疼痛、麻木、皮温降低、皮肤苍白或青紫、脉搏减弱或消失等血液灌注不足表现时，应立即松解约束带，活动肢体以促进血液回流，告知医生，给予对症处理。密切观察，记录局部皮肤情况。局部肿胀可用50%硫酸镁溶液湿热敷，局部组织坏死请外科医生协助处理。严禁局部按摩、热敷、理疗，以免加重组织缺血。

六、老年人约束部位出现皮肤擦伤

1. 处理原则　松解约束，对症处理。

2. 照护人员　若约束带过紧，约束带单薄，老年人挣扎，导致皮肤与约束用具摩擦，约束部位皮肤可出现发红、破皮等擦伤。约束前取下可能损伤皮肤的物体，如手表、手镯、戒指等，约束部位垫好棉垫。注意约束带的松紧度，尽量减少被约束肢体的活动度。发现老年人有皮肤擦伤应立即松解约束带，根据局部损伤情况给予消毒包扎，避免再摩擦和受压。

七、老年人约束侧输液不畅或液体渗漏

1. 处理原则　检查原因，对症处理。

2. 照护人员　老年人约束侧输液不畅或液体渗漏，常因为约束带过紧、约束用具摩擦输液部位或老年人躁动导致导管脱出。发现时应立即停止输液，检查并调整约束带松紧度。若约束带固定的位置影响输液或已经发生液体渗漏，立即拔除静脉通路，更换部位重新穿刺。尽量选择未使用约束用具侧肢体，若四肢均约束，应避开约束用具覆盖范围，在约束带近心端重新建立静脉通路。液体渗漏部位根据药液性质及渗漏情况给予对症处理。

八、老年人约束部位出现压力性损伤

1. 处理原则　对症处理，定期松解。

2. 照护人员　老年人约束部位持续受压可导致压力性损伤，表现为皮肤疼痛、压红，甚至破溃。发现老年人约束部位出现压力性损伤，应立即松解约束带或更换约束部位与方法，皮肤未破损者予以局部放松，保持清洁干燥，避免继续受压。皮肤破损者根据压力性损伤分期进行处理。在老年人约束过程中，照护人员应随时评估老年人病情，每2h放松约束带一次，活动肢体，每15min观察一次约束部位的血液循环情况。若老年人病情稳定，及时松解约束带，避免长时间约束。

九、老年人出现关节僵硬、骨折、神经损伤

1. 处理原则　检查原因，对症处理。

2. 照护人员　老年人约束肢体未处于功能位、约束带过紧、约束时间过长、剧烈挣扎等原因可导致关节僵硬、骨折、神经损伤；受约束的肢体出现麻木、关节僵硬、活动障碍，骨折者出现受伤部位畸形、反常活动、骨擦音、骨擦感、局部疼痛、肿胀等；臂丛神经损伤者出现上肢上举困难或出现"猿手""爪形手""垂腕征""方肩"等表现。照护人员发现老年人出现上述症状，应立即松解约束带，报告医生，安抚老年人及其家属，给予对症处理。关节僵硬者按摩活动肢体，骨折者请骨科医生协助处理，神经损伤者给予理疗、功能锻炼、针灸、神经营养治疗等措施。

第四节　老年人医疗照护约束替代措施

身体约束不宜长期使用,应动态评估约束指征,及时提供以老年人为中心的替代方法。照护人员应与老年人加强沟通,评估老年人的心理和行为需求,尽量满足其需求。

一、老年人身体约束替代措施开展的现况

身体约束作为一项特殊的行为干预,主要用来预防老年人意外拔管、坠床等问题,但相关证据表明,约束在预防坠床和伤害方面的效果并不令人满意。有研究指出,身体约束的不合理应用可能会给老年人造成生理、心理和社会方面的不良影响,如末梢循环血量减少、心动过速、压力性损伤、肌肉萎缩、感染、恐惧、抑郁、谵妄甚至死亡。同时,照护人员在实施约束决策过程中也面临一定的伦理与道德压力。因此,通过使用约束替代措施减少对老年人身体约束的理念应运而生。目前,有关"身体约束替代措施"的概念尚不统一。结合国内外相关指南等内容,我们所指的约束替代措施是指照护人员为满足老年人的生理、心理、环境需求而实施的一系列干预措施,以消除可能造成老年人身体约束的因素,达到减少身体约束的目的。

2016 年,原国家卫计委医院管理研究所护理中心将住院老年人约束率作为护理敏感质量指标之一,提出应降低身体约束率,提高护理质量。近年来,随着优质护理服务的推行和人文护理理念的倡导,约束替代措施将逐渐成为老年人身体约束管理的必要组成部分。因此,在临床工作中,照护人员更加关注身体约束最小化原则,强调重视老年人心理和生理问题,采用约束替代措施将对老年人的伤害降至最低,在确保老年人安全的前提下,采用科学的管理方法,尽量选用约束替代措施减少对老年人进行身体约束。有关身体约束的有效教育可能减少老年人身体约束的过度使用已成为国内外关注的重点。约束滥用是其面临的最直接的问题,通过证据总结及实践规范的指引,照护人员参照身体约束替代措施相关内容,更加规范、科学实施约束替代措施,减少身体约束的使用,确保老年人的安全,为他们提供更加优质的护理服务。

二、常见老年人身体约束替代措施

老年人身体约束相关措施,尽管可以避免老年人发生意外伤害,但长期以来已被证明可能导致身体和精神健康问题。因此,开发替代措施以减少老年人身体约束已成为一个重要的社会任务。下面将介绍一些常见的老年人身体约束替代措施。

1. 生理方面　满足衣食住行基本要求,改善睡眠,减轻疼痛等。

(1)掌握相关因素分类,根据老年人诉求,按需解决问题。

1)疾病相关因素:包括急性疾病发作、感染、疼痛、躯体移动障碍、电解质紊乱、镇静不足等。

2)生理因素:包括饥饿、口渴、失眠、有如厕需求等。

3)心理因素:包括躁动、谵妄、认知障碍、焦虑、沟通障碍、药物依赖、沟通障碍等。

(2)在老年人出现约束指征时,从疾病、生理、心理三方面评估老年人出现该指征的原因。评估老年人沟通能力,利用多种方式及时了解老年人诉求,满足老年人正常生理需求和自尊需要,为清醒老年人提供时间和空间定位信息。多学科团队合作,控制老年人疼痛、谵妄、失眠、烦躁甚至谵妄等因疾病带来的症状,合理用药,尽量让老年人保持舒适与安静。

(3)定期评估老年人风险:在老年人入住医养机构时,工作人员应该对他们进行风险评估。这样可以了解老年人是否存在跌倒、自伤等行为风险,并能够针对性地采取相应措施来避免发生意外。

2. 心理社会方面 增加同伴、家庭、志愿者陪伴;转移注意力;舒缓压力;鼓励沟通,适当倾诉;增加社交互动等。

(1) 利用老年人喜欢的娱乐方式分散老年人的注意力。应用按摩、治疗性抚触、针灸等方法让老年人放松。让老年人了解所使用的治疗设施作用,熟悉各类导管,减少因不了解而产生的恐惧感。

(2) 提供寻求帮助的方式:老年人需要知道如何寻求帮助。如果他们感到孤独或担心,在房间内放置呼叫铃和无线电等设备,可以向工作人员或家人发出信号。

3. 管理方面 熟悉老年人行为方式,及时发现其行为改变;增加巡视频率;合理配置照护人员并提升其照护能力,减轻工作量;及时观察和协助老年人活动;重点人群实行专人照护。

(1) 明确约束指征,加强约束告知。在老年人意识清醒的情况下,做到经常巡视老年人并自我介绍。每次操作前向老年人充分解释操作的目的和过程,尽量满足老年人的合理需求。可在照护人员的引导下让老年人通过触摸感受设施,减轻老年人的抗拒或害怕的心理。

(2) 照护人员应具备同理心,充分尊重老年人。

(3) 根据临床实际情况,充分借鉴国内外经验,制订科学、规范、统一的身体约束相关使用指南、管理方案和实施流程,更加有效地规范身体约束使用行为,从而减少不必要的身体约束以及约束使用的持续时间,进而减少对老年人的身心伤害。

(4) 注意各类导管的管理。各种导管(静脉输液管、胃管、尿管、气管导管等)应固定妥当。利用衣物遮挡导管,或将导管固定在老年人手不能触及处或老年人的视线之外,使老年人不能轻易触碰甚至拔掉导管。

(5) 治疗设施管理:尽早停用各种治疗设施,尽早拔除各类导管。在病情允许情况下鼓励老年人经口进食与服药。

(6) 病床位置便于观察,最好提供一对一的照护。家属、志愿者、护工等可参与照护。照护人员与老年人建立良好的护患关系,获取老年人的信任与配合。

(7) 增加护理人力资源,加强相关理论培训,增添约束椅、约束床、约束手套、约束背心等约束设备。根据老年人的实际情况,单独或联合使用约束用具,有效降低约束用具使用率。

(8) 对意识清醒的老年人,耐心倾听老年人的诉求,肯定老年人配合治疗带来的积极作用,满足老年人的自尊。每次操作前向老年人充分解释操作的目的和过程,尽可能让老年人参与治疗。对意识清醒的老年人,将其经常使用的物品放在触手可及处,并鼓励其使用呼叫铃及时寻求帮助。应为不能说话的老年人提供纸笔,以便老年人及时表达感受和需求。

4. 环境方面 提供舒适、安全、安静、家庭化、熟悉的环境;加强老年人床单元、轮椅等设施安全。

(1) 尽可能为老年人提供安静舒适的环境。降低监护设备报警声、减少环境噪声。提供合适的光线强度,保持合适的温湿度,尽可能减少不必要的环境刺激。

(2) 保持居住环境安全。老年人经常会在房中走动和活动,因此保持居住环境安全也非常重要。移除杂物等一切非必需的、可能造成老年人伤害的物品。例如,将地面上的物品摆放整齐,防止滑倒;在浴室和厨房安装扶手等设备,以便老年人在需要时扶住自己。将必需物品放置于老年人可触及处,教会并鼓励老年人使用呼叫铃。

(3) 使用水床垫或凹面床垫降低老年人移动到病床边缘的可能性。降低病床高度,或在地上垫上软垫,减轻老年人发生意外坠床时可能受到的伤害。

(4) 主动为意识清醒的老年人提供空间与时间定位。许多老年人被约束是因为他们缺少足够的活动空间,因此,要确保老年人有足够的空间来走动和活动。此外,对老年人进行日常锻炼和活动,可以帮助他们保持身体健康。

5. 替代工具 在有条件的情况下,可提供髋部保护器、防滑袜、脚底或坐垫传感器,安装床头报警器或电子监测系统等。

（1）可利用电视节目、音乐、书刊、照片等在视觉或听觉上转移注意力。应用按摩、治疗性抚触、针灸等让老年人放松。

（2）提供音乐疗法、按摩等替代治疗方法：一些老年人可能因失去亲人、孤独等原因而感到忧虑、紧张或抑郁。这时可以通过音乐疗法、按摩等方法来缓解症状。这些方法不仅可以减轻老年人的精神压力，还能让他们感到温暖和关怀。

总之，老年人身体约束措施的替代方法需要从多个方面入手，包括评估风险、保持环境安全、提供足够的活动空间、提供寻求帮助的方式以及使用音乐疗法和按摩等替代治疗方法。这些措施可以帮助老年人保持身体健康，并使他们在安全和舒适的环境中度过晚年生活。

三、老年人身体约束替代措施实施的方案

1. 教育培训　对不同层级的照护人员进行教育和培训，增加照护人员对替代方法的掌握，使老年人身体约束实现最小化。此外，护理管理者应制订合理、具体的身体约束规范或规章制度来指导照护人员在临床工作中合理使用身体约束用具，减少使用不必要的身体约束用具。例如，可以探讨减轻约束压力和进行评估风险等技巧，同时也可以制订一个替代计划或方案来引导照护人员的操作。这有助于照护人员有更多选择性地为老年人提供适当的照顾。

2. 评估　评估老年人的身体状况及能力情况，以便确定是否需要采取约束措施。对于那些具有行动不便或认知障碍的老年人，需要制订特殊的防护计划。

3. 使用辅助设备　可使用特别的设计设施和装备，拥有突出的安全保护措施。例如，利用特殊的床铺、坐垫以及增加警报等安全设备，从而降低约束老年人的风险，同时确保其舒适和安全。另外，还可以采用监控技术如安装摄像头来实时监测老年人的行为和活动，若发现有异常，可以及时采用相关措施进行处理。

4. 替代疗法多样化　可以采用不同形式的身体和精神治疗来替换身体约束。例如，采用运动训练、使用助力器等方法，以加强老年人的身体运动能力，调节心情，助益健康。同时安定老年人情绪，减轻其抑郁、焦虑情绪，也能替代身体约束。

5. 专业辅助　通过多学科团队进行生活辅助及康复治疗，设计康复计划、运动方案，包括言语矫正、认知训练、人力支架等，效果会更佳。

知识拓展

以上实施方案均旨在消除老年人身体约束所带来的问题，并为他们创造一个自由、安全和舒适的生活环境。当然，这些措施还需要持续不断地评估和改进，最终目标是要逐步降低老年人身体约束的比例，提高其生活质量。

（谢　娟）

第十三章　中医护理适宜技术

学习目标

情景模拟　　　患者王奶奶,63 岁。近半年以来,王奶奶一直入睡困难,睡后多梦伴早醒,每晚睡眠约 4h,情绪不稳,起床后,常感腰部酸困,全身乏力。王奶奶曾尝试过多种方法改善睡眠,但效果不佳,在家人陪伴下至中医医院就诊,诊断"不寐病"。但王奶奶由于久病不愈,又担心预后不佳,出现了焦虑,如果你是王奶奶的照护人员,将会运用哪些中医护理技术来改善王奶奶的失眠症状?

中医护理适宜技术以中医腧穴、经筋理论为基础,根据老年人的具体情况,用中医护理操作方法,调理脏腑功能,促进元气血液的正常循环,祛除湿热,活血祛瘀,清肝明目,健脾养胃。照护人员应该正确应用及指导中医护理适宜技术,强调整体观念,可通过中药泡洗、穴位敷贴、刮痧、艾灸、耳穴贴压、穴位按摩的中医护理适宜技术,从多个方面协同改善老年人生理状况,以促进老年人健康,提升老年人生活质量。

第一节　中 药 泡 洗

中药泡洗是将中药煎煮后,通过泡、洗、蒸等方式作用于机体,在温热作用下,药物经皮肤、腧穴等进入经脉血络,疏通经脉,输布全身,达到治病的目的。中药泡洗整体作用以经络传导及脏腑系统观念为主,十二经脉中表里经(阴经与阳经)在手足部衔接,泡洗过程可加强阴经与阳经间的气血流注,调整全身阴阳气机。

中药泡洗(Chinese medicine soaking)是借助泡洗时药液的温热之力及药物本身的功效,浸洗全身或局部皮肤,达到活血、消肿、止痛、祛瘀生新等作用的一种操作方法。

一、中药泡洗适应证

中药泡洗适用于外感发热、失眠、便秘、皮肤感染及中风恢复期手足肿胀等症状。

二、中药泡洗常用方法

1. 全身泡洗技术　将药液注入泡洗装置内,药液温度保持在 40℃左右,水位在老年人膈肌以下,全身浸泡 30min。

2. 局部泡洗技术　将 40℃左右的药液注入盛药容器内,将浸洗部位浸泡于药液中,浸泡 30min。

三、中药泡洗操作流程（表13-1）

表13-1 中药泡洗操作流程

流程	操作步骤	要点及说明
沟通与评估	1. 核对老年人信息（床号、姓名、腕带等），评估老年人的意识、病情、生命体征、主要症状、既往史、过敏史、体质、对温度的耐受程度、泡洗部位皮肤情况、心理状态和合作程度 2. 向老年人解释中药泡洗的必要性和配合方法，以取得配合 3. 环境评估：环境整洁，光线充足，室温适宜	1. 向老年人介绍中药泡洗的作用、简单的操作方法及局部感觉，取得配合，嘱老年人排空二便 2. 餐前餐后30min内不宜进行全身泡洗
准备	1. 照护人员准备：衣着整齐，洗双手，戴口罩 2. 检查所需物品：治疗盘、药液及泡洗装置、一次性药浴袋、水温计、毛巾、病服	
实施	1. 备齐用物携至老年人床旁，核实床号、姓名、腕带 2. 根据泡洗部位，协助老年人取合理、舒适体位，注意保暖 3. 将一次性药浴袋套入泡洗装置内 4. 根据泡洗部位，按照不同泡洗方法进行操作 5. 观察老年人的反应，若感到不适，应立即停止，协助老年人卧床休息 6. 清洁局部皮肤，协助着衣，安置舒适体位	1. 中药泡洗时间30min为宜 2. 泡洗过程中，应饮用温开水300～500ml，以补充体液及增加血容量，利于代谢废物排出。有严重心肺及肝肾疾病的老年人饮水量不宜超过150ml
操作后处理	1. 整理用物 2. 洗手，记录泡洗时间、部位及老年人皮肤情况	

四、中药泡洗注意事项

（1）心肺功能障碍、出血性疾病老年人禁用。糖尿病、心脑血管病老年人慎用。

（2）防烫伤，糖尿病、足部皲裂老年人的泡洗温度适当降低。

（3）在泡洗过程中，应关闭门窗，避免老年人感受风寒。

（4）在泡洗过程中照护人员应加强巡视，注意观察老年人的面色、呼吸、汗出等情况，出现头晕、心慌等异常症状，停止泡洗，告知医生。

第二节 穴 位 贴 敷

穴位贴敷是在中医整体观念和辨证论治指导下，以传统针灸理论为基础，将中药贴敷于腧穴。用中药代替针灸，以腧穴为始发点，经络为传导路线，三位一体发挥协同作用。能沟通内外、联系上下，且通过贴敷穴位和患处，调整脏腑阴阳平衡，起到防治疾病、穴位止痛的作用。

穴位敷贴技术（acupoint application）是将药物研制成一定剂型，敷贴到人体穴位，通过刺激穴位，激发经气，达到通经活络、清热解毒、活血化瘀、消肿止痛、行气消痞、扶正强身作用的一种操作方法。

一、穴位敷贴适应证

（1）适用于缓解恶性肿瘤、各种疮疡及跌打损伤等疾病引起的疼痛。

（2）适用于消化系统疾病引起的腹胀、腹泻、便秘。

（3）适用于减轻呼吸系统疾病引起的咳喘等症状。

二、穴位贴敷操作流程（表 13-2）

表 13-2　穴位敷贴操作流程

流程	操作步骤	要点及说明
沟通与评估	1. 核对老年人信息（床号、姓名、腕带等），评估老年人的意识、病情、生命体征、主要症状、既往史、药物及敷料过敏史，敷药部位的皮肤情况、心理状态和合作程度 2. 向老年人解释穴位贴敷的必要性和配合方法，以取得配合 3. 环境评估：环境整洁，光线充足，室温适宜	向老年人介绍穴位贴敷的作用、简单的操作方法及局部感觉，取得老年人配合
准备	1. 照护人员准备：衣着整齐，洗双手，戴口罩 2. 检查所需物品：治疗盘，棉纸或薄胶纸，遵医嘱配制的药物，压舌板，无菌棉垫或纱布，胶布或绷带，0.9% 生理盐水棉球；必要时备屏风、毛毯	出现皮肤微红为正常现象，若出现皮肤瘙痒、丘疹、水疱等，应立即告知医生
实施	1. 备齐用物携至老年人床旁，核实床号、姓名、腕带 2. 协助老年人取舒适体位、暴露贴敷部位 3. 更换敷料，以 0.9% 生理盐水或温水擦洗皮肤上的药渍，观察创面情况及敷药效果 4. 根据敷药面积，取大小合适的棉纸或薄胶纸，用压舌板将所需药物均匀涂抹于棉纸上或薄胶纸上，厚薄适中 5. 将药物敷贴于穴位上，做好固定。为避免药物受热溢出污染衣物，可加敷料或棉垫覆盖。以胶带或绷带固定，松紧适宜 6. 温度以老年人耐受为宜 7. 擦净局部皮肤，协助老年人着衣，安排舒适体位	1. 穴位敷贴时间一般为 6～8h。可根据病情、年龄、药物、季节调整时间 2. 若出现敷料松动或脱落及时告知照护人员 3. 局部贴药后可出现药物颜色、油渍等污染衣物
操作后处理	1. 整理用物 2. 洗手，记录所敷药物、时间、部位及皮肤情况	

三、穴位敷贴注意事项

（1）药物应均匀涂抹于棉纸中央，厚薄一般以 0.2～0.5cm 为宜，覆盖敷料大小适宜。

（2）敷贴部位应交替使用，不宜单个部位连续敷贴。

（3）除拔毒膏外，患处有红肿或溃烂时不宜敷贴药物，以免发生化脓性感染。

（4）对于残留在皮肤上的药物不宜采用肥皂或刺激性物品擦洗。

（5）使用敷药后，如出现红疹、瘙痒、水疱等过敏现象，应暂停使用，报告医生，配合处理。

第三节　刮　痧

刮痧是以中医经络学说为理论依据，用器具在人体皮肤进行反复刮拭，达到疏通经络、行气活血的一种方法。刮痧能通过手法、施术部位的经气虚实作用于皮部来达到补虚泻实之效。正气不足和外邪侵袭导致面部气血运行受阻进而经脉失养。因此，刮痧"通"的作用可以疏通被阻的经络气血。刮痧手法有补泻之分，补法以板按压的力度小，刮拭速度慢，刮拭时间短为主；泻法以按压力度大，刮拭速度快，刮拭时间相对较短为主。

刮痧技术（scraping）是在中医经络腧穴理论指导下，应用边缘钝滑的器具，如牛角类、砭石类等刮板或匙，沾上刮脂油、水或者润滑剂等介质，在体表一定部位反复刮动，使局部出现痧斑，通过其疏通腠理，驱邪外出；疏通经络，通调营卫，和谐脏腑功能，达到防治疾病的一种中医外治技术。

一、刮痧适应证

（1）适用于治疗外感性疾病所致的不适，如高热头痛、恶心呕吐、腹痛腹泻等。

（2）适用于治疗或缓解各类骨关节病引起的疼痛，如腰腿痛、肩关节疼痛等。

二、常用刮痧手法

1. 轻刮法　刮痧板接触皮肤下压刮拭的力量小，被刮者无疼痛及其他不适感。轻刮后皮肤仅出现微红，无瘀斑。本法适用于体弱者、疼痛敏感部位及虚证的老年人。

2. 快刮法　刮拭的频率在每分钟 30 次以上。此法适用于体质强壮者，主要用于刮拭背部、四肢，以及辨证属于急性、外感病证的老年人。

3. 慢刮法　刮拭的频率在每分钟 30 次以内。本法主要用于刮拭头面部、胸部、下肢内侧等部位，以及辨证属于内科疾病、体虚的老年人。

4. 直线刮法　又称直板刮法。用刮痧板在人体体表进行有一定长度的直线刮拭。本法适用于身体比较平坦的部位，如背部、胸腹部、四肢部位。

5. 弧线刮法　刮拭方向呈弧形。操作时刮痧方向多循肌肉走行或根据骨骼结构特点而定。本法适用于胸背部、肋间隙、肩关节和膝关节周围等部位。

6. 摩擦法　将刮痧板与皮肤直接紧贴，或隔衣布进行有规律的旋转移动，或直线式往返移动，使皮肤产生热感。此法适宜用于麻木、发亮或绵绵隐痛的部位，如肩胛内侧、腰部和腹部；也可用于刮痧前，使老年人放松。

7. 梳刮法　使用刮痧板或刮痧梳从前额发际处，即双侧太阳穴处向后发际处做有规律的单向刮拭，如梳头状。此法适用于头痛、头晕、疲劳、失眠和精神紧张等病证。

8. 点压法（点穴法）　用刮痧板的边角直接点压穴位，力量逐渐加重，以老年人能承受为度。保持数秒后快速抬起，重复操作 5～10 次。此法适用于肌肉丰满处的穴位，或刮痧力量不能深达，或不宜直接刮拭的骨关节凹陷部位，如环跳、委中、犊鼻、水沟和背部脊柱棘突之间等穴位。

9. 按揉法　刮痧板在穴位处做点压按揉，点压后做往返或顺逆旋转。操作时刮痧板应紧贴皮肤不滑动，每分钟按揉 50～100 次。此法适用于太阳、曲池、足三里、内关、太冲、涌泉、三阴交等穴位。

10. 角刮法　使用角形刮痧板或让刮痧板的棱角接触皮肤，与体表成 45° 角，自上而下或由里向外刮拭。此法适用于四肢关节、脊柱两侧、骨骼之间和肩关节周围，如风池、内关、合谷、中府等穴位。

11. 边刮法　用刮痧板的长条棱边进行刮拭。此法适用于面积较大部位，如腹部、背部和下肢等。

三、刮痧操作流程（表 13-3）

表 13-3　刮痧操作流程

流程	操作步骤	要点及说明
沟通与评估	1. 核对老年人信息（床号、姓名、腕带等），评估老年人的意识、病情、生命体征、主要症状、既往史、是否有出血性疾病、对疼痛的耐受程度、刮痧部位的皮肤情况、心理状态和合作程度 2. 向老年人解释刮痧的必要性和配合方法，以取得配合 3. 环境评估：环境整洁，光线充足、室温适宜	向老年人介绍刮痧的作用、简单的操作方法及局部感觉，取得老年人配合

续表

流程	操作步骤	要点及说明
准备	1. 照护人员准备：衣着整齐，洗双手，戴口罩 2. 检查所需物品：治疗盘，刮痧板（牛角类、砭石类等刮板或匙），介质（刮痧油、清水、润肤乳等），卷纸、必要时备浴巾、屏风等，检查刮具边缘有无缺损	
实施	1. 备齐用物携至老年人床旁，核实床号、姓名、腕带 2. 协助老年人取合理体位、暴露刮痧部位 3. 用毛巾进行皮肤清洁 4. 用刮痧板蘸取适量介质涂抹于刮痧部位 5. 按刮痧操作手法、刮痧顺序、力度及出痧要求进行操作 6. 清洁局部皮肤，协助老年人着衣，取舒适卧位	1. 观察老年人局部皮肤颜色变化，询问老年人有无不适，调节手法力度 2. 刮痧结束后，最好饮用一杯温水，不宜即刻食用生冷食物。出痧后30min 内不宜洗冷水澡；冬季应避免感受风寒；夏季避免风扇、空调直吹刮痧部位
操作后处理	1. 整理用物 2. 洗手，记录刮痧时间、部位、出痧效果及老年人反应	

四、刮痧注意事项

（1）操作前应了解病情，特别注意下列疾病者不宜刮痧，如严重心血管疾病、肝肾功能不全、出血倾向疾病、感染性疾病、极度虚弱、皮肤疖肿包块、皮肤过敏者。

（2）空腹及饱食后不宜进行刮痧术。

（3）急性扭挫伤、皮肤出现肿胀破溃者不宜进行刮痧术。

（4）刮痧不配合者，如醉酒、精神分裂症、抽搐者不宜进行刮痧术。

（5）刮痧过程中若出现头晕、目眩、心慌、出冷汗、面色苍白、恶心欲吐，甚至神昏扑倒等晕刮现象，应立即停止刮痧，取平卧位，通知医生，配合处理。

第四节　艾　灸

《医学入门》载："凡药之不及，针之不到，必须灸之"。孙思邈《千金要方》曰："诸疗之要，火艾为良，针、汤、散皆所不及"。凝结了历代中医学者的临床经验，灸法已经形成规范成熟的理论体系。2010 年 9 月 29 日，艾灸已被列为世界非物质文化遗产。科技部在 973 计划的中医理论专项中设立灸法项目——"灸法作用的基本原理与应用规律研究"。

艾灸（moxibustion）是利用艾叶的燃烧，借助灸火的热力及艾叶的药性，刺激体表穴位或特定部位，通过激发经气的活动来调整人体生理生化功能，从而达到防病、治病的目的。

灸法种类繁多，临床以隔物灸、悬灸、麦粒灸、百笑灸、脐灸多见，适应证广、可变性强。各学者对灸法的不懈探索打开了灸法应用的新格局，完善了灸法在外科病证、急性传染病等领域的应用思路，为临床灸法治疗急危重症、疑难杂症留下了宝贵的经验。灸法在近现代针灸界留有浓墨重彩的一笔，非针、药的辅助疗法，灸法的应用与传承是每一位学者的责任与义务。

一、隔物灸

隔物灸（indirect moxibustion）也称间接灸、间隔灸，是利用药物等材料将艾炷和穴位皮肤间隔开，借间隔物的药力和艾炷的特性发挥协同作用，达到治疗虚寒性疾病目的的一种操作方法。

1. 隔物灸适应证

（1）隔姜灸：缓解因寒凉所致的呕吐、腹泻、腹痛、肢体麻木酸痛、痿软无力等症状。

（2）隔蒜灸：缓解急性化脓性疾病所致肌肤浅表部位红、肿、热、痛，如疔、痈等。

（3）隔盐灸：缓解急性虚寒性腹痛、腰酸、吐泻、小便不利等病证。

（4）隔附子饼灸：缓解各种虚寒性疾病所致的腰膝冷痛、指端麻木、下腹疼痛及疮疡久溃不敛等病证。

2. 常用施灸方法

（1）隔姜灸：将直径 2～3cm，厚 0.2～0.3cm 的姜片，在其上用针点刺小孔若干，放在施灸部位。将艾炷放置在姜片上，从顶端点燃艾炷，待燃尽时接续一个艾炷，一般灸 5～10 壮。

（2）隔蒜灸：用厚度 0.2～0.3cm 的蒜片，在其上用针点刺小孔若干，放在施灸部位。将艾炷放置在蒜片上，从顶端点燃艾炷，待燃尽时接续一个艾炷，一般灸 5～7 壮。

（3）隔盐灸：用于神阙穴灸，用干燥的食盐填平肚脐，上放艾炷，从顶端点燃艾炷，待燃尽时接续一个艾炷，一般灸 3～9 壮。

（4）隔附子饼灸：用底面直径约 2cm、厚度 0.2～0.5cm 的附子饼，用针刺小孔若干，放在施灸部位。将艾炷放置在药饼上，从顶端点燃艾炷，待燃尽时接续一个艾炷，一般灸 5～7 壮。

3. 隔物灸操作流程（表13-4）

表13-4 隔物灸操作流程

流程	操作步骤	要点及说明
沟通与评估	1. 核对老年人信息（床号、姓名、腕带等），评估老年人的意识、病情、生命体征、主要症状、既往史、有无出血病史或出血倾向、哮喘病史或艾绒过敏史、对热及气味的耐受程度、施灸部位皮肤情况、心理状态和合作程度 2. 向老年人解释隔物灸的必要性和配合方法，以取得配合 3. 环境评估：环境整洁，光线充足、室温适宜	1. 施灸过程中出现头昏、眼花、恶心、颜面苍白、心慌出汗等不适现象及时告知照护人员 2. 排空二便 3. 施灸后出现轻微咽喉干燥、大便秘结、失眠等现象，无须特殊处理
准备	1. 照护人员准备：衣着整齐，洗双手，戴口罩 2. 检查所需物品：艾炷、治疗盘、间隔物、打火机、镊子、弯盘（广口瓶）、纱布、必要时准备浴巾、屏风	
实施	1. 备齐用物携至老年人床旁，核实床号、姓名、腕带 2. 协助老年人取合理、舒适体位 3. 遵医嘱确定施灸部位，充分暴露施灸部位，注意保护隐私及保暖 4. 在施灸部位放置间隔物点燃艾炷，进行施灸 5. 在施灸过程中询问老年人有无不适 6. 观察皮肤情况，如有艾灰，用纱布清洁局部皮肤，协助老年人穿衣，取舒适卧位 7. 开窗通风，注意保暖，避免对流风	1. 个别老年人艾灸后局部皮肤可能出现小水疱，无须处理，可自行吸收；若水疱较大，遵医嘱处理 2. 灸后注意保暖，饮食宜清淡
操作后处理	1. 整理用物 2. 洗手，记录治疗时间、部位及老年人皮肤情况	

4. 隔物灸注意事项

（1）大血管处、有出血倾向者不宜施灸。

（2）一般情况下，施灸顺序自上而下，先头身，后四肢。

（3）防止艾灰脱落烧伤皮肤或衣物。

（4）注意皮肤情况，对糖尿病、肢体感觉障碍的老年人，需谨慎控制施灸强度，防止烧伤。

（5）施灸后，局部出现小水疱，无须处理，自行吸收。若水疱较大，用无菌注射器抽出疱液，并以无菌纱布覆盖。

二、悬灸

悬灸（suspended moxibustion）是采用点燃的艾条悬于选定的穴位或病痛部位之上，通过艾草的温热和药力作用刺激穴位或病痛部位,达到温经散寒、扶阳固脱、消瘀散结、防治疾病目的的一种操作方法。

1. 悬灸适应证

(1) 适用于各种慢性虚寒型疾病及寒湿所致的疼痛,如胃脘痛、腰背酸痛、四肢凉痛、月经寒痛等。

(2) 适用于中气不足所致的急性腹痛、吐泻、四肢不温等病证。

2. 悬灸常用施灸方法

(1) 温和灸:将点燃的艾条对准施灸部位,距离皮肤 2~3cm,使老年人局部有温热感为宜,每处灸 10~15min,至皮肤出现红晕为度。

(2) 雀啄灸:将点燃的艾条对准施灸部位 2~3cm,一上一下进行施灸,如此反复,一般每穴灸 10~15min,至皮肤出现红晕为度。

(3) 回旋灸:将点燃的艾条悬于施灸部位上方约 2cm 处,反复旋转移动范围约 3cm,每处灸 10~15min,至皮肤出现红晕为度。

3. 悬灸操作流程(表 13-5)

表 13-5 悬灸操作流程

流程	操作步骤	要点及说明
沟通与评估	1. 核对老年人信息(床号、姓名、腕带等),评估老年人的意识、病情、生命体征、主要症状、既往史、有无出血病史或出血倾向、哮喘病史或艾绒过敏史、对热及气味的耐受程度、施灸部位皮肤情况、心理状态和合作程度 2. 向老年人解释悬灸的必要性和配合方法,以取得配合 3. 环境评估:环境整洁,光线充足、室温适宜	1. 在施灸过程中出现头昏、眼花、恶心、颜面苍白、心慌、出汗等不适现象及时告知照护人员 2. 排空二便 3. 个别老年人在治疗过程中艾灸部位可能出现水疱
准备	1. 照护人员准备:衣着整齐,洗双手,戴口罩 2. 检查所需物品:艾条、治疗盘、打火机、弯盘、广口瓶、纱布、必要时备浴巾、屏风、计时器	
实施	1. 备齐用物携至老年人床旁,核实床号、姓名、腕带 2. 协助老年人取合理、舒适体位 3. 遵医嘱确定施灸部位,充分暴露施灸部位,注意保护隐私及保暖 4. 点燃艾条,进行施灸 5. 及时将艾灰弹入弯盘,防止灼伤皮肤 6. 施灸结束,立即将艾条插入广口瓶内,熄灭艾火 7. 在施灸过程中询问老年人有无不适,观察患者皮肤情况,若有艾灰,用纱布清洁,协助老年人穿衣,取舒适卧位 8. 酌情开窗通风,注意保暖,避免对流风	灸后注意保暖,饮食宜清淡
操作后处理	1. 整理用物 2. 洗手,记录治疗时间、部位及老年人皮肤情况	

4. 悬灸注意事项

(1) 大血管处、皮肤感染、溃疡、瘢痕处及有出血倾向者不宜施灸。空腹或餐后 1h 左右不宜施灸。

(2) 一般情况下,施灸顺序自上而下,先头身,后四肢。

(3) 施灸时防止艾灰脱落烧伤皮肤或衣物。

(4) 注意观察皮肤情况,对糖尿病、肢体麻木及感觉迟钝的老年人,尤应注意防止烧伤。

(5) 如局部出现小水疱,无须处理,自行吸收;水疱较大,可用无菌注射器抽吸疱液,用无菌纱布覆盖。

三、麦粒灸

麦粒灸（wheat moxibustion，grain-sized moxibustion）是将艾绒搓成如麦粒样大小，直接置于穴位上施灸，通过其温经散寒、扶助阳气、消瘀散结作用，达到防治疾病、改善症状目的的一种操作方法。

1. 麦粒灸适应证

（1）适用于治疗各种慢性虚寒性疾病引起的症证，如肺痨所致的咳嗽、咳血。

（2）适用于治疗慢性腹泻所致的排便次数增多、便质稀薄；脾胃虚弱所致的纳差、呕吐。

（3）适用于治疗尪痹所致的晨僵、小关节疼痛等病证。

2. 麦粒灸操作流程（表13-6）

表 13-6　麦粒灸操作流程

流程	操作步骤	要点及说明
沟通与评估	1. 核对老年人信息（床号、姓名、腕带等），评估老年人的意识、病情、生命体征、主要症状、既往史、有无出血病史或出血倾向、哮喘病史或艾绒过敏史、对热及气味的耐受程度、施灸部位皮肤情况、心理状态和合作程度 2. 向老年人解释麦粒灸的必要性和配合方法，以取得配合 3. 环境评估：环境整洁，光线充足、室温适宜	1. 施灸过程中若出现头昏、眼花、恶心、颜面苍白、心慌、出汗等不适现象及时告知照护人员 2. 排空二便 3. 施灸过程中不宜随便改变体位，以免烫伤 4. 治疗过程中局部皮肤可能出现水疱
准备	1. 照护人员准备：衣着整齐，洗双手，戴口罩 2. 检查所需物品：艾粒、油膏或凡士林、弯盘、消毒棉球、无菌敷料、镊子、胶布、线香、打火机或火柴、小口瓶，必要时备浴巾、一次性垫布、屏风	关闭门窗，用隔帘或屏风遮挡
实施	1. 备齐用物携至老年人床旁，核实床号、姓名、腕带 2. 协助老年人取合理、舒适体位 3. 遵医嘱确定施灸部位，充分暴露施灸部位 4. 选择油膏或凡士林涂于施灸部位 5. 非化脓灸的施灸方法：将艾粒立置于施灸部位，用线香点燃艾粒顶端，使其燃烧。当艾粒燃到剩余 2/5～1/5 左右，即用镊子将艾粒夹去，再进行下一壮操作。灸后将穴位处残留的灰烬和油膏轻轻擦拭干净 6. 观察老年人局部皮肤情况，询问有无不适感 7. 观察皮肤情况，协助老年人着衣，取舒适卧位 8. 开窗通风，注意保暖，避免对流风	灸后注意保暖，饮食宜清淡
操作后处理	1. 整理用物 2. 洗手，记录治疗时间、部位及老年人皮肤情况	

3. 麦粒灸注意事项

（1）心前区、大血管处、乳头、腋窝、肚脐、会阴处不宜施灸。

（2）对糖尿病、肢体感觉障碍的老年人，需谨慎控制施灸强度，防止烧伤。

（3）施灸后如局部出现小水疱，无须处理，可自行吸收；水疱较大，可用无菌注射器抽出疱内液体，用无菌纱布覆盖。

四、百笑灸

百笑灸（baixiao moxibustion）是借助特定的艾灸装置，将点燃的艾条悬于选定的穴位之上，通过艾草的温热和药力作用刺激穴位，达到温经散寒、扶阳固脱、防治疾病目的的一种操作方法。

1. 百笑灸适应证

(1) 适应于治疗各种慢性虚寒性疾病及寒湿所致的疼痛，如胃脘痛、腰背酸痛、四肢凉痛等。

(2) 适应于治疗中气不足所致的急性腹痛、吐泻、四肢不温等病证。

2. 百笑灸操作流程（表13-7）

表13-7　百笑灸操作流程

流程	操作步骤	要点及说明
沟通与评估	1. 核对老年人信息（床号、姓名、腕带等），评估老年人的意识、病情、生命体征、主要症状、既往史、有无出血史或出血倾向、哮喘病史或艾绒过敏史、对热及气味的耐受程度、施灸部位皮肤情况、心理状态和合作程度 2. 向老年人解释百笑灸的必要性和配合方法，以取得配合 3. 环境评估：环境整洁，光线充足、室温适宜	1. 在施灸过程中若出现头昏、眼花、恶心、颜面苍白、心慌、出汗等不适现象及时告知照护人员 2. 排空二便 3. 灸后局部出现水疱，小水疱一般无须处理，可自行吸收；较大水疱需处理，防止感染
准备	1. 照护人员准备：衣着整齐，洗双手，戴口罩 2. 检查所需物品：百笑灸装置、艾条、治疗盘、打火机、酒精灯、弯盘、镊子、纱布，必要时备浴巾、屏风、计时器	
实施	1. 检查百笑灸装置，备齐用物携至老年人床旁，核实床号、姓名、腕带 2. 协助老年人取合理、舒适体位 3. 遵医嘱确定腧穴，充分暴露，注意保护隐私及保暖 4. 将灸筒与灸盖分离，灸筒用胶贴固定在施灸穴位上，灸盖内安装灸条，点燃灸条后扣合在灸筒上，将通气孔调至合适大小（图13-1） 5. 在治疗过程中及时询问老年人情况，根据其对热的耐受程度，调整通气孔大小，必要时更换施灸部位，避免烫伤 6. 治疗时长 20～30min 7. 治疗结束移去装置 8. 观察施灸部位皮肤情况，清洁皮肤，协助老年人穿衣，取舒适卧位	灸后注意保暖，饮食宜清淡
操作后处理	1. 整理用物 2. 洗手，记录治疗时间、部位及老年人皮肤情况	

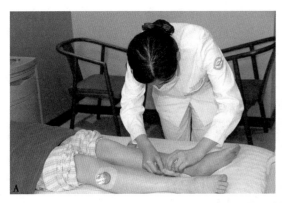
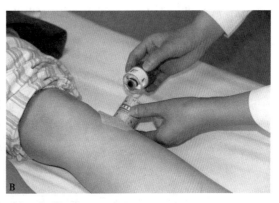

图 13-1　百笑灸操作示意图

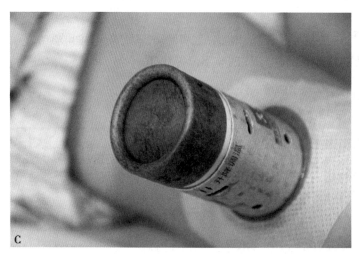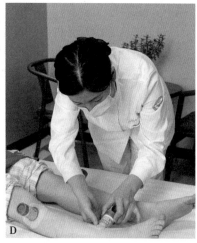

图 13-1(续) 百笑灸操作示意图

3. 百笑灸注意事项

(1) 大血管处、皮肤感染、溃疡、瘢痕处,有出血倾向者不宜施灸。空腹或餐后 1h 内不宜施灸。

(2) 妥善固定灸筒,施灸时防止艾灰脱落烫伤皮肤或衣物。

(3) 施灸过程中询问老年人感受,及时调整通气孔大小,防止烫伤。对糖尿病、肢体麻木及感觉迟钝的老年人,尤应注意。

(4) 若局部出现小水疱,无须处理,可自行吸收;较大水疱需处理,防止感染。

(5) 正确处理灸盒,熄灭火苗,以免引起火灾。远离氧源,以防意外发生。

五、脐灸

脐灸(umbilical moxibustion)是利用神阙穴部位皮肤薄、敏感度高、吸收快的特点,借助艾灸热力,协同药物有效成分透入肌肤,以达到调和气血、疏通经络、防病健体目的的一种操作方法。

1. 脐灸适应证

(1) 适用于各种慢性虚寒性疾病引起的症状,如肺痨所致的咳嗽。

(2) 适用于慢性腹泻所致的排便次数增多、便质稀薄。

(3) 适用于脾胃虚弱所致的纳差、呕吐。

(4) 适用于小便不利、水肿、自汗、盗汗、虚劳等病证。

2. 面碗的制作方法 将面粉调制成质地偏硬的面团塑形成碗状,碗口直径约 7cm、外沿高约 5cm、底部厚度约 2cm。在面碗底部中央扎孔,孔径约 1cm(根据老年人脐部大小进行调整)。

3. 艾炷的制作方法 将艾绒捏成圆锥形小体,艾炷底部直径约 2cm、高约 2cm,要求搓捻紧实。必要时可使用不锈钢网盒放置艾炷,防止艾灰脱落发生烫伤。

4. 脐灸的操作流程(表 13-8)

表 13-8 脐灸的操作流程

流程	操作步骤	要点及说明
沟通与评估	1. 核对老年人信息(床号、姓名、腕带等),评估老年人的意识、病情、生命体征、主要症状、既往史、有无出血病史或出血倾向、哮喘病史或艾绒过敏史、对热及气味的耐受程度、施灸部位皮肤情况、心理状态和合作程度	1. 施灸过程中出现头昏、眼花、恶心、颜面苍白、心慌出汗等不适现象及时告知照护人员 2. 排空二便

流程	操作步骤	要点及说明
沟通与评估	2. 向老年人解释脐灸的必要性和配合方法,以取得配合 3. 环境评估:环境整洁,光线充足、室温适宜	3. 施灸后若出现轻微咽喉干燥、大便秘结、失眠等现象,无须特殊处理 4. 施灸后局部皮肤可能出现小水疱,无须处理,可自行吸收;水疱较大,遵医嘱处理
准备	1. 照护人员准备:衣着整齐,洗双手,戴口罩 2. 检查所需物品:艾炷、中药粉、桑皮纸、治疗盘、面碗、打火机、镊子、弯盘、纱布、无菌敷贴,必要时准备浴巾、屏风、不锈钢网盒	
实施	1. 制作面碗、艾炷,备齐用物携至老年人床旁,核实床号、姓名、腕带 2. 协助老年人取合理、舒适仰卧位 3. 充分暴露脐部并清洁,注意保护隐私及保暖 4. 将中药粉填满神阙穴,药量根据老年人肚脐大小加减。外敷桑皮纸,将做好的面碗置于桑皮纸上,碗内放置艾炷后点燃,燃尽及时更换,每次治疗共灸5~6壮(图13-2) 5. 治疗过程中告知老年人均匀呼吸,避免大笑或咳嗽,防止艾炷脱落发生烫伤,同时做好患者保暖及隐私保护 6. 及时询问老年人感受,必要时可行间歇施灸,防止烫伤 7. 治疗结束后,撤离面碗及桑皮纸,观察皮肤情况,将脐部中药粉用无菌敷贴固定封存,封存时间根据老年人皮肤耐受度决定,最长不超过24h 8. 协助老年人取舒适卧位,开窗通风,注意保暖	灸后注意保暖,饮食宜清淡
操作后处理	1. 整理用物 2. 洗手,记录治疗时间、部位及老年人皮肤情况	

5. 脐灸的注意事项

(1)面碗底部中央孔的大小根据老年人对热的耐受度及老年人脐部大小酌情调节。在治疗过程中及时清理艾灰,防止发生烫伤。

(2)脐部感染溃烂者、不配合者禁用;糖尿病、肢体感觉障碍的老年人慎用。

(3)施灸后,局部皮肤出现微红、灼热,属于正常现象。若灸后出现小水疱,无须处理,可自行吸收;水疱较大,遵医嘱处理。

(4)注意用火安全,远离氧源。

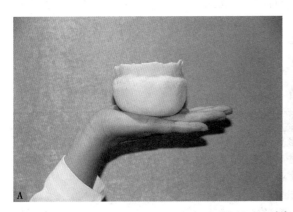
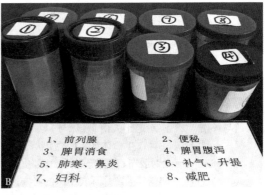

图13-2 脐灸操作示意图

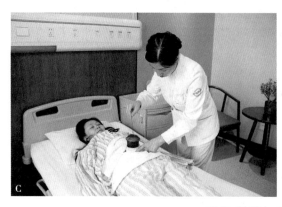
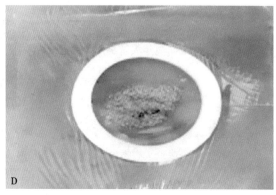

图 13-2（续） 脐灸操作示意图

第五节 耳 穴 贴 压

耳穴贴压又称耳穴埋豆，根据病情确定主辅穴位，用胶布将王不留行籽、磁珠等紧贴于穴位上，给予适度的揉、按、捏、压，使其产生热、麻、胀、痛等刺激感，当躯体、组织、器官患病时，耳郭相应部位出现压痛敏感点、皮肤电特性等阳性反应，刺激阳性反应点，可通过经络调节相应系统器官的功能状态，达到运行血气、疏通经络的作用，增强机体抗病能力，减轻或消除疾病。

耳穴贴压法（auricular plaster）是采用王不留行籽、莱菔籽等丸状物贴压于耳郭上的穴位或反应点，通过其疏通经络，调整脏腑气血功能，促进机体的阴阳平衡，达到防治疾病、改善症状目的的一种操作方法，属于耳针技术范畴。

一、耳穴贴压的适应证

耳穴贴压适用于减轻各种疾病及术后所致的疼痛、失眠、焦虑、眩晕、便秘、腹泻等病证。

二、常用按压手法

1. 对压法　用示指和拇指的指腹置于老年人耳郭的正面和背面，相对按压，至出现热、麻、胀、痛等感觉。示指和拇指可边压边左右移动，或做圆形移动，一旦找到敏感点，则持续对压 20～30s。对内脏痉挛性疼痛、躯体疼痛有较好的镇痛作用。

2. 直压法　用指尖垂直按压耳穴，至老年人产生胀痛感，持续按压 20～30s，间隔少许，重复按压，每次按压 3～5min。

3. 点压法　用指尖一压一松地按压耳穴，每次间隔 0.5s。本法以老年人胀而略沉重刺痛为宜，用力不宜过重。一般每次每穴可按压 27 下，具体可视病情而定。

三、耳穴贴压操作流程（表 13-9）

表 13-9　耳穴贴压操作流程

流程	操作步骤	要点及说明
沟通与评估	1. 核对老年人信息（床号、姓名、腕带等），评估老年人的意识、病情、生命体征、主要症状、既往史、对疼痛的耐受程度、有无对胶布、药物等过敏、耳部皮肤、心理状态和合作程度 2. 向老年人解释耳穴贴压的必要性，以取得配合 3. 环境评估：环境整洁，光线充足、室温适宜	耳穴贴压的局部感觉：热、麻、胀、痛，若有不适，及时通知照护人员

流程	操作步骤	要点及说明
准备	1. 照护人员准备：衣着整齐，洗双手，戴口罩 2. 检查所需物品：治疗盘、王不留行籽或莱菔籽等丸状物、胶布、75%乙醇、棉签、探棒、止血钳或镊子、弯盘、污物碗，必要时可备耳穴模型	
实施	1. 备齐用物携至老年人床旁，核实床号、姓名、腕带 2. 协助老年人取合理、舒适仰卧位 3. 遵照医嘱，探查耳穴敏感点，确定贴压部位 4. 75%乙醇自上而下、由内到外、从前到后消毒耳部皮肤 5. 选用质硬而光滑的王不留行籽或莱菔籽等丸状物黏附在0.7cm×0.7cm 大小的胶布中央，用止血钳或镊子夹住贴敷于选好耳穴的部位上，并给予适当按压（揉），使老年人有热、麻、胀、痛感觉，即"得气" 6. 观察老年人局部皮肤，询问有无不适感 7. 采用不同按压手法进行治疗 8. 协助老年人取舒适卧位，整理床单位	1. 每日自行按压3～5次，每次每穴1～2min 2. 耳穴贴压脱落后，应通知照护人员
操作后处理	1. 整理用物 2. 洗手，记录治疗时间、部位及老年人皮肤情况	

四、耳穴贴压注意事项

（1）耳郭局部有炎症、冻疮或表面皮肤有溃破者不宜施行。

（2）耳穴贴压每次选择一侧耳穴，双侧耳穴轮流使用。夏季易出汗，留置时间1～3d，冬季留置3～7d。

（3）观察老年人耳部皮肤情况，留置期间应防止胶布脱落或污染；对普通胶布过敏者改用脱敏胶布。

（4）老年人侧卧位耳部感觉不适时，可适当调整。

第六节 穴位按摩

穴位按摩是祖国医学的重要组成部分，在我国已有数千年的历史，是中医的一种非侵入型的治疗方式。它以祖国医学理论为指导，以针灸理论为基础，是针灸治疗的一种变型，现已被广泛应用于脑卒中、骨折、失眠、头痛、妇科等多种疾病的治疗。穴位按摩与针刺在作用机制上异曲同工，但相比较而言，针刺有创且需要专业人员操作，且针刺会使老年人产生疼痛感，有些老年人甚至恐惧，不愿意接受针刺治疗，而且存在一定的风险，如感染、断针等。穴位按摩操作简单易于掌握，无创、无不良反应且不受场地限制，可以自我按摩或由家属进行，老年人对其信任度较高，愿意接受穴位按摩并能长期坚持。

穴位按摩法（acupoint massage）是以按法、点法、推法、叩击法等手法作用于经络腧穴，具有减轻疼痛、调节胃肠功能、温经通络等作用的一种操作方法。

一、穴位按摩适应证

穴位按摩适用于各种急慢性疾病所致的痛症，如头痛、肩颈痛、腰腿痛、痛经以及失眠、便秘等病证。

二、常见疾病按摩部位及选穴

1. 面部　取上印堂、太阳、头维、攒竹、上睛明、鱼腰、丝竹空、四白等穴。
2. 颈项部　取风池、风府、肩井、天柱、大椎等穴。
3. 胸腹部　取天突、膻中、中脘、下脘、气海、关元、天枢等穴。
4. 腰背部　取肺俞、肾俞、心俞、膈俞、华佗夹脊、大肠俞、命门、腰阳关等穴。
5. 肩部及上肢部　取肩髃、肩贞、手三里、天宗、曲池、极泉、小海、内关、合谷等穴。
6. 臀及下肢部　取环跳、居髎、风市、委中、昆仑、足三里、阳陵泉、梁丘、血海、膝眼等穴。

三、常用按摩手法

1. 点法　用指端或屈曲的指间关节部着力于施术部位,持续进行点压,称为点法。此法包括拇指端点法、屈拇指点法和屈示指点法等,临床以拇指端点法常用。

（1）拇指端点法:手握空拳,拇指伸直并紧靠于示指中节,以拇指端着力于施术部位或穴位上。前臂与拇指主动发力、进行持续点压。亦可采用拇指按法的手法形态、用拇指端进行持续点压。

（2）屈拇指点法:屈拇指,以拇指指间关节桡侧着力于施术部位或穴位,拇指端抵于示指由节桡侧缘以助力。前臂与拇指主动施力,进行持续点压。

（3）屈示指点法:屈示指,其他手指相握,以示指第一指间关节突起部着力于施术部位或穴位上,拇指末节尺侧缘紧压示指指甲部以助力。前臂与示指主动施力,进行持续点压。

2. 揉法　以适宜的力度按压在施术部位,带动皮下组织做环形运动的手法。

（1）拇指揉法:以拇指螺纹面着力按压在施术部位,带动皮下组织做环形运动的手法。以拇指螺纹面置于施术部位上,余四指置于其相对或合适的位置以助力,腕关节微屈或伸直,拇指主动做环形运动,带动皮肤和皮下组织。每分钟操作 120~160 次。

（2）中指揉法:以中指螺纹面着力按压在施术部位,带动皮下组织做环形运动的手法。中指指间关节伸直,掌指关节微屈,以中指螺纹面着力于施术部位上,前臂做主动运动,通过腕关节使中指螺纹面在施术部位上做轻柔灵活的小幅度的环形运动,带动皮肤和皮下组织。每分钟操作 120~160 次。为加强揉动的力量,可以示指螺纹面搭于中指远侧指间关节背侧进行操作,也可用无名指螺纹面搭于中指远侧指尖关节背侧进行操作。

（3）掌根揉法:以手掌掌面掌根部位着力按压在施术部位,带动皮下组织做环形运动的手法。肘关节微屈,腕关节放松并略背伸,手指自然弯曲,以掌根部附着于施术部位上,前臂做主动运动。带动腕掌做小幅度的环形运动,使掌根部在施术部位上环形运动,带动皮肤和皮下组织。每分钟操作 120~160 次。

在临床治疗的实际运用中,上述这些基本操作方法可以单独或复合运用,也可以选用属于穴位按摩技术的其他手法,例如按法、点法、弹拨法、叩击法、拿法、掐法等,视具体情况而定。

3. 叩击法　用手特定部位,或用特制的器械,在治疗部位反复拍打叩击的一类手法,称为叩击法。在做各种叩击法操作时,用力应果断、快速,击打后将术手立即抬起,叩击的时间要短暂。击打时,手腕既要保持一定的姿势,又要放松,以一种有控制的弹性力进行叩击,使手法既有一定的力度,又感觉缓和舒适,切忌用暴力打击,以免造成不必要的损伤。

四、穴位按摩操作流程（表 13-10）

表 13-10　穴位按摩的操作流程

流程	操作步骤	要点及说明
沟通与评估	1. 核对老年人信息（床号、姓名、腕带等），评估老年人的意识、病情、生命体征、主要症状、既往史、按摩部位皮肤情况、对疼痛的耐受程度、心理状态和合作程度 2. 向老年人解释穴位按摩的必要性，以取得配合 3. 环境评估：环境整洁，光线充足、室温适宜	1. 按摩时及按摩后局部可能出现酸痛的感觉 2. 按摩前后局部注意保暖，可喝温开水 3. 腰腹部按摩时嘱患者排空二便
准备	1. 照护人员准备：衣着整齐，洗双手，戴口罩 2. 检查所需物品：治疗巾、必要时备纱块、介质、屏风	
实施	1. 备齐用物携至老年人床旁，核实床号、姓名、腕带 2. 协助老年人取合理、舒适体位 3. 遵医嘱确定腧穴部位、选用适宜的按摩手法及强度 4. 按摩时间一般宜在饭后 1～2h 进行。每个穴位施术 1～2min，以局部穴位透热为度 5. 操作过程中询问老年人的感受，若有不适，应及时调整手法或者停止操作，以防发生意外 6. 操作结束协助老年人着衣，安置舒适卧位，整理床单位	
操作后处理	1. 整理用物 2. 洗手，记录治疗时间、手法、部位及老年人反应	

五、穴位按摩注意事项

（1）肿瘤或感染老年人禁用穴位按摩手法。

（2）操作前应修剪指甲，以防损伤老年人皮肤。

（3）操作时用力要适度。

（4）在操作过程中应注意保暖，保护老年人隐私。

（5）使用叩击法时，有严重心血管疾病者禁用、心脏搭桥老年人慎用。

知识拓展

（刘艳梅）

第十四章 老年人常用急救方法

学习目标

情景模拟　　在某家医养机构，王奶奶吃葡萄时出现呛咳，呼吸不畅，脸色发青发紫，随后出现意识丧失，呼之不应。护士看见此情况后，立即对王奶奶进行了海姆立克急救、CPR及电除颤技术进行急救。如果你是王奶奶的照护人员，你是否知晓常见急救方法。

据国家心血管中心统计，我国每年心源性猝死者高达55万，一旦发生心搏骤停，生命就会受到严重威胁，数秒钟内患者会出现意识丧失，60s内就呼吸停止，4min就会出现脑细胞死亡，超过10min被抢救存活的可能性几乎为零。所以，我们要把握好"黄金四分钟"。当遇到有人倒在地上呼之不应，而且看不到胸廓起伏，听不到呼吸的声音，感觉不到呼吸的气流时，应该立即识别并进行高质量的心肺复苏（CPR），并及时使用自动体外除颤仪（AED）进行抢救。在日常生活中，无论是婴幼儿还是成人，都有可能面临被异物卡住呼吸道进而导致窒息的危险情况。一旦呼吸道被卡住，随时可能面临死亡，这时候再前往医院会错过最佳救治时间，所以接下来就给大家介绍正确的急救方法——海姆立克急救法。

第一节　海姆立克急救法

海姆立克急救法是一种清除上呼吸道异物的急救方法。操作方法是救护者站在受害者背后用双臂环抱腹部，一手握拳掌心向内挤压受害者的肚脐和肋骨之间的部分，另一只手伸开捂在拳头以上，双手快速用力向里向上按压，反复进行此动作直到堵塞物吐出为止。

海姆立克急救法是美国海姆立克先生研究发明，他是一位从事外科多年的医生。20世纪60年代末，他被大量的食物、异物窒息造成呼吸道梗阻致死的病例所震惊。当时这种死因，在美国意外死因排列表上名列第6。1974年，他做了关于腹部冲击法的首次报告。1975年10月，美国医学会以他的名字命名了这个急救方法，并经该学会推荐，在报刊电视等媒体广为宣传，仅4年时间，美国就有3 000多人用该法抢救窒息，获得很大成功。

至今，此方法至少拯救了10万生命，其中包括美国前总统里根、纽约前任市长埃德、著名女演员伊丽莎白等等。《世界名人录》称海姆立克为"世界上拯救生命最多的人"，海姆立克急救法也被称为生命的拥抱。

现在海姆立克急救法已被正式列为CPR的重要内容，是呼吸复苏中保持呼吸道通畅的重要方法。它不再局限于气管异物的急救处理，而且已运用于心肺复苏术中。

一、海姆立克急救法的原理

假设人的肺部为一个气球，气嘴儿就是它唯一的出口，如果出口被异物阻塞，可以用手捏挤气球,气球受压,球内空气上移,从而将阻塞出口的异物冲出,这就是海氏腹部冲击法的物理学原理。施救者在患者后方环抱患者,突然给患者上腹部施压,使其上腹部下陷,造成膈肌突然上升,患者的胸腔压力骤然增加,由于胸腔是密闭的,故胸腔内的气体就会在压力的作用下自然冲向气管,每次冲击将产生450~500ml的气体,从而有可能将异物排出,恢复气道的通畅。

二、容易发生异物卡喉的情况

(1)一边进食一边说话,或一边进食一边做其他事情,注意力明显分散时易发生卡喉。特别是在进食鱼类食物时,或吞咽过快。

(2)医源性:服药时药片误吸进入气管。

(3)醉酒时吃饭食物易卡喉。

(4)边吃饭边看手机食物易卡喉。

三、老年人为什么容易发生异物卡喉

老年人由于牙齿缺如,咀嚼力弱,在进食硬质食物时多不易充分嚼碎,易成较大的块粒。老年人呼吸肌无力,咽反射弱,气管异物时不易咳出。进食黏软,大块,不易嚼碎食物,特别是义齿不合适容易发生。此外,很多老年人因疾病常年卧床,吞咽功能下降,如果食用不易吞咽的食物,如汤圆、月饼、馒头等,也容易造成气管异物堵塞。

四、异物卡喉致命的原因

人体的咽喉部位有两个重要的开口,一个是位于前方的气管开口,另一个是位于后方的食管开口。正常情况下气管只允许气体通过。在做吞咽动作时,会厌会盖住气管的开口,这样就保证食物进入食管,而不会误入气管。在某些特殊的情况下,如进食时大声说笑,已经关上的会厌会突然打开,食物就会误入气管。如果食物完全堵塞了气管,会导致患者不能呼吸,通常表现为双手扼颈,面色青紫,无法发音和咳嗽。需要提醒的是,气道完全梗阻时采用海姆立克急救法,老年人能咳嗽就鼓励咳出来,必要时还可以气管镜下取异物。

五、异物卡喉的临床症状及识别方法

1. 气道不完全梗阻 能够用言语或者手势表示可能存在的气道异物,咳嗽、喘息,甚至呼吸困难。

2. 气道完全梗阻 老年人可表现为双手 V 形手势抓颈,不能说话、咳嗽,口唇发绀,很快呼吸停止、抽搐,陷入昏迷。这个姿势在急诊医学领域中称为"海姆立克征象"(图 14-1)。

海姆立克征象的快速简易识别:三不能 +V 形手,即异物阻塞气管后,老年人不能说话、不能呼吸、不能咳嗽,双手不由自主呈现 V 形紧紧抓住自己的喉咙。识别出海姆立克征象,请立即使用海姆立克急救法进行急救。

六、操作要点

海姆立克急救法的手法要点——"剪刀、石头、布"。

1. 剪刀 两个手指并拢,像一个闭合的剪刀。海姆立克急救法的按压点在肚脐上方两横指以上的位置,首先是找到老年人肚脐的位置,然后将两根并拢的手指横放在肚脐以上,即可找到按压点。

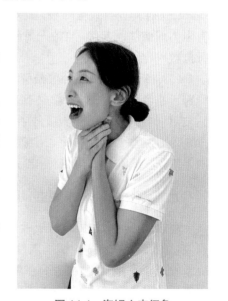

图 14-1 海姆立克征象

2. 石头　拳头，一手握拳，拇指侧的拳眼放在按压点上。

3. 布　指的是另一只手张开放到握拳这只手的手背上握紧，然后用向上、向内的力量，冲击老年人的上腹部。

可以通过这个口诀，记忆海姆立克急救法的手法和作用位置。

七、海姆立克急救法的具体实施

1. 清醒老年人急救

（1）施救者站在老年人后面，前脚放于老年人双脚间。以拇指侧与示指侧对准老年人剑突与肚脐之间的腹部，具体位置在肚脐上两横指处。

（2）用左手将老年人背部轻轻推向前，使老年人处于前倾位，头部略低，嘴要张开，利于呼吸道异物被排出。

（3）另一手置于拳头上并握紧，双手用力向内向上快速冲击5次，然后观察异物有没有被吐出。

压迫其腹部，反复有节奏、有力地进行，以形成的气流把异物冲出。这一急救法又被称为"余气冲击法"（图14-2）。

2. 昏迷患者的急救　若老年人无意识，应立即拨打"120"急救电话，让老年人仰面平卧，及时实施心肺复苏，等待救护车到来。心肺复苏开放气道时需注意观察咽喉部有无异物梗阻，如发现易于移除的异物，要小心移除。操作如下：

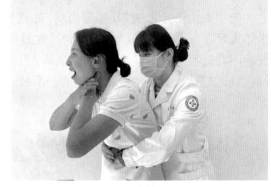

图14-2　海姆立克急救法示意图

（1）将老年人放置仰卧状态，使其头颈后仰，照护人员先将耳贴近患者，头面向老年人胸部，观察有无呼吸（3～5s）。

（2）对其进行人工呼吸，如果吹气时发现有阻力或胸部无起伏，照护人员应立即对其进行抢救。

（3）将其放平呈仰卧位松解衣扣，施救者骑跨于患者髋部，一只手掌放于老年人脐部到剑突（两侧肋骨交汇的地方）的中点，另一只手重叠，双手握拳，手臂伸直，用身体的重量快速向上推压腹部，直到异物被吐出（图14-3）。

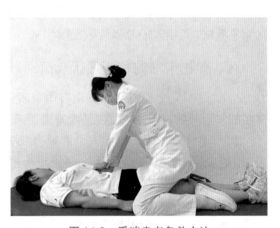

图14-3　昏迷患者急救方法

八、海姆立克急救法的并发症

海姆立克急救法虽卓有成效，但也可产生合并症，如肋骨骨折、腹部或胸腔内脏的破裂或撕裂，故除非必要时，一般不随便采用此法。如果老年人呼吸道部分梗阻，气体交换良好，就应鼓励老年人用力咳嗽，并自主呼吸；若老年人呼吸微弱，咳嗽乏力或呼吸道完全梗阻，则立刻使用此手法。在使用本法抢救成功后，应检查有无并发症的发生。

九、注意事项

（1）不管异物是否取出，都要及时到医院就诊或拨打120急救电话。不给老年人喂食任何东西，尤其是希望用水将异物冲下去的做法是错误的。

（2）海姆立克急救法可能给老年人带来一定的伤害，因老年人胸腹部组织的弹性和顺应性差，按压可能导致肋骨骨折，胸腔或腹腔内器官的破裂、出血。因此，发生气道异物阻塞时，应首先采取其他方法排出异物，在其他方法无效且老年人情况危急时才考虑采用海姆立克急救法。

（3）对于肥胖老年人发生呼吸道异物堵塞的，应当采用胸部冲击法，姿势不变，只是将左手的虎口贴在老年人胸骨中线，避开剑突与肋骨下缘即可，注意不要偏离胸骨，以免造成肋骨骨折。

十、如何预防异物卡喉窒息

（1）将食物切成细块，充分咀嚼。

（2）口中含有食物时，避免大笑、讲话、行走和跑步。

（3）以下这些容易使老年人发生气管堵塞的食物，应谨慎食用。

1）年糕：老年人吞食过程中容易发生意外，不能疏忽大意。建议老年人在进食此类食物时，不要一整块吃，可以先切碎后再食用。

2）麻花、糖果：不好咬的食物，不适合老年人食用；如果要食用，建议先切成丁状。

3）纤维过长，咬感过硬的食物：包括鱿鱼丝、牛肉干，都不适合老年人吃。

4）花生酱：黏稠度过高，不适合老年人吞食。

5）坚果类：体积太小，有时老年人可能来不及咀嚼就吞食，容易噎到。

6）部分水果：小而带核的水果，如龙眼、葡萄、樱桃等，可去核后，再食用。

7）多纤维蔬菜：纤维多且不易嚼烂的蔬菜，如芹菜、豆芽。

8）大肉块：大块的肉块，老年人无法嚼烂，若强吞下容易噎到，应该切成薄肉片或肉丁。

9）长面：太长的面条，老年人不易吞食，若以吸食的方式食用，也容易噎到，烹调时可先切成小段再烹煮软烂。

10）多刺的鱼：建议选择鱼刺较少的鱼类烹煮，多刺的鱼类容易刺伤老年人的食管及口腔。

第二节　CPR 技术

心搏骤停一旦发生，若得不到及时抢救复苏，4～6min 后会造成患者脑和其他重要组织器官不可逆的损害，因此心搏骤停后的心肺复苏术（cardiopulmonary resuscitation，CPR）必须在现场立即进行。也就是当患者停止呼吸和心搏骤停时，用人工呼吸和胸外心脏按压进行抢救的一种技术。当人在心脏病、溺水、车祸、药物中毒、高血压、触电、异物堵塞时都会导致心搏骤停、呼吸停止，均可用心肺复苏术来抢救。

心跳呼吸骤停和意识丧失，无论在院外还是在院内，都是最紧急的危险情况，CPR 就是对此种危急状况所采用的急救措施。心搏骤停后，20% 以上的幸存者有严重的神经系统后遗症。因此心肺复苏术的成功不仅要求心跳和呼吸的恢复，还必须达到脑功能的恢复，临床上称之为心搏骤停恢复自主循环后治疗，故 CPR 的全程称之为心肺脑复苏术（cardiopulmonary cerebral resuscitation，CPCR）。

一、时间就是生命

据统计，全球每年因心血管疾病死亡人数至少 1.35 亿，我国每年因心跳呼吸骤停而猝死的人数约为 54.4 万，其中 70%～80% 发生在家庭、街道和公共场所中。我国心跳呼吸骤停的急救成功率不到 1%，而且接受过 CPR 培训的公众也只占 9% 左右。心跳呼吸突然停止后，循环终止。由于脑细胞对缺氧十分敏感，心搏骤停 10s 后出现意识丧失，突然倒地，30s 后出现全身抽搐，1min 后出现自主呼吸逐渐停止，3min 开始出现脑水肿，4～6min 后脑细胞即发生不可逆的死亡。因此,必须争分夺秒,积极抢救。

二、心肺复苏步骤

CPR 是一个连贯的、系统的急救技术,各个步骤应紧密结合、不间断地进行。

1. 心肺复苏术的 4 个阶段

(1)快速准备期:判断老年人是否发生心跳呼吸骤停,准备投入抢救。

(2)现场心肺复苏:即基础生命支持(BLS)。

(3)进一步心肺复苏:即高级生命支持(ACLS)。

(4)后续心肺复苏:即后续生命支持(PLS)。

2. 现场心肺复苏的步骤　现场心肺复苏术是挽救生命的基础阶段,如果现场心肺复苏不及时,操作不正确,则将导致心肺复苏抢救的失败。现场心肺复苏的步骤如下。①确认现场安全;②检查是否有反应;③呼叫附近人帮助抢救;④检查脉搏和呼吸;⑤胸外心脏按压;⑥开放气道;⑦人工呼吸;⑧循环胸外心脏按压和人工呼吸;⑨尽早使用体外自动除颤仪(AED);⑩转送医院,继续复苏。

3. 心肺复苏步骤的 CABD

(1)C(compression,胸外心脏按压):包含前面的评估和判断步骤,即现场心肺复苏的步骤中的"①~⑤",在确保现场安全的情况下,判断老年人是否失去反应。呼叫他人帮忙,并尽快取得 AED。评估老年人失去了正常呼吸和脉搏(非专业人员可以不检查脉搏)后,立刻将老年人放为仰卧位,进行胸外心脏按压。

(2)A(airway,开放气道):即现场心肺复苏的步骤中的"⑥",采用仰头举颏法畅通呼吸道。

(3)B(breathing,人工呼吸):即现场心肺复苏的步骤中的"⑦",采用口对口进行人工呼吸。在 AED 到达前,现场心肺复苏的步骤中的"⑧",即以"胸外心脏按压 30 次∶人工呼吸 2 次"的比例循环进行。

(4)D(defibrillation,除颤):即现场心肺复苏的步骤中的"⑨",AED 到达后,立即接通 AED,分析心律,可除颤时进行除颤,并尽快进入现场心肺复苏的步骤中的"⑩",转送至医院进一步复苏。

三、心肺复苏的简单原理

现场心肺复苏术主要为徒手操作,在许多场合下这是唯一实用的有效办法,如应用器械操作,则往往会为寻找器械而浪费许多宝贵时间。

心跳停止后,全身血液循环亦立即停止,脑组织及许多重要器官得不到血液及氧气的供应,数分钟后就会相继出现细胞坏死。从 2010 年开始,美国心脏协会将心肺复苏的步骤从 ABC(开放气道 - 人工呼吸 - 胸外心脏按压)改为 CABD(胸外心脏按压 - 开放气道 - 人工呼吸 - 除颤)。无反应、无呼吸的患者或呼吸异常的老年人,都应当立即行胸外心脏按压,几分钟内氧气就会进入肺和血流,因此最先开始胸外心脏按压会促进氧气更快地输送到大脑和心脏。另一方面,心跳停止初期,血液中含氧量还比较高,此时循环支持比呼吸支持更重要,而且胸外心脏按压本身也能产生一定的通气,所以开始只按压也不会立即造成机体的氧供不足。

胸外心脏按压产生血液循环的机制有两个:"胸泵机制"和"心泵机制"。

胸外心脏按压时胸内压增高,主动脉、左心室、大静脉及食管所受压力基本相同,主动脉收缩压明显升高,血液向胸腔外动脉流去。在胸腔入口处的大静脉被压陷(由于静脉壁比动脉壁薄),颈静脉瓣阻止血液反流。动脉对抗血管萎陷的抗力大于静脉,且动脉管腔相对较小,等量血液在动脉中可产生较大抗力,因而动脉管腔在胸外心脏按压时保持开放。于是在按压时血液只能从动脉向前流,不能向静脉反流。放松时,胸内压可降至零,因而静脉壁不受压,管腔开放,血液可从静脉返回心脏;当动脉血返回心脏时,由于受主动脉瓣阻挡,血液不能反流入心腔,部分可从冠状动脉开口流入冠状动脉营养心脏,是为"胸泵机制"。

体格瘦小者胸外心脏按压施加的压力,将心脏向后压于坚硬的脊柱上,使心内血液被排出,加上心脏瓣膜的作用,使血流向动脉。按压松弛时,心脏恢复原状,静脉血被动吸回心脏,是为"心泵机制"。

老年人心跳呼吸停止后,全身肌肉松弛,口腔内的舌肌也松弛,导致舌根后坠,因此阻塞了呼吸通路。采取头后仰,抬举下颏,可使舌根部向上提起,从而使呼吸道畅通。

在畅通呼吸道之后,就能用口向老年人肺内顺利吹气。正常人吸入的空气含氧量为21%,二氧化碳为0.04%。肺脏吸收20%的氧气,其余80%的氧气按原样呼出。

四、脑复苏的重要性及基本措施

心跳呼吸骤停老年人要想取得复苏的成功,必须重视以脑复苏为重点的高级生命支持(ACLS)和后续生命支持(PLS)。

及时正确的CPR,是脑复苏最初、最重要的措施之一。此外,脑复苏的基本措施还有以下几方面。

1. 维持血压　要求立即恢复并维持正常或稍高于正常的血压,要防止突然发生血压过高和预防低血压。

2. 控制呼吸　神志不清和气体交换不满意的老年人,必要时使用呼吸机。

3. 降温疗法　人工亚低温可降低脑代谢、减少脑耗氧,故在不影响CPR下,尽早采取有效的降温措施,尤其是选择性头部低温,降温程度以达33～34℃为宜。要坚持到皮质功能开始恢复,即出现听觉为止。

4. 渗透疗法　应用甘露醇等提高血浆渗透压以吸收血管外、细胞外水分至血管内由肾排出,用利尿剂(呋塞米等)也可降低细胞内水分。应注意使血浆渗透压维持在>330mmol/L。

5. 糖皮质激素的应用　如地塞米松首次0.4mg/kg,然后0.2mg/kg,每6h 1次,静脉滴注,一般不超过4d。

6. 高压氧　有条件时应及早使用高压氧治疗。

7. 其他　注意水、电解质平衡,营养疗法,防止感染等。

五、现场心肺复苏的操作方法

1. 如何识别心跳呼吸骤停　老年人突然意识丧失,昏倒在地;面色苍白或转为发绀;呼吸消失或叹息样呼吸;瞳孔散大;部分老年人可有短暂抽搐,伴头眼偏斜,随即全身肌肉松弛。

2. 心肺复苏基本框架　每个人都可以成为心跳呼吸骤停的施救者,但使用这项技能取决于训练水平、经验和信心。2015年版《心肺复苏指南》和2017年版《心肺复苏指南》更新内容根据救援人员受训情况,将参与性CPR分为:调度员指导实施CPR、旁观者实施CPR和急救医疗服务人员实施CPR。

根据施救者熟练程度,实施的心肺复苏模块分为以下3个层次。

(1)单纯胸外心脏按压心肺复苏:对于培训不足设备有限的单名施救者可能只能提供胸外心脏按压直到有其他帮助。

(2)心肺复苏:施救者信心充足且训练有素,可同时提供胸外心脏按压和急救呼吸,使用每30次按压接2次人工呼吸的比例。

(3)高效团队协作心肺复苏:一名施救者进行胸外心脏按压,另一名施救者通过球囊给予呼吸,第3名施救者使用体外自动除颤器(AED)。

六、现场心肺复苏程序

1. 确认现场安全,检查患者有无反应,并呼叫帮助

（1）确保现场安全。

（2）检查老年人有无反应,轻拍老年人的肩膀,并大声呼唤:"你还好吗?"

（3）如果老年人没有反应,大声向周围人求助,指定人拨打"120"急救电话和取 AED。

注意事项:一定要呼叫其他人来帮忙,因为一个人做心肺复苏术不可能坚持较长时间,而且劳累后动作不准确,影响复苏效果。要指定某个人打"120"急救电话和取得附近的 AED,并给予反馈。

2. 同时评估脉搏和呼吸不应超过 10s

（1）检查呼吸:观察老年人胸廓有无起伏。如有正常呼吸,你只需要陪同,等待"120"急救人员到达;如果老年人无呼吸或仅是濒死样呼吸,是心搏骤停的标志。

（2）检查脉搏:触摸颈动脉搏动。示指和中指触摸颈前气管正中（男性为喉结）旁 2cm,至少感觉脉搏 5s,但不要超过 10s,如果没有确切感觉到脉搏,则以胸外心脏按压开始心肺复苏。

（3）若呼吸和脉搏都正常,陪同老年人,等待"120"急救人员到达。

（4）若脉搏存在而呼吸不正常,则开放气道,单纯给予人工呼吸,并每 2min 重新评估脉搏和呼吸。

（5）若脉搏和呼吸都不正常,如老年人无正常呼吸或仅为濒死叹息样呼吸且无脉搏,要立即开始心肺复苏。

3. 高质量心肺复苏——胸外心脏按压、开放气道和人工呼吸

（1）老年人和施救者体位摆放:确保老年人仰卧在坚固平坦的平面上。照护人员双膝跪在患者一侧,与老年人的肩部平齐。一只手的掌根放在老年人胸骨下半部（男性为两乳头连线中点）,另一只手掌根重叠置于第一只手上。双手臂伸直,靠腰部用力向下按压（图 14-4）。

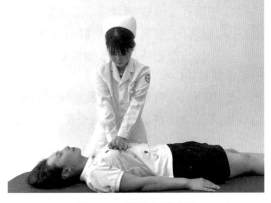

图 14-4　胸外心脏按压

（2）高质量胸外心脏按压:按压速度为 100～120 次/min,按压深度为 5～6cm,每次按压结束后,确保胸廓完全回弹,尽量减少按压中断次数。

（3）仰头抬颏法开放气道:将一手置于前额使头部后仰,另一手的示指与中指置于下颌骨近下颏或下颌角处（避开气道）,抬起下颏（图 14-5）。

（4）高质量人工呼吸:用按于前额的手的拇指与示指捏闭老年人的鼻孔（捏紧鼻翼下端）;照护人员张开嘴贴紧老年人的嘴（要把患者的嘴部完全包住）;用力向患者嘴内吹气,吹气时间约为 1s,吹气量为 400～600ml,此时可观察到其胸廓抬起。一次吹气完毕后,应放松捏鼻的手,以便从鼻孔呼气,此时胸廓向下塌陷,有气流从口鼻排出。再以同样方法,进行第二次人工呼吸通气。

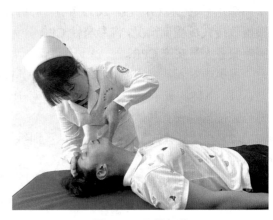

图 14-5　开放气道

（5）胸外心脏按压 30 次，人工呼吸 2 次循环：即每 30 次胸外心脏按压后进行 2 次人工呼吸为一个心肺复苏循环。首轮做 5 个心肺复苏循环（即 5 个 30∶2 的胸外心脏按压和人工呼吸），历时约 2min，复检呼吸、颈动脉搏动。如果没有明确地感受到脉搏，重新从胸外心脏按压开始进行 CPR。如有 AED 在场，则启用 AED。直至出现呼吸及动脉搏动，表明心肺复苏成功，可以送至医疗机构进行进一步的救治。

4. 现场心肺复苏注意事项

（1）老年人的体位摆放：确保老年人仰卧位于坚固平面。若位于弹簧床或软沙发上，会大大削弱按压效果。如果老年人俯卧，需小心将患者翻过来。如果怀疑老年人有头部或颈椎损伤，将人翻转为仰卧位时应尽量使其头部、颈部和躯干保持在一条直线上。

（2）仰头举颏法开放气道时不要用力按压颏下的软组织，以免堵塞气道。

（3）人工呼吸的感染风险极低，若实在担心，可用简易呼吸器代替口对口呼吸，或只单纯进行胸外心脏按压。

（4）胸外心脏按压常见的错误

1）按压时除掌根部贴在胸骨外，手指也压在胸壁上，这容易引起骨折（肋骨或肋软骨交界处）。

2）按压定位不正确。向下错位易使剑突受压折断而致肝破裂。向两侧错位易致肋骨或肋软骨交界处骨折，导致气胸、血胸。

3）按压用力不垂直，导致按压无效或骨折，特别是摇摆式按压更易出现严重并发症。

4）抢救者按压时肘部弯曲。因而用力不够，按压深度达不到 5～6cm。

5）冲击式按压、猛压，其效果差，且易导致骨折。

6）放松时若未能使胸廓充分回弹，胸廓仍承受压力，使血液难以回到心脏。

7）按压速度不自主的加快或减慢，影响按压效果。

8）两手掌不是重叠放置，而呈交叉放置。

9）开始 2min 后，检查一次脉搏和呼吸。以后每 3～5min 检查 1 次，检查不超过 5s，最好由协助抢救者检查。

10）如用担架搬运患者，应该持续做心肺复苏，中断时间不得超过 10s。

七、心肺复苏有效的指标

心肺复苏术操作是否正确，主要靠平时严格训练，掌握正确的方法。而在急救中判断复苏是否有效，可以根据以下五方面综合考虑。

1. 瞳孔　复苏有效时，可见瞳孔由大变小。如瞳孔由小变大、固定，则说明复苏无效。

2. 面色（口唇）　复苏有效，可见面色由发绀转为红润；如若变为灰白，则说明复苏无效。

3. 颈动脉搏动　按压有效时，每一次按压可以摸到一次搏动，如停止按压，搏动亦消失，此时应继续进行胸外心脏按压。若停止按压后脉搏仍然跳动，则说明患者心跳已恢复（按压有效时可测到血压在 60/40mmHg 左右）。

4. 神志　复苏有效，可见老年人眼球活动。

5. 出现自主呼吸　自主呼吸出现，并不意味着可以停止人工呼吸。如果自主呼吸微弱，仍应坚持口对口呼吸。

八、心肺复苏无效的指征

现场心肺复苏应持续进行，在现场抢救中不可武断地做出心肺复苏无效的判断。若有条件确定下列指征时，可考虑终止心肺复苏。

（1）脑死亡：深度昏迷，对任何刺激无反应；自主呼吸持续停止；脑干反射全部或大部分消失，包括瞳孔对光反射、角膜反射、吞咽反射、睫脊反射（脊髓反射除外）消失。

（2）无心跳及脉搏。

有以上两个条件，再加上已做心肺复苏 30min 以上，可以考虑老年人死亡，心肺复苏无效，可终止心肺复苏。

第三节 电除颤技术

自动体外除颤仪（automated external defibrillator，AED）是一种轻型便携式计算机化设备，能够识别需要电除颤的异常心律（心室颤动或无脉性室性心动过速），并使心律得以恢复正常。早期除颤在复苏过程中占有重要地位，也是院外心跳呼吸骤停患者完整生存链（图 14-6）中的重要一环。

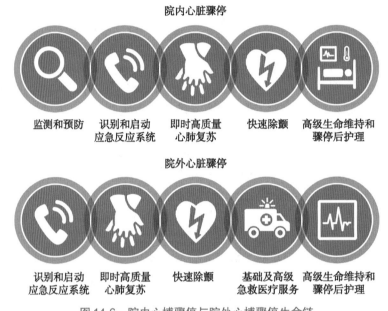

图 14-6 院内心搏骤停与院外心搏骤停生命链

一、电除颤原理

电除颤是指利用高能量的脉冲电流，在瞬间通过心脏，使全部或大部分心肌细胞在短时间内同时除极，抑制异位兴奋性，使具有最高自律性的窦房结发放冲动，恢复窦性心律。

电除颤可以帮助恢复心脏的起搏节奏，恢复自主血液循环。在临床上可以用于心室颤动、心脏骤停等病症。

二、电除颤最佳时机

1. 电除颤的时机 电除颤的时机是治疗室性颤动的决定因素，每延迟 1min，复苏成功率下降 7%～10%。在心搏骤停发生 1min 内进行除颤，患者存活率达 90%，3min 为 70%～80%，5min，则下降至 50% 左右，7min 约 30%，9～11min 后约 10%，超过 12min，则只有 2%～5%。

2. 电除颤尽快使用 当可以立即取得自动体外除颤仪（AED）时，对于有目击的成人心搏骤停，应尽快使用除颤器。若成人在未受监护的情况下发生心搏骤停，或不能立即取得 AED 时，应该在他人前往获取以及准备 AED 的时候开始心肺复苏，而且视老年人情况，应在设备可供使用后尽快尝试进行除颤。

对于院内突发心搏骤停，没有心肺复苏禁忌证，在除颤之前进行心肺复苏。但对于有心电监护的患者，从心室颤动到给予电击的时间不应超过 3min，并且应在等待除颤器准备就绪的同时进行心肺复苏。

3. 心血管急救（ECC）系统　可用"生存链"概括。包括 4 个环节：①早期启动紧急医疗服务（EMS）系统 。②早期心肺复苏术（CPR）。③早期电除颤。④早期高级生命支持。

4. 早期电除颤理由

（1）心搏骤停时最常见的心律失常是心室颤动。

（2）治疗心室颤动最有效的方法是电除颤。

（3）除颤每延迟 1min，抢救成功率下降 7%～10%。

（4）基本 CPR 技术并不能将心室颤动转为正常心律。

三、电除颤适应证

1. 无脉性室速　快速型室性心动过速伴血流动力学紊乱。心电图表现为 3 个或 3 个以上的室性期前收缩连续出现，QRS 波群形态畸形；ST-T 波方向与 QRS 波群主波方向相反。同时心室率通常为 140～250 次 /min。

2. 心室扑动（ventricular flutter）　是一种严重的室性异位心律。心电图表现为 QRS 波群和 T 波难以辨认，代之以较为规则、振幅高大的正弦波群，150～300 次 /min（平均约 200 次 /min）。心室扑动与心率较快的室性心动过速难以区别，心室扑动通常为心室颤动的前奏。

3. 心室颤动（ventricular fibrillation）　心电图表现为正弦波形低小不整齐，200～500 次 /min。

四、除颤仪的基本组成（图 14-7）

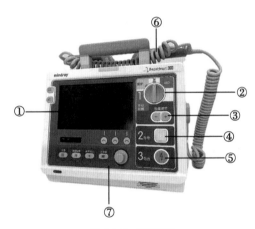

图 14-7　除颤仪
①监护显示仪；②模式选择开关；③能量调节键；④充电键；⑤电击键；⑥电极板；⑦旋钮与菜单键

五、除颤仪的分类

1. 根据电极安放位置　分为胸内除颤和胸外除颤。

（1）胸内除颤：指已做开胸手术，将电极板直接放在心室壁上进行电击。

（2）胸外除颤：指将电极板置于胸壁进行电击。

2. 根据电流脉冲通过心脏的方向　分为单相波除颤和双相波除颤。

（1）单相波除颤：一般指电流从一个电极流向另一个电极，中间没有往返。单相波能量选择从 0J 到 360J，根据患者年龄、体重及心律失常类别调节选择不同能量。

缺点：①除颤需要的能量水平比较高，电流峰值比较大，对心肌功能可能造成一定程度的损伤。②对人体经胸阻抗的变化没有自动调节功能，特别是对经胸高阻抗者除颤效果不佳。

（2）双相波除颤：就是电极之间正负极有交替。双相波能量选择从 0J 到 200J，所用电量比较小，且对心肌损伤也比较小，相比单相波除颤仪更为安全。现临床常选用双相波除颤。

优点：①随经胸阻抗而变化，首次电击成功率高。②选择的能量较小，电流峰值较低或相对"恒定"对心肌功能的损伤较轻微。

3. 根据脉冲发放与 R 波关系 分为同步电复律和非同步电复律。

（1）同步电复律：需要仪器识别患者的 R 波。心室在除极的过程属于不应期，放电可以尽可能地减少对心室肌的影响，以免放电时处于心室的易损期，以诱发室性心动过速，甚至心室颤动。功率可设在 50～200J。

适应证：心房颤动、心房扑动、室上性心动过速、室性心动过速。

（2）非同步电复律：不需要仪器识别患者的 R 波。在心室颤动时，心室的收缩已经没有任何规律可言，进而没有明确的 R 波，只需进行非同步的电复律即可。功率可设在 200～400J。

适应证：心室颤动、心室扑动。

4. 根据放电形式 分为交流电复律和直流电复律。

（1）交流电复律：难以控制发放电量，使心脏更易受损，故目前已不采用。

（2）直流电复律：向除颤器内的高压电容器充电，储存安全剂量的最大电能（一般为400J），然后在数秒内突然向心脏释放，使之复律。因为其电压、电能、电脉冲宽度均能控制在一定范围内，故较安全，并广泛应用。

六、电除颤操作过程

1. 用物准备 除颤仪、导电糊或盐水纱布、抢救设备。

2. 步骤 ①患者去枕于坚硬的平面上。②迅速开放气道，放置口咽导管或气管插管，进行人工呼吸。③在准备除颤仪的同时，给予持续胸外心脏按压。④将两个电极板涂以导电糊。⑤将除颤仪设置为非同步状态。⑥选择合适能量：成人双向波首选 150～200J，单向波选 360J；⑦放置电极板：将两个电极板分别放置于患者右锁骨中线第 2 肋下方及心尖部，紧贴皮肤。⑧充电：按充电按钮，除颤仪自动充电至显示所选的能量水平。⑨再次确认患者是否为可除颤心律。⑩高喊"大家离开"检查术者及他人确无与患者身体周围接触后开始放电。⑪首次除颤后立即进行 5 个循环高质量心肺复苏，然后观察并记录即刻心电图。若心室颤动持续存在，可连续电击，直至转复成功或停止抢救。⑫若心电监测显示心电静止，应立即注射肾上腺素。在转复过程中与转复成功后，均需严密监测并记录抢救时间、心律、心率、呼吸、血压、意识等变化。

七、电除颤的注意事项

（1）除颤前要识别心律失常类型，正确选择除颤方式。

（2）保证操作中的安全，尽量拔除交流电源，患者去除假牙。

（3）导电物质不得连接，导电糊涂抹均匀，不可用耦合剂代替导电糊，避免局部皮肤灼伤。

（4）掌握好手柄压力（9～13kg），两块电极板之间的距离应超过 10cm。

（5）为了能够准确计时，记录应以同一钟表为准。

（6）避开溃烂、伤口部位，若带有内置式起搏器应避开起搏器部位至少 10cm。

（7）误充电须在除颤器上放电，不能空放电，电极板不能对击，尽量避免高氧环境。

（8）在 CPR 过程中除颤时，应在患者呼气终时放电除颤，以减少经胸电阻抗。

（9）放电前一定确保任何人不得接触患者和病床，以免触电。

（10）电除颤后，心脏一般需要 20～30s 才能恢复正常窦性节律，因此电击后仍应继续进行心肺复苏（CPR），直至能触及颈动脉搏动为止。

八、电除颤的并发症

1. 心律失常 在转律时可能会诱发心室颤动，也可能诱发其他类型的心律失常，或在除颤时出现了心搏骤停、严重的传导阻滞等。根据具体类型给予相应的处理。

2. 肺损伤 引起急性肺水肿。

3. 栓塞 血栓脱落引起的心、脑、肺，包括下肢的栓塞，尤其是在心房颤动的时候进行电复律，并不能确定患者心房有没有血栓，有可能复律之后会引起血栓的脱落，而引发脑梗死。

4. 皮肤灼伤 较为常见，尤其是在心室颤动发生时较为紧急，导电糊涂抹不均匀或涂抹较少，容易在电击时引起皮肤灼伤。一般轻者不需要处理，重者可按照皮肤外科换药流程进行处理。

5. 喉痉挛 镇静剂对呼吸中枢抑制或电击本身引起。

6. 心肌损伤 在电除颤时选择的能量过大，引起心肌损伤，患者可表现为血压较低，心肌酶升高，必要时应使用升压药。

九、除颤仪常见问题处理

（一）低压电源（或电池）问题

除颤监护仪多数为交、直流电两用。使用交流电源时，机内电路自动转换为 AC/DC 功能，并同时给电池充电。当无交流电源或外出急救时，可使用电池供电。电池容量不同，监护时间或除颤次数也不同，一般用户手册均有明确说明。

1. 现象 开机后主要功能无响应（如监视器黑屏，不能除颤，不能记录）。

2. 判断和维修 若使用电池还可以工作，一般是 AC/DC 电路问题。若可以使用交流电而使用电池不行，则可能是电池充电不足或失效。有的除颤监护仪只能使用电池，且这种电池具有容量指示器，操作者很容易判断电池容量。低压电源本身问题，医护人员无法排除，只能由工程技术人员维修。

（二）除颤单元问题

1. 现象 监护功能、记录功能正常，但无法进行除颤，或充电—电击循环速度很慢。

2. 判断和维修 除颤单元问题一般不是人为操作引起，而是高压充放电电路故障或储能元件本身问题。若电击正常，只是充电速度慢，多为充电电路故障；若可充上电但不能施行电击，则为放电回路有问题。储能元件（高压电容）损坏的机会很少见到。

（三）监视器或记录器问题

1. 现象 监视器只显示一条直线，无 ECG 显示。

2. 判断和维修 监视器或记录器问题原因较多。一是电极与人体接触不良或脱落，二是 ECG 门限设置不当，三是导联线有断点，四是监视器本身电路故障等。如果既无 ECG 显示，又无法记录 ECG 波形，故障多出在信号运算电路之前或人为操作引起，或记录器本身也可能有故障。若无 ECG 显示但能记录 ECG 波形，则多为显示器电路故障，且是非人为操作故障，需由工程技术人员设法解决。

（四）信号处理运算单元（母板）问题

1. 现象 在使用过程中，遇到功能紊乱，按键不起作用，参数无法设置和改变等。

2. 判断和维修 信号处理运算单元问题多为中央控制单元（又称主板或母板）故障，且多为硬故障。因为主板主要是由大规模集成电路和贴片元件构成，一般无法维修，只能跟公司、厂家联系更换。

（五）电磁干扰问题

1. 现象 屏幕显示波形紊乱、字符抖动等。

2. 判断和维修 除颤监护仪本身均已采取屏蔽措施，具有一定的抗干扰能力。但高频医疗设备、蜂窝电话、信息技术设备以及无线电／电视发射系统等有时还会对该设备的监护除颤功能造成影响。这时需要尽快判断干扰的来源并采取相应措施，以保证设备的正常使用。

知识拓展

（庞 咪 何 敏）

参 考 文 献

[1] 徐桂华,何桂娟. 老年护理学[M]. 2版. 北京:人民卫生出版社,2022.

[2] 李小寒,尚少梅. 基础护理学[M]. 7版. 北京:人民卫生出版社,2022.

[3] 滕立英,张娜. 人工气道:建立、管理、康复与护理[M]. 北京:化学工业出版社,2022.

[4] 尤黎明,吴瑛. 内科护理学[M]. 7版. 北京:人民卫生出版社,2022.

[5] 谢培豪,王芳. 实用老年照护技术[M]. 北京:科学出版社,2019.

[6] 单伟颖,郭飓. 老年人常用照护技术[M]. 北京:人民卫生出版社,2021.

[7] 中国社会福利与养老服务协会. 老年照护[M]. 北京:中国人口出版社,2021.

[8] 邹文开,赵红岗,杨根来. 失智老年人照护职业技能教材[M]. 北京:化学工业出版社,2022.

[9] 邢爱红,王君华. 基础护理技术[M]. 北京:科学出版社,2020.

[10] 刘玉锦,李春玉,刘兴山. 现代老年护理技术[M]. 北京:人民卫生出版社,2018.

[11] 郑彩娥,李秀云. 康复技术操作规范[M]. 北京:人民卫生出版社,2018.

[12] 张利岩,刘则杨,应岚. 康复居家养护[M]. 北京:人民卫生出版社,2020.

[13] 于卫华,戴夫,潘爱红. 老年护理实践指南[M]. 北京:中国科学技术大学出版社,2018.

[14] 段萱,徐国英. 医养结合照护师实务培训(中级)[M]. 北京:北京大学医学出版社,2020.

[15] 郭莉. 手术室护理实践指南[M]. 北京:人民卫生出版社,2022.

[16] 胡秀英,晓慧敏. 老年护理学[M]. 北京:人民卫生出版社,2022.

[17] 丁淑贞,姜秋红. 呼吸内科临床护理[M]. 北京:中国协和医科大学出版社,2015.

[18] 武淑萍,杨晶,杨阳. 老年呼吸专科护理技术[M]. 北京:科学出版社,2019.

[19] 刘楠,李卡. 康复护理学[M]. 5版. 北京:人民卫生出版社,2022.

[20] 王芳. 老年护理学基础[M]. 北京:化学工业出版社,2018.

[21] 黄淑萍,毕桂娟. 基础护理技术综合实训[M]. 北京:人民卫生出版社,2023.

[22] 李国宏. 60项护理技术操作流程[M]. 南京:东南大学出版社,2023.

[23] 孙红,孙文彦. 静脉治疗理论与实践教程[M]. 北京:人民卫生出版社,2022.

[24] 周秀红,温桂芬,王丹丹. 图说外科导管护理[M]. 天津:天津科技翻译出版公司,2021.

[25] 蔡林英. 导管护理指引[M]. 上海:复旦大学出版社,2021.

[26] 席淑新,赵佛荣. 眼耳鼻咽喉口腔科护理学[M]. 4版. 北京:人民卫生出版社,2019.

[27] 杨莘,程云. 老年专科护理[M]. 北京:人民卫生出版社,2019.

[28] 胡爱玲,郑美春,李伟娟. 现代伤口与肠造口临床护理实践[M]. 北京:中国协和医科大学出版社,2018.

[29] 徐洪莲,赵书锋,郝建玲. 56例慢性伤口的标准化评估及管理[J]. 中国护理管理,2018,18(1):18-21.

[30] 中华人民共和国民政部. 养老机构生活照料服务规范 MZ/T 171—2021[EB/OL]. [2021-03-29].

[31] 张艳,王亚玲,王冰寒. 综合医院照护人员减少患者约束策略现状调查[J]. 护理学杂志,2020,35(20):3.

[32] 王晓君,许阳,周媛媛,等. 中国社区老年人跌倒发生率的Meta分析[J]. 循证护理,2020,6(11):1149-1154.

[33] HITCHO E B, KRAUSS M J, BIRGE S, et al. Characteristics and circumstances of falls in a hospital setting: a prospective analysis[J]. J Gen Intern Med. 2004,19(7):732-739.

[34] REN R, QI J, LIN S, et al. The China Alzheimer Report 2022[J]. Gen Psychiatr, 2022,35(1):e100751.